Körperorientierte Ansätze für Musiker

Körperorientierte Ansätze für Musiker

Claudia Spahn (Hrsg.)

Claudia Spahn
(Hrsg.)

Körperorientierte Ansätze für Musiker

Methoden zur Leistungs- und Gesundheitsförderung

unter Mitarbeit von

Cornelia Berberich
Dorothea Gädeke
Ulf Henrik Göhle
Evemarie Haupt
Dirk Hausen
Emma-Louise Jordan
Stefanie Liedtke
Nicole Lux
Regine Neubert
Barbara Noé
Sabine Seidel
Irene Spirgi-Gantert
Franziska Stadler
Wolfgang Steinmüller

hogrefe

Prof. Dr. med. Claudia Spahn (Hrsg.)
Freiburger Institut für Musikermedizin
Hochschule für Musik Freiburg und Universitätsklinikum Freiburg
Breisacher Straße 60
79106 Freiburg
claudia.spahn@uniklinik-freiburg.de

Bibliografische Information der Deutschen Nationalbibliothek
Die Deutsche Nationalbibliothek verzeichnet diese Publikation in der Deutschen Nationalbibliografie; detaillierte bibliografische Daten sind im Internet über http://www.dnb.de abrufbar.

Anregungen und Zuschriften bitte an:
Hogrefe AG
Lektorat Gesundheit
Länggass-Strasse 76
3000 Bern 9
Schweiz
Tel: +41 31 300 45 00
E-Mail: verlag@hogrefe.ch
Internet: http://www.hogrefe.ch

Lektorat: Susanne Ristea
Red. Bearbeitung: Claus-Jürgen Kocka, Nürnberg
Herstellung: Daniel Berger
Umschlagabbildung: Jürgen Gocke, Violoncello von Ersen Aycan
Umschlag: Claude Borer, Riehen
Satz: punktgenau GmbH, Bühl
Druck und buchbinderische Verarbeitung: Finidr s.r.o., Český Těšin
Printed in Czech Republic

1. Auflage 2017

(E-Book-ISBN_PDF 978-3-456-95502-5)
(E-Book-ISBN_EPUB 978-3-456-75502-1)
ISBN 978-3-456-85502-8
http://doi.org/10.1024/85502-000

Inhaltsverzeichnis

Vorwort

Dieses Buch wendet sich in erster Linie an Musikerinnen und Musiker, jedoch auch an die Vertreterinnen und Vertreter von Körpermethoden sowie gleichermaßen an alle, die sich dafür interessieren, wie sie Körper und Geist lebendig und gesund erhalten können.

Trotz der bereits bestehenden umfangreichen Literatur zu Körpermethoden fehlte bislang ein Buch, in dem die relevanten körperorientierten Ansätze gemeinsam und spezifisch für die Anwendung bei Musikern dargestellt sind. Diese Lücke soll das vorliegende Buch schließen. Erstmals werden hierbei die spezifischen Aspekte, die für Musikerinnen und Musiker relevant sind, in ihrer Beschreibung so nebeneinandergestellt, dass Gemeinsamkeiten und Unterschiede der Ansätze deutlich werden können.

Der Impuls hierfür entstand aus der jahrelangen Fortbildungstätigkeit für Musikpädagoginnen und Musikpädagogen und aus vielerlei Berührungen mit Musizierenden und Vertretern der Freizeit- und Berufsmusik. Ein Überblick über die Methodenvielfalt mit sachlichen Informationen erschien wünschenswert, um Missverständnissen und Fehlentscheidungen beim Einsatz körperorientierter Ansätze in der Musizierpraxis vorzubeugen. So stellt dieses Buch insbesondere für Musikstudierende und Musikpädagogen Grundlagenwissen zur Verfügung, um für sich selbst und im Unterricht mit den Schülern eine sinnvolle Auswahl und geeignete Kombination körperorientierter Ansätze vornehmen zu können. Inhaltliche Aufklärung soll hierbei Orientierung bieten. Darüberhinaus können selbstständig Musizierende ein individuelles Programm zusammenstellen.

Das vorliegende Buch beschreibt die Potentiale körperorientierter Methoden für Lernprozesse allgemein und in ihrer Spezifität für *musizier*bezogene Lernprozesse. Es handelt sich ausdrücklich nicht um ein Therapie-Buch, auch wenn einige der dargestellten Methoden – z.B. bei der Behandlung von Überlastungssyndromen – in der Musikermedizin erfolgreich eingesetzt werden. Dies erklärt auch, warum im Buch keine physiotherapeutischen oder logopädischen Methoden vertreten sind.

Vielmehr ist der Bereich der Prävention und Gesundheitsförderung angesprochen. Eine wichtige künftige Aufgabe des Faches Musikphysiologie und Musikermedizin liegt – in meinem Verständnis als Herausgeberin – darin, die aus der Praxis bekannte Wirksamkeit körperorientierter Methoden auch wissenschaftlich nachzuweisen. Es ist als erster Schritt in diese Richtung zu verstehen, dass der Stand wissenschaftlicher Untersuchungen zu den einzelnen Methoden im jeweiligen Kapitel wiedergegeben ist.

Die Auswahl der im Buch aufgenommenen Körpermethoden und Ansätze wurde in erster Linie nach inhaltlichen, jedoch auch nach pragmatischen Gesichtspunkten vorgenommen. Die Leserinnen und Leser finden hier eine Zusammenstellung der Methoden, die nach unserer langjährigen Erfahrung für Musikerinnen und Musiker bedeutsam sind und die über ein ausgereiftes Konzept verfügen. Die gesamte Vielfalt des existierenden Spektrums körperorientierter Ansätze ließ sich nicht vollständig abbilden. Dass dies nicht möglich war, ist zum einen dem begrenzten Buchumfang geschuldet und zum anderen dem Wunsch, die Anzahl der Mitautoren in einem Rahmen zu halten, in dem intensiver inhaltlicher Austausch noch möglich ist.

In der Zusammensetzung der Mitautorinnen und Mitautoren und in der Zusammenarbeit liegt – aus meiner Sicht als Herausgeberin – eine große Stärke dieses Buches. Die Autorinnen und Autoren sind fast durchweg selbst Musikerinnen und Musiker und verfügen über langjährige Erfahrung in der Vermittlung ihrer Methode – einige sind bereits Buchautoren. Die Mehrzahl arbeitet in Lehre und Fortbildung seit Jahren zusammen – dies trifft insbesondere auf die Methodenvertreterinnen und -vertreter zu, die an unserem Freiburger Institut für Musikermedizin (FIM) als feste Mitarbeiterinnen oder als Lehrbeauftragte im Lehrangebot des FIM an der Hochschule für Musik Freiburg seit Jahren unterrichten, und auf andere an dieser Hochschule Lehrenden oder in Freiburg freiberuflich Tätigen. Hinzu kommen Autorinnen, mit denen jahrzehntelange Kontakte durch gemeinsame Kongresse und gemeinsame musikalische Tätigkeiten bestehen.

Es ist für mich als Herausgeberin eine große Freude, dass in dieser Konstellation ein Austausch über wichtige Fragen der Lehre und Forschung im Bereich körperorientierter Ansätze entstanden ist, die einen zentralen Inhalt unseres Faches Musikphysiologie und Musikermedizin ausmachen.

An dieser Stelle möchte ich allen Mitautorinnen und Mitautoren für ihre Bereitschaft zur Mitarbeit und ihr Engagement danken. Ihrer Offenheit und Flexibilität verdanke ich es auch, dass sie meine manchmal starken und umfangreichen Textbearbeitungen mit mir diskutiert haben und wir zu einvernehmlichen Lösungen gelangt sind. Ein großes Anliegen bestand darin, die Kapitel der einzelnen Ansätze im Aufbau für Sie als Leserinnen und Leser vergleichbar zu halten, sodass Sie sich möglichst gut orientieren können. Meine Mitautorinnen und Mitautoren und ich hoffen, dass dies erreicht werden konnte. Bitte seien Sie großzügig mit uns, wenn im Text gendergerechte Formulierungen nicht durchgängig verwendet wurden. Natürlich sind immer beide Geschlechter gemeint.

Herzlich danken möchte ich auch unserem Fotografen, Herrn Jürgen Gocke, und Janika Hinrichs, die als „Modell“ geduldig und unermüdlich allen Autorinnen und Autoren und mir bei der Erstellung der Fotos zur Verfügung stand. Ohne beide wäre das Buch nur halb so schön geworden. Die Fotos im Kapitel Aikido wurden von Michel Marang in Amsterdam angefertigt, auch ihm gilt mein herzlicher Dank.

Für die hervorragende Betreuung danke ich der zuständigen Programmleiterin des Hogrefe-Verlags, Frau Susanne Ristea, und Marie-Theres Nagel, die den Buchprozess sehr unterstützend begleitet haben. Danken möchte ich auch dem vormaligen Redakteur Klaus Reinhardt, der an der ursprünglichen Idee und Konzeption dieses Buches wesentlich beteiligt war.

Allen Leserinnen und Lesern wünsche ich gute Erkenntnisse bei der Lektüre und deren Umsetzung und besonders viel Spaß beim Ausprobieren der Übungen.

Die Herausgeberin, Claudia Spahn
Freiburg, im April 2017

I Grundlagen

Claudia Spahn

1 Trainingsorientierte Leistungs- und Gesundheitsförderung bei Musikern

Unter körperorientierten Ansätzen für Musiker – wie sie in diesem Buch vorgestellt werden – sind Methoden zu verstehen, bei welchen aus der Praxis die Erfahrung besteht, dass sie Musiker beim Erlernen und Praktizieren des Instrumentalspiels und Gesangs unterstützen und sich positiv auf die Erhaltung der Leistungsfähigkeit und Gesundheit auswirken. Es handelt sich bei diesen Ansätzen – mit Ausnahme der umfassenderen, übergeordneten Bewegungsbereiche Tanz und Sport – um in sich kohärente Konzepte, die entweder spezifisch für Musiker entwickelt wurden oder die sich – zum größeren Teil – durch ihre Anwendung als für Musiker besonders geeignet erwiesen haben. Gemeinsam ist allen, dass bei der praktischen Durchführung der Fokus in erster Linie auf dem Körper liegt. In diesem Zusammenhang wird auch der Begriff somagogisch (von griech. Soma Körper und griech. agein führen) verwandt, sodass man auch von somagogischen Methoden sprechen kann (Steinmüller et al. 2001).

Da Musiker auf der Ebene der körperlichen Anforderungen – weniger in den künstlerischen Belangen – durchaus mit Sportlern vergleichbar sind, kann zur Frage, wie für Musiker ideale Förderbedingungen einer gesunden Leistungsfähigkeit mit Instrument und Stimme aussehen können, ein Blick in die Nachbardisziplin der Trainingslehre im Sport geworfen werden. Die Trainingswissenschaften liefern Kenntnisse über allgemeine Faktoren der körperlichen Leistungs- und Gesundheitsförderung, anhand derer sich die Charakteristika der körperorientierten Ansätze für Musiker hinsichtlich ihrer Gemeinsamkeiten und Unterschiede beschreiben lassen. Dies soll im Kapitel I Grundlagen vorgenommen werden.

1.1 Begriffe der Leistungs- und Gesundheitsförderung

Der Begriff *Leistung* wird im Folgenden – entsprechend der Begrifflichkeit in den Trainingswissenschaften – im neutralen Sinne für die Ausführung der musikalischen Tätigkeit verwendet. Dieses Verständnis des Begriffs ist klar abzugrenzen von negativem Leistungsdruck und einer Leistungsorientierung, die mit Selbst- und Fremdüberforderung sowie einem Mangel an Selbstbestimmung in Zusammenhang steht. Auch könnte der Eindruck entstehen, dass das Wort Leistung das ästhetische Moment des Musizierens nicht ausreichend abbildet, dieses sei hier jedoch ausdrücklich mit eingeschlossen.

Leistungsfähigkeit erfordert *Gesundheit*. Demnach müssen alle Aktivitäten, die ein Musiker unternimmt, um seine musikalische Leistung zu verbessern, auch seine

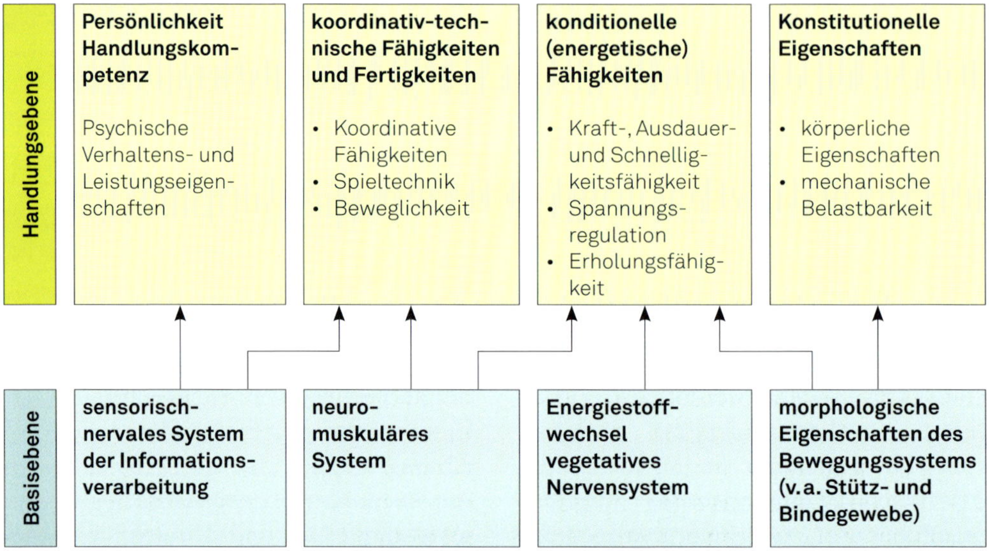

Abbildung 1–1: Voraussetzungen für Leistungsfähigkeit und Faktoren der Leistungs- und Gesundheitsförderung für Musiker auf der Handlungsebene sowie beteiligte Körpersysteme auf der Basisebene (nach Schnabel et al., 2008; S. 42)

Gesundheit fördern oder zumindest erhalten. Auch für die Anwendung körperorientierter Ansätze gilt deshalb, dass *Leistungs- und Gesundheitsförderung* eng miteinander verbunden sind.

1.2 Modell der trainingsorientierten Leistungs- und Gesundheitsförderung

Betrachtet man im Rahmen eines systematischen Modells **(Abbildung 1-1)** die Faktoren, welche auf die Gesundheit und Leistungsfähigkeit beim körperorientierten Training von Musikern einwirken, so sind grundsätzlich eine *Basisebene* – mit den Funktionssystemen des Körpers – und eine *Handlungsebene* – mit den individuellen Voraussetzungen des Musikers und den Aktivitäten musikbezogenen Trainings – zu unterscheiden. Das beste Ergebnis hinsichtlich musikalischer Leistung und Gesundheit wird im optimalen Zusammenspiel der verschiedenen Faktoren der Basis- und Handlungsebene erzielt. Die Verbesserung der Leistungsfähigkeit geht mit Gesundheitsförderung einher, solange morphologische, funktionelle und psychische Grenzen eingehalten werden.

Basisebene

Auf Ebene der Körpersysteme sind am Training bei Musikern in erster Linie das Nervensystem und die Organe des Bewegungssystems wie Muskeln, Faszien, Sehnen u.a. beteiligt.

Für das Bewegungslernen beim Musizieren spielt die Einheit von Wahrnehmung (sensorischer Anteil) und motorischer Ausführung (motorischer Anteil) im Sinne der Sensomotorik eine wichtige Rolle. Motorisches Lernen erfolgt prinzipiell durch Vergleichsprozesse zwischen Bewegungsrepräsentationen im Gehirn und Korrekturinformationen durch sensorische Rückmeldungen. Wichtige Sensoren für die Bewegungsregulation sind dabei diejenigen des kinästhetischen Systems (v.a. Dehnungs- und Bewegungsrezeptoren in Muskeln, Gelenken und Sehnen, die unter dem Oberbegriff Mechanorezeptoren zusammengefasst werden), der Tastsinn, der Gleichgewichtssinn sowie Hören und Sehen. Die kombinierten Informationen aus den Mechanorezeptoren – der sogenannten Tiefensensibilität – und dem Gleichgewichtsorgan werden als Propriozeption (von lat. proprius eigen und recipere aufnehmen) bezeichnet. Insbesondere die Rückmeldungen des kinästhetischen Systems sind nur teilweise unserem Bewusstsein zugänglich. Bewusste Bewegungsvorstellungen allerdings haben einen großen Einfluss auf motorisches Lernen.

Auch das vegetative Nervensystem – mit seinen Anteilen Sympathikus und Parasympathikus – übt bei Stress oder Lampenfieber einen entscheidenden Einfluss auf die Qualität der Musizierbewegungen und die Lernfähigkeit aus. So nimmt bei starker innerer Unruhe die Konzentrations- und Aufnahmefähigkeit ab, gleichzeitig erhöht sich der Muskeltonus.

Handlungsebene

Die Leistungsfähigkeit eines Musikers wird auf der *Handlungsebene* durch die personalen Voraussetzungen – Persönlichkeit und Handlungskompetenz, Konstitution – und die durch Training entfalteten Wirkungen – Koordination und Technik, Kondition – bestimmt **(Abbildung 1-1)**. Unter Training fallen bei Musikern alle zielgerichteten Tätigkeiten, die auf einen Lernzuwachs im Instrumentalspiel oder Gesang ausgerichtet sind. Im Folgenden sind die vier Bereiche der Handlungsebene kurz beschrieben:

Persönlichkeit und Handlungskompetenz

Unter *Persönlichkeit und Handlungskompetenz* wird ein Leistungsfaktor zusammengefasst, der übergeordnete Wahrnehmungs-, Denk- und Entscheidungsprozesse beeinflusst und sich so auch auf das Trainingsverhalten auswirkt. Beim Musizieren spielen emotionale Einflüsse grundsätzlich eine große Rolle, verstärkt treten sie in Auftrittssituationen in Erscheinung.

Konstitution

Unter *Konstitution* fallen Voraussetzungen wie Körpergröße, Körperproportionen, Körperbau, aber auch altersgemäße Veränderungen. Im Zusammenhang mit den körperlichen Voraussetzungen spielen ergonomische Anpassungen des Instruments an den Spieler (z.B. Schulterstütze und Kinnhalter bei hohen Streichinstrumenten, Daumenhalter bei Blasinstrumenten, Tragegurte etc.) sowie ergonomische Einrichtung der Sitzgelegenheit eine wichtige Rolle.

Für Musiker sind insbesondere die Ausprägung der Hände, die Beweglichkeit in den Gelenken sowie die Belastungsfähigkeit des Stütz- und Bindegewebes von Bedeutung.

Koordination und Technik

Der Leistungsbereich *Koordination und Technik* stellt das Herzstück des instrumentalen Musizierens und Singens dar. Koordinative *Fähigkeiten* bilden die Grundlage für koordinative *Fertigkeiten* wie Spielbewegungen und Spieltechnik.

Kondition
Unter *Kondition* sind die energetisch-konditionellen Leistungsvoraussetzungen zu verstehen, d.h. insbesondere die Kraft-, Schnelligkeits- und Ausdauerfähigkeiten. Das Potenzial an Muskelkraft und Ausdauer muss in der Vielzahl unterschiedlicher Muskeln präzise gesteuert und geregelt werden. Nur unter der Voraussetzung hoher koordinatorischer Fähigkeiten können Potentiale von Kraft und Ausdauer leistungswirksam eingesetzt werden.

1.3 Koordinative, konditionelle und persönlichkeitsbezogene Fähigkeiten

Da die koordinativen, die energetisch-konditionellen Fähigkeiten und die Persönlichkeit und Handlungskompetenz des Musikers entscheidende Faktoren für Leistungs- und Gesundheitsförderung sind und wichtige Kriterien für die Charakterisierung der körperorientierten Ansätze liefern, wird auf ihre Bedeutung im Folgenden genauer eingegangen.

Koordinative Fähigkeiten

Koordinative Fähigkeiten sind motorische Fähigkeiten, die hauptsächlich von der Bewegungsregulation abhängen und deren Qualitäten Bewegungsmuster und allgemeine Bewegungsprozesse betreffen (Schnabel et al. 2008, S. 136). Koordinative Fähigkeiten stehen in engem Zusammenhang mit spieltechnischen Fertigkeiten. Sie bilden die Grundlage für die spezifischen koordinativen Fertigkeiten, die das jeweilige Instrument erfordert.

Die koordinativen Fähigkeiten entfalten sich in Wechselwirkung mit den konditionellen Fähigkeiten. So können sie beispielsweise durch fehlende Muskelkraft oder auch durch übermäßige und einseitige Kraftverteilung eingeschränkt werden. Darüber hinaus werden koordinative Fähigkeiten auch durch die Persönlichkeit und das psychische Befinden des Spielers beeinflusst.

Die Ergebnisse aus den Trainingswissenschaften lassen sich in Übereinstimmung mit empirischen Beobachtungen bei Musikern auch auf die Musizierpraxis anwenden. Somit kann davon ausgegangen werden, dass die Entwicklung koordinativer Fähigkeiten für die Spielbewegungen beim Musizieren eine dominante Bedeutung hat. Koordinative Fähigkeiten scheinen einen wesentlichen Einfluss darauf zu haben,

- wie verlässlich Spielbewegungen beim Musizieren in unterschiedlichen Situationen wie Üben, Proben und Konzert abgerufen werden können,
- wie schnell und auf welche Weise spieltechnische Anforderungen auf dem Instrument erlernt werden können
- wie hoch der Ausnutzungsgrad der konditionell-energetischen Potentiale ist
- wie gut die ökonomische Gestaltung der Spielbewegungen ist
- wie ausgeprägt positive Gefühle wie Freude und Befriedigung beim Musizieren auftreten.

Beweglichkeit als maßgeblicher Faktor koordinatorischer Fähigkeiten schließt die Dehnfähigkeit v.a. des Muskelgewebes ein. Eine zentrale Rolle spielt auch die optimale Anpassung des Muskeltonus an die Bewegungsaufgabe und – in der Musikausübung meist – der Abbau eines zu hohen

Muskeltonus. Die intermuskuläre Koordination im Rahmen von Bewegungsfolgen sowie die Vermeidung von Dysbalancen in der Kraftfähigkeit der an der Bewegung beteiligten Muskeln unterstützen die Beweglichkeit.

Energetisch-konditionelle Fähigkeiten

In der sportbezogenen Trainingslehre zählen zu den energetisch-konditionellen Fähigkeiten in erster Linie Kraftfähigkeit, Schnelligkeit und Ausdauer. Diese werden hinsichtlich der Anforderungen und des Trainings an die spezifischen Erfordernisse der jeweiligen Sportart angepasst.

Im Bereich der Musikausübung gilt weitgehend, dass Spielbewegungen keine *Maximalkraft* erfordern, d.h. dass beispielsweise ein Pianist im Unterschied zu einem Gewichtheber nicht die ihm höchstmögliche Kraft aufwenden muss, um die Klaviertaste gegen Widerstand niederzudrücken.

Eine große Rolle spielt beim Musizieren dagegen die Fähigkeit zur *Schnellkraft,* die dann erforderlich wird, wenn Spielbewegungen schnell und mit Kraft ausgeführt werden, z.B. Akkordrepetitionen auf dem Klavier in schnellem Tempo und im fortissimo. Die Bewegung muss hier von Anfang an mit hoher Beschleunigung ablaufen. Da dies Krafteinsatz erfordert, kann auch die zugrundeliegende Maximalkraftfähigkeit das Ausmaß der Schnellkraft beeinflussen. Allerdings muss je nach Instrument und Bewegungsanforderung das Verhältnis von Schnelligkeit und Kraftaufwand beachtet werden. Bei Überwiegen der Schnelligkeitskomponente gegenüber der Kraftkomponente spricht man von *Kraftschnelligkeit*, bei der die Maximalkraftfähigkeit eine geringere Rolle spielt. Hier ist besonders darauf zu achten, dass bei Ausbildung der Maximalkraftfähigkeit durch Krafttraining gegen hohe Widerstände (beispielsweise der Arm- und Rumpfmuskulatur) keine Störungen in den leistungsbestimmenden koordinativen Fähigkeiten auftreten (Schnabel et al. 2008, S. 162).

Muss die Schnellkraft über längere Zeit, z.B. bei mehrtaktigen lauten und schnellen Passagen bei Pianisten oder Schlagzeugern, aufrechterhalten werden, ist die *Kraftausdauerfähigkeit* entscheidend. Bei anhaltender Kraftleistung kommt es im Muskel zu Sauerstoff- und Energiemangel und durch Druck des Muskelgewebes zu einer Verschlechterung der Mikrozirkulation. Spezifisches, sehr genau abgestimmtes Training mit dem Instrument kann die Ausdauerleistung verbessern. Während Übephasen sollten solche Passagen zuerst nur in kurzen Zeiteinheiten von wenigen Minuten geübt werden und hinsichtlich Länge und Anforderung langsam und kontrolliert gesteigert werden. Bei zu langem Üben von Passagen, die eine hohe *Kraftausdauerfähigkeit* erfordern, besteht ein sehr hohes Risiko, ein Überlastungssyndrom zu entwickeln.

Neben dynamischer Kraftfähigkeit ist beim Instrumentalspiel und Singen auch statische Kraftfähigkeit gefordert. Diese Kraftfähigkeit der Rücken- und Bauchmuskulatur ist insbesondere dann notwendig, wenn Spielbewegungen entfernt vom Körpermittelpunkt stattfinden und die Hebelwirkung des Instruments durch die Muskulatur aufgefangen werden muss. Dies ist bei Bläsern z.B. bei Posaunisten und bei hohen Streichern, v.a. bei Bratschisten, der Fall (Spahn 2015, S.30/31). Auch angesichts der oft stundenlangen Sitzposition beim Musizieren,

z. B. im Orchester, ist eine ausreichende Kraftfähigkeit der Rückenmuskulatur wichtig für eine optimal aufgerichtete Spielposition und dient der Vorbeugung von Rückenschmerzen. Die Kraftfähigkeit der tiefen Rückenmuskulatur stellt eine Basisfähigeit dar, die auch außerhalb der Musizierpraxis trainiert werden sollte.

Fähigkeiten der *Schnelligkeit* – neben der Grundschnelligkeit hauptsächlich der Schnellkraft (s. o.) – sind für Musiker sehr relevant. Sie unterscheiden sich je nach Instrument. Schnelligkeitsfähigkeiten sollten hauptsächlich durch das Üben am Instrument trainiert werden. Auch hier kann durch verbesserte koordinatorische Fähigkeiten ein Gewinn erzielt werden.

Zu den energetischen-konditionalen Fähigkeiten, die für die Leistungs- und Gesundheitsförderung von Musikern wichtig sind, sollen hier die Fähigkeiten zur Spannungsregulation sowie Ruhe- und Erholungsfähigkeit genannt werden. Wie bereits beschrieben, stellt die Anpassung des Muskeltonus eine wichtige Voraussetzung für gute koordinatorische Fähigkeiten dar. Darüberhinaus ist auch die Fähigkeit, vegetative Funktionen wie Durchblutung der Hände, Atemfunktion, Kreislauf u. a. regulieren und kontrollieren zu können, wichtig für erfolgreiches Musizieren unter Auftrittsbedingungen. Hinzu kommt die Fähigkeit zur körperlichen und mentalen Erholung nach Konzerten oder während Übe- und Probephasen.

Persönlichkeit und Handlungskompetenz

Psychische und soziale Komponenten bilden zusammen mit den bisher besprochenen Faktoren die Grundlagen der Leistungsfähigkeit. Dies gilt insbesondere für die Musikausübung, da hier eine enge Verflechtung und Gleichzeitigkeit von Körper- (Bewegungs-) Ebene, Emotionen, Denken und inneren Bildern und Vorstellungen besteht. So sind im Prozess der Bewegungsregulation beim Spielen eines Instruments gedankliche Vorgänge, Motivation, Wollen und Gefühle mit den sensomotorischen Regulationsprozessen unmittelbar verbunden.

Auch das *Konzept Embodiment* (deutsch „Verkörperung“) geht davon aus, dass in der menschlichen Entwicklung von Anfang an Verstand, Denken und Fühlen – mit seinem Zentralorgan, dem Gehirn – in Bezug zum Körper stehen. Überträgt man dies auf den Vorgang des Musizierens, so wird deutlich, dass eine direkte Wechselwirkung mit dem Körper und dem psychischen Erleben natürlich gegeben ist (Storch et al. 2010).

Im Hinblick auf das musikalische Lernen und auf den Umgang mit beruflichen Anforderungen spielen Persönlichkeit und Handlungskompetenz demnach eine entscheidende Rolle (Spahn 2015).

2 Schwerpunkte der Leistungs- und Gesundheitsförderung in den einzelnen körperorientierten Methoden für Musiker

Körperorientierte Ansätze stellen für Musiker eine wichtige Ergänzung zu anderen Formen des Übens im Sinne der Leistungs- und Gesundheitsförderung dar.

Ausgehend von den in Kapitel I.1 dargelegten Faktoren trainingsorientierter Leistungs- und Gesundheitsförderung wird in diesem Kapitel versucht, die körperorientierten Ansätze (vgl. Kapitel II, S. 39 ff.) in einen Zusammenhang mit trainingswissenschaftlichen Konzepten zu bringen und nach ihren Schwerpunkten zu gruppieren.

2.1 Methoden-übergreifende Gemeinsamkeiten

Allen Ansätzen, die im zweiten Teil des Buches vorgestellten werden, ist gemeinsam, dass eine intensive und differenzierte *Körperwahrnehmung* Mittel und Ziel der Methoden sind. Hierdurch soll Bewusstheit bei der Durchführung von Bewegungen hergestellt werden. Die Körperwahrnehmung dient somit zur Selbstkontrolle und – im Sinne der innerhalb der eigenen Person erfolgenden Rückmeldung – als Orientierung hinsichtlich der Qualität von Bewegungen. Die Schulung der Körperwahrnehmung ist für Musiker besonders wertvoll. Sie kann für das Lernen der Bewegungsabläufe beim Spielen und beim Singen im Rahmen der Sensomotorik (s. o.) bewusst eingesetzt werden.

Die starke Fokussierung auf die Selbstwahrnehmung geht damit einher, dass die Methoden nicht normativ sind, sondern Prinzipien als Leitbilder vermitteln, nach denen eine *individuelle Ausformung* erfolgen kann. Es geht sogar vielmehr darum, die in Kapitel 1 dargestellten Faktoren **(Abbildung 1-1)** in ihrer individuellen Wechselwirkung auf die jeweiligen Prinzipien der Methoden hin auszurichten. Nach diesem Modell können individuelle Techniken im Rahmen eines vorgegebenen Leitbildes entstehen, die erst bei Überschreiten der Leitbildgrenze als nachteilig bewertet werden (Thorhauer und Kempe, 1993).

Ein gemeinsames zentrales Kriterium für die Qualität von Bewegung stellt in den hier vorgestellten bewegungsorientierten Methoden das *Prinzip der Ökonomisierung* dar. Dieses Prinzip wurde bereits (s. o.) als wichtiges Kennzeichen in der Entwicklung koordinatorischer Fähigkeiten beschrieben. Für Musikstudierende und für professionell tätige Musiker spielt es eine besonders große Rolle, da sich bei intensiver Spielpraxis ein ungünstiger Bewegungsablauf oder ein ungünstiger Ausnutzungsgrad konditioneller Potentiale in einer Belastung von Strukturen, insbesondere von Muskelansätzen und Sehnen, niederschlagen und zu gesundheitlichen Problemen führen kann. Neben der Förderung der koordinatorischen Fähigkeiten und der Spieltechnik ist deshalb eine ökonomische Bewegungsgestaltung beim Spielen des Instruments auch ein entscheidender Faktor der Gesundheitsförderung und Prävention.

Durchweg ist die Anwendung der körperorientierten Ansätze auf *mittel- und langfristige Lernprozesse* angelegt. Kurzfristige Effekte sind zwar durchaus wahrzunehmen – beispielsweise wenn das Musizieren desselben musikalischen Stückes vor und nach der Lektion einer Körpermethode miteinander verglichen wird und danach sowohl die Spielbewegungen leichter und flüssiger gelingen als auch der Klang sich positiv verändert –, jedoch führt nur eine regelmäßige und kontinuierliche Beschäftigung zu einer nachhaltigen Verbesserung koordinatorischer und auch konditioneller Fähigkeiten. Dies ist für Musiker von besonderer Bedeutung, da hier das Ziel besteht, mit Hilfe der Körpermethode neu erlernte koordinatorische Fähigkeiten für die Spieltechnik am Instrument nutzbar zu machen. Jedoch sind die Muster von Spielbewegungen durch den jahrelangen, meist sogar jahrzehntelangen „Vorsprung" an Übezeit in den motorischen Zentren des Gehirns als Bewegungsprogramme so stabil, dass sie nur durch Regelmäßigkeit und mit einem hohen Aufwand an Intensität und Zeit zu verändern sind. Kontrolliertes Umlernen dauert meist mehrere Monate. Als praktische Konsequenz aus diesen Überlegungen folgt, dass dem Bewegungslernen mit dem Instrument von Beginn an die Durchführung einer Körpermethode zur Seite gestellt werden sollte, um die koordinatorischen Fähigkeiten und deren direkte Umsetzung in instrumentale Spielbewegungen optimal zu gestalten.

Den körperorientierten Ansätzen ist außerdem gemeinsam, dass als kurzfristige Effekte während einer Übung und nach einer Unterrichtsstunde körperliches Wohlgefühl und ein Gefühl der *Entspannung* beschrieben werden. Hieraus kann das Missverständnis entstehen, dass ein positiver, aber unspezifischer Begleiteffekt für den Haupteffekt der Methode gehalten wird. Informiertheit über Konzepte und Ziele der Methoden, wie sie im zweiten Teil dieses Buches dargestellt sind, kann hier dazu beitragen, eine Methode nach ihren übergeordneten Zielen bewusst für sich auszuwählen und durchzuführen.

Eine weitere Gemeinsamkeit der hier vorgestellten körperorientierten Ansätze ist die Tatsache, dass von einer *Einheit von Körper und Psyche* ausgegangen wird. Die Körper-Seele-Einheit stellt insbesondere in den Philosophiesystemen Chinas (Qigong) und Indiens (Yoga) eine anthropologische Grundauffassung dar. In der meditativen Form der Ausübung von Qigong und Yoga wie auch in der japanischen Kunst des Aikido spielt zudem das Streben nach Erkenntnis als geistiger Dimension eine Rolle. Auch die Entspannungsverfahren Autogenes Training (S. 155ff.) und Progressive Muskelrelaxation (S. 171ff.) nutzen den positiven Effekt körperlicher Entspannung auf das psychische Wohlbefinden.

Hinsichtlich des oben genannten Faktors *Persönlichkeit und Handlungskompetenz* ist zu konstatieren, dass die Anwendung der körperorientierten Ansätze nur unter bestimmten gemeinsamen Voraussetzungen Erfolg versprechend ist. Hierzu zählen *Offenheit* und *Interesse* für die Methode, *Eigenmotivation* für eine regelmäßige und kontinuierliche Durchführung – insbesondere auch außerhalb der Unterrichtsstunden –, die Bereitschaft zur Selbst- und Körperwahrnehmung sowie Geduld bei der Gestaltung langfristiger Lernprozesse.

2.2 Gruppierung der Methoden nach Schwerpunkten der Leistungs- und Gesundheitsförderung

Im Folgenden soll eine Gruppierung der körperorientierten Ansätze, die im zweiten Teil des Buches vorgestellt werden, nach Schwerpunkten der Leistungs- und Gesundheitsförderung erfolgen.

Da der Faktor *Persönlichkeit und Handlungskompetenz* (s. o.) einen generellen und unspezifischen Einfluss auf Anwendung und Wirkung der Methoden hat, wurde er für die differenzierte Einteilung hier nicht als Kriterium herangezogen.

Abbildung 2-1 zeigt die Verortung der körperorientierten Methoden im Feld zwischen Förderung koordinativer und energetisch-konditioneller Fähigkeiten. Da beide Bereiche maßgeblich für die musikalische Entwicklung sind, erschien uns diese Betrachtungsweise als Orientierung für Musiker hilfreich. Es muss jedoch von vornherein gesagt werden, dass eine wirkliche Trennung dieser beiden Faktoren nicht möglich ist und auch gar nicht als sinnvoll zu erachten wäre, da Bewegung grundsätzlich koordinatorische und konditionelle Fähigkeiten in enger Wechselwirkung erfordert und diese auch in den Methoden entsprechend natürlicherweise vertreten sind. Es geht also lediglich um Schwerpunktbildungen.

Die *erste* Gruppe bilden die Methoden – *Feldenkrais-Methode, Ideokinese und Alexander-Technik* –, deren Schwerpunkt auf der Förderung koordinativer Fähigkeiten und auf der Körperwahrnehmung liegt. In diesen Ansätzen steht die Wahrnehmung des eigenen Körpers bei der Ausführung von Bewegungen im Mittelpunkt. Ziele sind vornehmlich die Ökonomisierung von Bewegungen und die Verbesserung der Aufrichtung. In der Ideokinese wird dieser Prozess zusätzlich durch bewegte Vorstellungsbilder angeregt und unterstützt. Die Methoden schöpfen aus der Erfahrung, dass sich in der Beschäftigung mit ihrem Ansatz ein lebenslanger Lernprozess ergibt, der die gesamte Person erfasst.

In einer *zweiten* Gruppe lassen sich die Verfahren *Autogenes Training und Progressive Muskelrelaxation* zusammenfassen. Sie erhalten die Energiebalance, indem sie Muskelspannung ausgleichen und dazu beitragen, die körperliche Verfassung in Auftrittssituationen zu optimieren. Beide Verfahren wirken sich auch positiv auf das psychische Befinden aus und fördern die körperliche und seelische Erholung. Das Autogene Training kann auch zur Stärkung des Selbstwerts eingesetzt werden.

Eine *dritte* Gruppe bilden die Ansätze *Das Konzept Schlaffhorst-Andersen, Ilse Middendorf – Der erfahrbare Atem* und *Qigong*. Alle drei Methoden gehen ausdrücklich von der Einheit von Körper, Seele und Geist aus. Die beiden erstgenannten Methoden haben gemeinsam, dass die Beschäftigung mit dem Atem als zentraler Ansatzpunkt dient. Dabei wird mit der

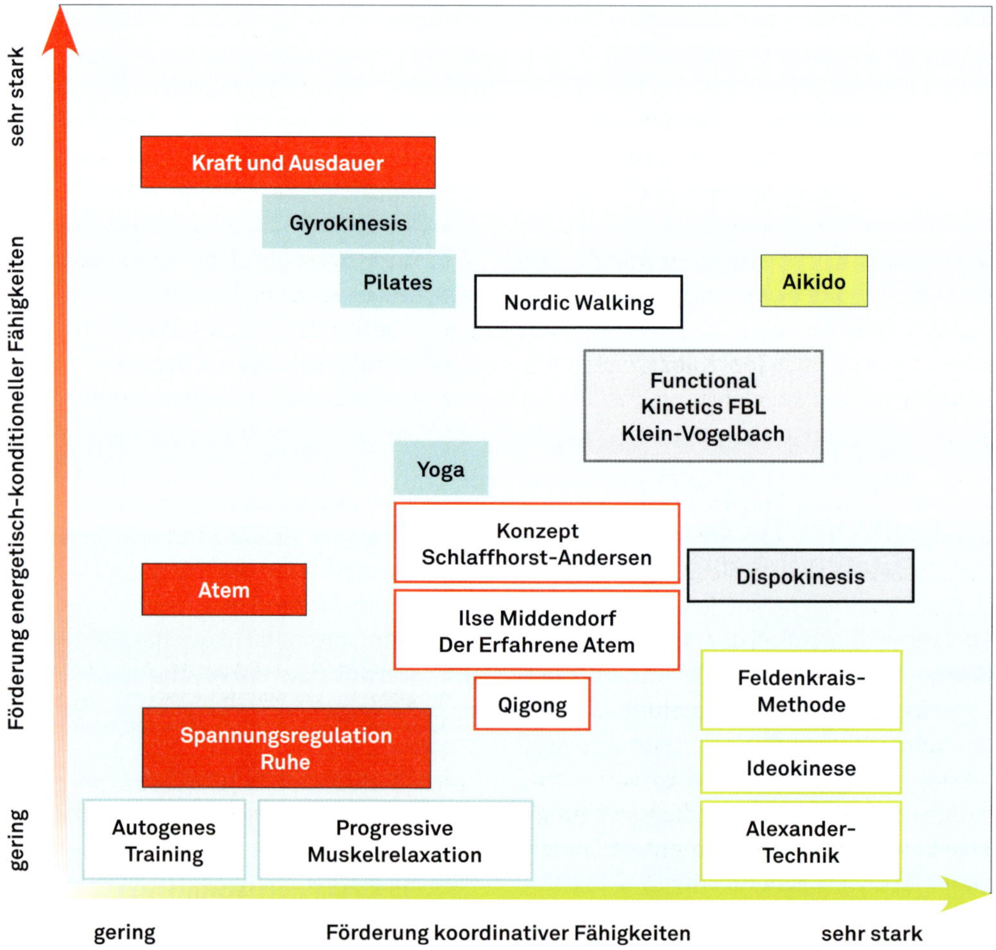

Abbildung 2–1: Einordnung der körperorientierten Methoden im Feld zwischen Förderung koordinativer und energetisch-konditioneller Fähigkeiten

Natürlichkeit des Atems als Energiequelle gearbeitet. Auch im Qigong spielt der Atem eine zentrale Rolle, er ist hier eingebettet in das umfassende und ganzheitliche Konzept von Lebensenergie und Gesundheit in der traditionellen chinesischen Medizin. Die drei Methoden beschäftigen sich intensiv mit der Stimme; sie sind für Sänger und Bläser besonders interessant.

In einer *vierten* Gruppe können die Dispokinesis und die Functional Kinetics FBL Klein-Vogelbach zusammengefasst werden. Beide Ansätze stellen Systeme der Bewegungslehre dar und wurden speziell für Musiker entwickelt. Beide Methoden kommen aus dem Bereich der Physiotherapie.

Die fünfte Gruppe bilden die Methoden *Pilates* und *Gyrokinesis*. Beide wurden für Tänzer entwickelt und entsprechen in der Förderung koordinativer und konditioneller Fähigkeiten den Bedürfnissen von

Tänzern. Mit diesen steht *Yoga* in Verbindung, da die Gyrokinesis Elemente des Yoga enthält.

Ähnlich wie Qigong besitzt Yoga eine Jahrtausendalte Tradition. Die Philosophie des Yoga beinhaltet es, offen zu sein für Weiterentwicklungen. So stellt Yoga heute ein weit verbreitetes System dar, das in viele neue Entwicklungen integriert wurde. Hier ist auch das Konzept der Achtsamkeit nach Jon Kabat-Zinn (geb. 1944) zu erwähnen, welcher in den 1970er Jahren Erfahrungen aus dem Yoga aufgegriffen und in seinen Ansatz integriert hatte. Das Achtsamkeitstraining (englisch „Mindfulness Based Stress Reduction" MSBR) wird mittlerweile in der Psychosomatischen Medizin sowie in Schulen und allgemein im Bereich der Gesundheitsförderung angewendet.

Aikido als Kampfkunst steht für sich, da es – seiner Herkunft und Zielsetzung nach – hohe Fähigkeiten an Koordination und Kondition verlangt. Über die Bewegungsaspekte hinaus steht die mentale Dimension jedoch auch beim Aikido im Mittelpunkt.

Der Bereich *Sport* ist als Ganzes in Abbildung 2-1 nicht enthalten, da sich unter diesem Überbegriff eine Vielzahl von Sportarten verbirgt, die unterschiedliche Schwerpunkte aufweisen können. Als Beispiel für eine musikerfreundliche Sportart ist hier *Nordic Walking* genannt, das wegen seiner koordinativen und konditionellen Anteile ein sehr ausgewogenes Bewegungsangebot darstellt und deshalb insbesondere für Musiker geeignet ist.

Tanz enthält ebenfalls ein Spektrum unterschiedlicher Tanzformen, die hier nicht alle abgebildet werden können. Die in Kap. 16 näher beschriebenen Tanzformen *Klassisches Ballet, Modern Dance und Stepptanz* bilden nicht nur wegen der vielfältigen Förderung koordinatorischer und konditioneller Fähigkeiten eine gemeinsame Gruppe, sondern insbesondere auch als Kunstformen mit enger Verbindung zur Musik. In seiner künstlerischen Dimension unterscheidet sich der Tanz von allen anderen körperorientierten Ansätzen.

Literatur

Schnabel G., Harre D., Krug J. (Hrsg.) (2008). Trainingslehre. Trainingswissenschaft. Leistung, Training, Wettkampf. Aachen: Meyer & Meyer Verlag.

Spahn C. (2015). Musikergesundheit in der Praxis. Grundlagen, Prävention, Übungen. Leipzig: Henschel-Verlag.

Steinmüller W., Schaefer K., Fortwängler M. (Hrsg.) (2001). Gesundheit-Lernen-Kreativität Alexander-Technik, Eutonie Gerda Alexander und Feldenkrais als Methoden zur Gestaltung somatopsychischer Lernprozesse. Bern: Verlag Hans Huber.

Storch M., Cantieni B., Hüther G., Tschacher W. (2010). Embodiment. Die Wechselwirkung von Körper und Psyche verstehen und nutzen. 2. Aufl. Bern: Verlag Hans Huber Bern

Thorhauer H.-A., Kempe M. (1993). Sporttechnische Leitbilder im Trainingsprozess. Sportwissenschaft (23) 2: 158-174

II Körperorientierte Ansätze

3 Einführung und Überblick

Claudia Spahn

Im zweiten Teil dieses Buches werden körperorientierte Ansätze mit dem Schwerpunkt auf ihre spezifischen Eigenschaften für Musiker dargestellt. Um Ihnen als Leserinnen und Leser die Orientierung zu erleichtern, sind die jeweiligen Kapitel in gleicher Weise gegliedert: Zu Beginn wird die *Entstehung* des Ansatzes beschrieben, welche bei vielen Methoden auch die *Biografie der Gründerinnen oder Gründer* einschließt. Sie führt zum eigentlichen *Konzept* der Methode. Hierauf folgen Informationen zur *praktischen Anwendung* und zur *Verbreitung* der Methode. Aufbauend auf diesen Informationen werden *spezifische Aspekte in der Anwendung für Musiker* dargestellt und durch *Erfahrungsberichte von Musikern*, welche die Methode bereits praktiziert haben, ergänzt. Sofern vorhanden, werden auch *Ergebnisse wissenschaftlicher Untersuchungen zur Wirksamkeit* der Methode – insbesondere auch bei Musikern – berichtet. Jedes Kapitel enthält zudem mehrere *Übungsbeispiele*, anhand derer Sie sich als Leserinnen und Leser einen ersten praktischen Eindruck in der Anwendung der Methode verschaffen können. Allerdings ersetzt dies nicht die intensive Beschäftigung und Anleitung, die notwendig ist, um eine Methode wirklich kennenzulernen und langfristig von ihr zu profitieren. In einer Kurzzusammenfassung sind pro Kapitel in einem *Fazit* die wichtigsten Aspekte der Methode für Musiker nochmals zusammengestellt. Abschließend werden *praktische Hinweise* gegeben, wie zusätzliche Informationen und qualifizierte Unterrichtsangebote zu finden sind, und – soweit vorhanden – die *Schriften der Gründerinnen und Gründer* und *weiterführende Literatur* zur jeweiligen Methode aufgelistet.

Über die Darstellung der einzelnen körperlichen Ansätze hinaus finden Sie in diesem Teil des Buches auch ein Kapitel zu Tanz und ein Kapitel zu Sport. Hier werden wichtige Aspekte für Musiker zu diesen Bereichen beschrieben.

Jedes Kapitel ist in sich abgeschlossen, sodass die Methoden einzeln rezipiert werden können. Interessierte können sich so über einen bestimmten körperorientierten Ansatz informieren und Musiker können aus dem Angebot an Methoden eine individuelle Wahl treffen.

3.1 Entstehungszeit der Ansätze

Betrachtet man die Entstehungszeit der hier dargestellten Methoden, so fällt auf, dass die Mehrzahl Ende des 19. Jahrhunderts und während der zwanziger und dreißiger Jahre des 20. Jahrhunderts entstanden ist. Die jüngsten Ansätze datieren etwa Mitte des 20. Jahrhunderts und ihre

Gründer sind teilweise noch aktiv. Sehr deutlich von allen anderen körperorientierten Ansätzen unterscheiden sich Yoga und Qigong. Obwohl sie heute im Westen oft in einem Atemzug mit den anderen Methoden genannt werden, sind sie hinsichtlich ihrer zeitlichen und philosophischen Dimension paradigmatisch verschieden, gründen sie doch auf Jahrtausende alte Traditionen (**Tab. 3-1**).

Die meisten der Gründerinnen und Gründer in Europa erlebten zwei Weltkriege und einige mussten um den Fortbestand ihrer Methode fürchten. Trotzdem konnten sich die Methoden weiterentwickeln und haben sich heute gerade bei

Tabelle 3–1: Entstehungszeit der Ansätze in chronologischer Reihenfolge; abzulesen an der Lebenszeit der Gründerinnen und Gründer oder anhand philosophischer Schriften

Methode	Hintergrund/Gründerinnen und Gründer	Entstehungs-/ Lebenszeit
Gyrokinesis	Juliu Horvath	geb.1942
Dispokinesis	Gerrit Onne van de Klashorst	geb. 1927
Nordic Walking	Sommertraining finnischer Langläufer	erstmals 1940
Ilse Middendorf – Der Erfahrbare Atem	Ilse Middendorf	1910 – 2009
Functional Kinetics FBL Klein-Vogelbach	Susanne Klein-Vogelbach	1909 – 1996
Feldenkrais-Methode	Moshé Feldenkrais	1904 – 1984
Progressive Muskelrelaxation	Edmund Jacobson	1888 – 1983
Autogenes Training	Johannes Heinrich Schultz	1884 – 1970
Aikido	Morihei Ueshiba	1883 – 1969
Pilates	Joseph Hubert Pilates	1883 – 1967
Ideokinese	Mabel Todd	1880 – 1956
Alexander-Technik	Frederick Matthias Alexander	1869 – 1955
Das Konzept Schlaffhorst-Andersen	Clara Schlaffhorst Hedwig Andersen	1863 – 1945 1866 – 1957
Qigong	System der taoistischen Naturphilosophie Chinas	ca. 2000 v. Chr.
Yoga	Eines der sechs klassischen Philosophiesysteme Indiens	ca. 2000 v. Chr.

Musikern, Schauspielern und Tänzern etabliert.

3.2 Die Gründerinnen und Gründer der Methoden

Die Konzepte und Methoden verdanken wir der positiven Lebenseinstellung, der Kreativität, der Klugheit und dem Fleiß einzelner Menschen, die ihre eigene Erfahrung zu einer Idee für andere werden ließen. Einige der Gründerinnen und Gründer begannen die Entwicklung ihrer Methode wegen eines gesundheitlichen Problems: Moshé Feldenkrais litt an einer Knieverletzung, Mabel Todd hatte eine Rückenverletzung, Frederick M. Alexander war heiser, Clara Schlaffhorst war von einer Stimmstörung betroffen, Gerrit Onne van de Klashorst verlor bei einem Unfall zwei Fingerglieder der rechten Hand und Juliu Horvath erlitt eine schwere Wirbelsäulenverletzung. Neben ihrer Leistung in der Entwicklung neuer Konzepte sind diese Personen auch positive Beispiele dafür, scheinbar unüberwindbare Probleme aktiv anzugehen und eigenständig nach Lösungen zu suchen. So bieten sie auch – da die meisten selbst Musiker und Tänzer waren – insbesondere für Künstler herausragende Beispiele dafür, wie es gelingen kann, Krisenbewältigung mit persönlichem Erkenntnisgewinn zu verknüpfen. Angesichts des hohen Lebensalters, das alle Gründerinnen und Gründer erreichten (im Durchschnitt 86 Jahre, vgl. Tab. 3-1), können sie selbst als Beispiele für die gesundheitsfördernde Wirkung ihrer Methoden gelten.

In den zwanziger und dreißiger Jahren des letzten Jahrhunderts bestanden vielfältige Verbindungen zwischen den Methodenvertreterinnen und -vertretern, insbesondere unter Musikern und Tänzern. Auch begegneten sich einige von ihnen persönlich. Allerdings gab es und gibt es noch heute auch die Tendenz zu gegenseitiger Abgrenzung und dazu, die eigene Methode „solistisch" in den Mittelpunkt zu stellen. Die Zusammenarbeit von Vertretern unterschiedlicher Methoden in der Aus- und Weiterbildung für Musiker eröffnet die Möglichkeit zum Austausch und zu einer neuen Form der Zusammenarbeit.

3.3 Geographische Herkunft der Methoden

Die geographischen Herkunftsländer der Methoden sind über mehrere Kontinente verteilt. **Abbildung 3-1** zeigt die Länder und Kontinente, aus denen die Methoden und ihre Gründerinnen und Gründer ursprünglich stammen. Alle außerhalb Europas entstandenen Methoden sind entweder über ihre Verbreitung in den USA oder auf direktem Weg nach Europa gelangt. Im Zuge der Globalisierung haben sich alle Ansätze heute weltweit verbreitet, wenn auch teilweise in unterschiedlichen Ausprägungen.

3.4 Wahl der Methode

Angesichts der breiten Palette an Methoden stellt sich die Frage, wie der einzelne Musiker den richtigen Ansatz für sich finden kann. Letztendlich ist diese Frage nicht pauschal zu beantworten, die folgenden Überlegungen können jedoch bei der Auswahl helfen.

Zunächst ist es sinnvoll, sich zu fragen, welches Ziel mithilfe der Methode er-

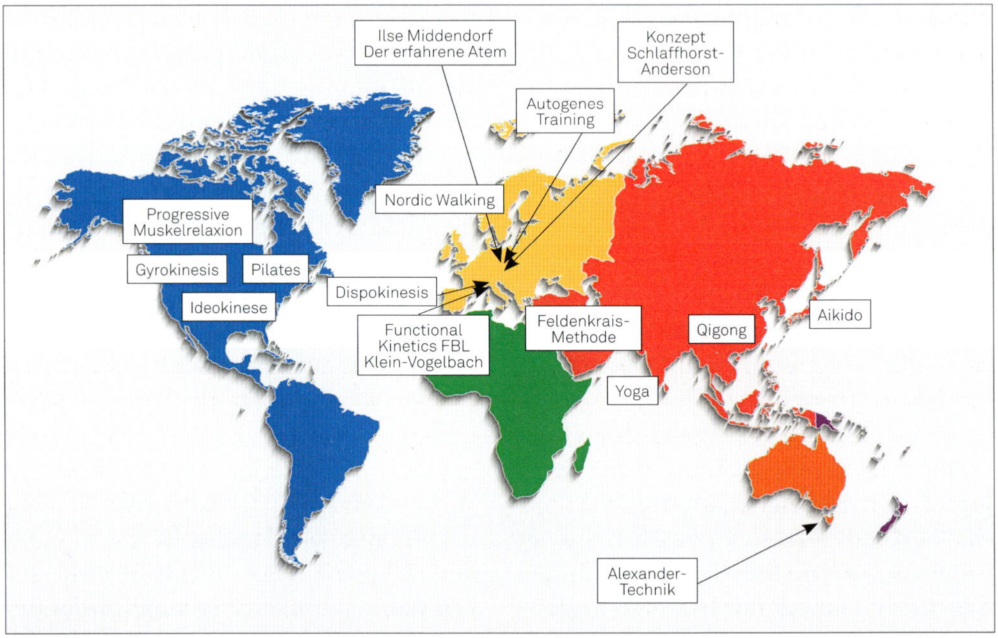

Abbildung 3–1: Die ursprüngliche geografische Herkunft der Methoden und ihrer Gründerinnen und Gründer[1]

reicht werden soll. Informationen hierzu liefern die unter I.2 im Überblick beschriebenen Schwerpunkte der Methoden. Wenn mehrere Methoden inhaltlich in Frage kommen, sind Aufwand und Nutzen abzuwägen. Pragmatische Aspekte, welches Angebot Sie in Ihrer Wohnort- oder Arbeitsortnähe vorfinden und wie gut sich Unterrichtszeiten in Ihren Terminplan einpassen lassen, können letztendlich ausschlaggebend sein.

Wenn Sie ein konkretes Unterrichtsangebot – insbesondere außerhalb einer Institution – suchen, empfiehlt es sich, die Qualifikation und Vertrauenswürdigkeit des Dozenten aufmerksam zu prüfen. Ist dieser Punkt positiv geklärt, sollten Sie der Frage, wie angenehm Ihnen die Person des Dozenten und seine Art zu unterrichten sind, großes Gewicht beimessen.

Lernen kann am besten in einer positiven Lehrer-Schüler-Beziehung stattfinden. Es ist deshalb nicht empfehlenswert, gegen inneren Widerstand einen Unterricht zu besuchen oder sich zu zwingen, eine Methode durchzuführen, nur weil sie Ihnen von anderer Seite empfohlen wurde. Ihre Entscheidung für eine Methode bei einem bestimmten Dozenten ist höchst individuell und sie kann sich von den Empfehlungen anderer Musiker unterscheiden. Es kann auch durchaus sein, dass sich Ihr Interesse an einem bestimmten Ansatz im Laufe der Zeit verändert. Entscheidend hierfür sind Ihre persönlichen Erfahrungen.

Da viele der Ansätze mittel- und langfristig wirken, sollten Sie sich einen Zeitraum von mindestens ca. 6–8 Wochen

1 Quelle: Monika Hunackova/shutterstock.com

vornehmen, in dem Sie die Methode regelmäßig durchführen und neugierig deren Wirkungen an sich beobachten. Bei Irritationen und Unsicherheiten sollten Sie zunächst den Dozenten ansprechen, erst wenn Sie nach gründlicher Auseinandersetzung keinen Zugang finden, sollten Sie an einen Wechsel denken. Dieses Vorgehen hilft Frustrationen zu vermeiden, zumal bei schnellem Wechsel von einer Methode zur nächsten die notwendige Intensität nicht erreicht wird, um langfristige positive Effekte erzeugen zu können.

Alle hier beschriebenen Ansätze sind grundsätzlich geeignet, Musikern in ihrer Entwicklung als Musizierenden und generell als Menschen Impulse zu geben, einen erweiterten und damit besseren Zugang zu ihrem eigenen Köper und Geist zu erlangen. Unabhängig von der Wahl der einzelnen Methode ist es deswegen empfehlenswert, sich grundsätzlich auf einen Prozess der Selbsterkenntnis einzulassen. So können Sie Ihre Leistungsfähigkeit und Gesundheit beim Musizieren verbessern und die Chancen, welche die jeweilige Methode bereit stellt, für sich nutzen.

3.5 Kombination und Planung körperorientierter Ansätze und Aktivitäten

Die in diesem Buch vorgestellten körperorientierten Ansätze können von Musikern auf vielfältige Weise genutzt werden. Geht man davon aus, dass im Zentrum das zielgerichtete Spielen des Instruments und das Singen zur Verbesserung des musikalischen Ergebnisses (das „Üben“) steht, so sind Elemente der körperorientierten Methoden in unterschiedlicher Weise integrierbar und kombinierbar. So können sie grundsätzlich direkt während des Spielens und Singens, als Vor- und Nachbereitung, während der Pause zwischen zwei Übeeinheiten, in einer Probenpause, unabhängig vom Musizieren als Ausgleich und zur Entspannung sowie als Basistraining u.v.a.m. angewandt werden. Hier kann zur Frage, wie für Musiker ideale Förderbedingungen einer gesunden Leistungsfähigkeit mit Instrument und Stimme aussehen können, ein Blick in die Nachbardisziplin der Trainingslehre im Sport geworfen werden. Als zentrale Regel imponiert hier, dass Profisportler sehr bewusst mit der zeitlichen Planung und der Art sportlicher Aktivitäten umgehen. Überträgt man dieses Prinzip auf Musiker – gleichermaßen auf professionelle Musiker und Freizeitmusiker! –, so heißt dies, dass für Musiker ein bewusstes und überlegtes Vorgehen hinsichtlich körperlicher Aktivitäten und eine konkrete Umsetzung in der Tages- und Wochenplanung ebenso wichtig ist. Aktivitäten motorischen Lernens wie das Üben mit und ohne Instrument (mentales Üben), die Durchführung von Körpermethoden, Sport, Tanz und täglicher Bewegung im Alltag (Laufen, Fahrradfahren etc.) sollten hinsichtlich Dosierung, Zeitpunkt und körperlicher Beanspruchung in einem sinnvollen Trainingsplan platziert werden. Da ein solcher Plan auf die persönlichen und instrumentenspezifischen Erfordernisse des einzelnen Musikers abgestimmt sein muss, lassen sich an dieser Stelle keine detaillierten Empfehlungen geben. Die Erstellung komplexer Trainingspläne bei Musikern würde ohnehin den Rahmen dieses Buches sprengen. Einige zentrale Hinweise sollen trotzdem in aller Kürze formuliert werden (vgl. auch den Abschnitt Trainingslehre im Kapitel 19 Sport):

- Die Körpermethoden stellen dem Musiker Möglichkeiten zur Verfügung, die Übephasen mit dem Instrument durch Aufwärmübungen vorzubereiten und mit Abwärmübungen zu beenden. Durch diese Übungen wird nicht nur die Durchblutung von Geweben verbessert, sondern es werden auch die koordinatorischen Fähigkeiten in Vorbereitung auf das Instrumentalspiel und das Singen angeregt.
- Großes Potential liegt in der direkten Anwendung von Lernerfahrungen aus den Körpermethoden beim Üben. So können beispielsweise koordinatorische Fähigkeiten, die in der Feldenkrais-Methode oder der Alexander-Technik erworben wurden, beim Spielen des Instruments oder beim Singen außerhalb des Körperunterrichts selbständig Anwendung finden. Auch Vorstellungsbilder aus der Ideokinese können beim Musizieren genutzt werden. Die Methoden Das Konzept Schlaffhorst-Andersen, Ilse Middendorf – Der Erfahrbare Atem und Qigong verbinden Arbeit mit dem Atem und der Stimme. Methoden wie die Dispokinesis oder die Functional Kinetics FBL Klein-Vogelbach sind direkt auf das Instrument bezogen und sind den Erfordernissen von Musikern angepasst. In allen hier erwähnten Methoden wird die Integration motorischer Lernschritte in das Instrumentalspiel und das Singen dadurch vorbereitet und verstärkt, dass im Körperunterricht selbst bereits mit dem Instrument gearbeitet werden kann. Für nachhaltige Lernfortschritte mit dem Instrument und beim Singen ist es allerdings unerlässlich, die im Unterricht gewonnenen Erfahrungen selbständig weiterzuführen.
- Alle Aktivitäten sollten so geplant werden, dass sie mit hoher Konzentration durchgeführt werden. Hinsichtlich der Körpermethoden gilt, dass sich deren Effekte am besten entfalten können, wenn eine ausreichende Intensität an Offenheit und an Konzentration auf die Körperwahrnehmung vorliegt.
- Der Effekt der körperbezogenen Aktivitäten (Üben mit Instrument, Durchführung von Übungen aus den Körpermethoden etc.) ist deutlich größer, wenn diese fraktioniert, d.h. zeitlich verteilt, jedoch nicht mit zu langen Pausen, z.B. von mehreren Tagen, erfolgen. Dies gilt insbesondere für Aktivitäten, welche die konditionellen Fähigkeiten fördern.
- Körpermethoden und belastungsintensive Aktivitäten (einschließlich Üben) sollte nicht in ermüdetem Zustand durchgeführt werden, da hierbei die Präzision der Bewegungen ab- und das Verletzungsrisiko zunimmt.
- Grobmotorische Trainingsformen (z.B. Gerätetraining im Fitnessstudio) sollten nie direkt vor dem (feinmotorischen) Spielen des Instruments durchgeführt werden.
- Bei allen Aktivitäten sind die morphologischen Grenzen der Belastbarkeit von Gewebe, insbesondere von Muskelansätzen und Sehnen, zu beachten. Jede Trainingseinheit muss zeitlich so geplant sein, dass sie vor dem Eintreten von Ermüdungserscheinungen endet.
- Erholungspausen können bewusst so gestaltet werden, dass sie einen optimalen Ausgangszustand für folgende Übeeinheiten wiederherstellen. Hierzu zählen z.B. die Regulation der Muskelspannung, die geistige Erholung durch Entspannung, sowie Dehnübungen als Beweglichkeitsausgleich u.a..

- Die in diesem Buch vorgestellten körperorientierten Ansätze sind zum großen Teil sinnvoll zu kombinieren – in welcher Weise, ist im individuellen Fall zu entscheiden. Methoden mit gleichen Schwerpunkten (vgl. Kap. I.2) werden selten parallel unterrichtet, allerdings können ihre Elemente im Selbstgebrauch durchaus gemeinsam eingesetzt werden. Dies gilt gerade bei Musikern u. a. für die Verfahren Autogenes Training und Progressive Muskelrelaxation, die heute bereits in anderen Bereichen gemeinsam verwendet werden. Auch fanden Inhalte aus dem Yoga beispielsweise Eingang in Pilates.
- Körperorientierte Ansätze – z. B. Aikido, Nordic Walking, Yoga – können ihre Wirkungen in einem Ergänzungsverhältnis zum Musizieren, d. h. im Sinne muskulären Ausgleichs oder konditioneller Förderung und geistiger Entspannung entfalten.
- Grundsätzlich sind die Wirkungen körperbezogener Aktivitäten nicht als rein additiv zu verstehen. Sie können sich in ihren Wechselwirkungen positiv verstärken, sofern sie in ein Trainingskonzept eingebunden sind.

4 Feldenkrais-Methode

Barbara Noé

Die Feldenkrais-Methode ist nach ihrem Begründer Moshé Feldenkrais (1904–1984) benannt. Sie versteht sich als Verfahren zur Gestaltung von Lernprozessen, die zu einer intensiveren Körperwahrnehmung und besseren Bewegungsqualität führen. Feldenkrais geht davon aus, dass Bewegung das zentrale Agens darstellt, um Lernprozesse in Gang zu bringen. In diesem Sinne werden in der Feldenkrais-Methode Bewegungslektionen mit dem Ziel ausgeführt, das Gehirn durch sensomotorische Erfahrungen zur Gestaltung neuer und optimierter Bewegungsmuster anzuregen.

4.1 Entstehung und Konzept

4.1.1 Entstehung

Die Feldenkrais-Methode geht auf eine persönliche Erfahrung von Moshé Feldenkrais im Umgang mit seinem eigenen Körper zurück. So gelang es ihm, eine Verletzung seines linken Knies und die dadurch entstandene Funktionseinschränkung durch optimalen Gebrauch seines Körpers auszugleichen. Als Wissenschaftler hatte er gelernt, Erfahrungen auf ihre Gesetzmäßigkeiten hin zu untersuchen und hieraus übergeordnete Prinzipien zu formulieren. Nach diesem Vorgehen entwickelte er die Feldenkrais-Methode. Die Wissens- und Erfahrungsquellen, aus denen er schöpfte, sind eng mit seiner Biografie verbunden. Zu Beginn dieses Kapitels über die Feldenkrais-Methode soll deshalb ein Blick in das Leben von Moshé Feldenkrais stehen.

4.1.2 Biographische Skizze zu Moshé Feldenkrais[2]

1904 wird Moshé Feldenkrais in der kleinen Stadt Slawuta in der Ukraine geboren – einem Gebiet, in dem Juden damals per Gesetz leben durften. Frühe positive Kindheitserlebnisse gelten dem stattlichen und gastfreundlichen Haus des Großvaters mütterlicherseits, der Holzhändler und Bankier war. Bereits im Alter von drei Jahren muss Moshé jedoch erstmals mit seinen Eltern vor Judenhassern flüchten und seitdem prägen antisemitische Bedrohung und Verfolgung sein Leben und das seiner Familie. Als seine Mutter Sheindel auch nach dem Umzug der Familie nach Baranowicze – heute Weißrussland – um die Zukunft ihres ältesten Sohnes fürchten muss, lässt sie ihn in das Land ziehen, das Juden eine Heimat verspricht: 1917 hatte sich die britische Regie-

2 Die folgenden Angaben stützen sich im Wesentlichen auf die im Jahr 2015 erschienene Biografie von Christian Buckard.

rung verpflichtet, die Errichtung eines jüdischen Staates in Palästina zu fördern. Mit der Hoffnung auf ein Leben in Freiheit und mit dem Segen seiner Familie macht sich Moshé als knapp Fünfzehnjähriger allein auf den weiten Weg nach Palästina. Im damals erst zehntausend Einwohner zählenden Tel Aviv arbeitet er mit anderen jungen Männern am Aufbau des Staates Israel und baut Häuser. Er schließt sich der jüdischen Selbstverteidigungsorganisation Haganah an und lernt von einem jungen Deutschen aus Berlin die japanische Kampftechnik Jiu-Jitsu, um für den Straßenkampf gerüstet zu sein. Moshé nimmt die Kampftechnik nicht nur mit Begeisterung auf, sondern versucht, sie für seine Zwecke der Selbstverteidigung weiterzuentwickeln. Sein Wissensdurst und seine unbedingte Neugier, Dingen auf den Grund gehen zu wollen, zeichnen ihn schon in diesem jungen Alter aus. Im Zelt – für eine Wohnung war er zu arm – lernt er Mathematik und bereitet sich auf die Aufnahmeprüfung für das Gymnasium vor. Das Schulgeld finanziert er durch Nachhilfeunterricht, bei dem er sich durch seine pädagogische Begabung bald einen Namen macht. 1926, ein halbes Jahr nach dem Abitur, erhält Moshé eine Festanstellung als Landvermesser bei der britischen Mandatsregierung. Erstmals verdient er genügend Geld, um in einem Haus wohnen und sich ordentlich kleiden zu können. In dem Schauspieler Aharon Meskin findet er einen inspirierenden Gesprächspartner und lebenslangen Freund. Moshé beschäftigt sich intensiv weiter mit Bewegung – 1931 wird sein erstes Buch „Jiu-Jitsu ve-Haganah Atzmit“ erscheinen – und er trainiert mehrere Sportarten. Beim Fußballspielen erleidet er eine schwere Verletzung am linken Knie, die ihn sechs Monate ans Bett fesselt. Eine operative Behandlung ist zu dieser Zeit noch nicht möglich. So versucht er aus eigener Kraft wieder „auf die Beine zu kommen“, indem er sich mit seinem Körper und dessen Bewegungspotential beschäftigt. Er kann schließlich wieder laufen, sein Leben lang wird ihm die Verletzlichkeit seines Kniegelenks jedoch Anstoß für die Erforschung von Bewegungen und deren Optimierung bleiben. Aus dieser Beschäftigung gewinnt er immer wieder entscheidende Anstöße für die Entwicklung seiner Methode.

1929 – mit 25 Jahren – entscheidet sich Moshé Feldenkrais für einen nochmaligen Neuanfang und beginnt in Paris an der Sorbonne, Ingenieurwissenschaften mit Schwerpunkt Mechanik zu studieren. 1933 gründet er dort den „Jiu-Jitsu Club de France“ und 1934 erscheint sein Buch über Jiu Jitsu erstmals in französischer Sprache. Bei einem Vortrag in Paris begegnet er dem japanischen Begründer des Judo, Jigoro Kano (1860–1938). Von Kanos Schülern erhält er Judounterricht und wird als erster europäischer Judoka mit dem Schwarzen Gurt zweiten Grades ausgezeichnet. Auf Wunsch Kanos wird Moshé Feldenkrais der Botschafter für Judo in Frankreich.

1936 heiratet Moshé Feldenkrais seine langjährige Freundin Yona Rubinstein, mit der er gemeinsam aus Tel Aviv nach Paris übergesiedelt war.

Aufgrund seines hervorragenden Studienabschlusses erhält Moshé Feldenkrais im Sommer 1933 die Möglichkeit einer Promotion im Labor der renommierten Wissenschaftler Irène Joliot-Curie (1897–1956) und Frédéric Joliot-Curie (1900–1958). Dort lernt er 1934, wenige Monate vor ihrem Tod, die mehrfache Nobelpreisträgerin Marie Curie (1867–1934), Mutter von Irène Joliot-Curie, kennen. 1935 beteiligt sich Moshé Feldenkrais am Bau des ersten französischen Teilchenbeschleunigers, eines sogenannten Van-de-Graaff-Generators. Im selben Jahr erhält das Ehepaar Irène und Frédéric Joliot-Curie den Nobelpreis für Chemie für die Entdeckung der künstlichen Radioaktivität. Die Wissenschaftler fürchten um einen Missbrauch ihrer Forschungsergebnisse durch die deutschen Nationalsozialisten. Als im Mai 1940 der Einmarsch der deutschen Truppen in Paris bevorsteht, flüchten Moshé und seine Frau Yona mit schwerem Gepäck: in mehreren Koffern befinden sich die wissenschaftlichen Unterlagen aus dem Labor Joliot-Curie. Im letzten Augenblick gelingt es ihnen, sich von Bordeaux nach England einzuschiffen und sich selbst und die geheimen Dokumente in Sicherheit zu bringen.

Die nächsten zehn Jahre verbringt Moshé Feldenkrais in Schottland und England und arbeitet als Wissenschaftsoffizier Seiner Majestät in der U-Boot-Ortungs-Forschung der Alliierten. Bis 1945 lebt er im schottischen Fairlie und unterrichtet auch dort weiterhin Judo. Ein Kreuzbandriss an seinem vorgeschädigten linken Knie zwingt ihn zum erneuten Selbststudium seiner Bewegungskoordination. Seine Erkenntnisse beginnt er seit 1943 einem interdisziplinären Kreis von Wissenschaftlern, der „British Association of Scientific Workers", vorzutragen. Hieraus erwachsen die Grundlagen zu seinem Buch *Body and Mature Behaviour* (deutsch: *Der Weg zum reifen Selbst* 1994), das 1949 erscheint. Im November 1945 wird Moshé Feldenkrais an der Sorbonne zum „Ingénieur-Docteur" promoviert. In den Jahren von 1946 bis 1950 kommt es in London zu Begegnungen mit biographisch bedeutsamen Personen. Moshé Feldenkrais lernt den deutschsprachigen Dichter Franz Wurm kennen, der sich bald sehr intensiv für Moshés Gedanken und Arbeitsweise interessiert und ihn durch seine Sprachbegabung bei der Verbalisierung seiner Erfahrungen und Techniken unterstützt. Franz Wurm wird ein lebenslanger Freund und Verbreiter der Methode in Europa und übersetzt später die Bücher von Moshé Feldenkrais ins Deutsche. In London begegnet Moshé Feldenkrais auch F.M. Alexander (vgl. Kapitel 3 Alexander-Technik), bei dem er eine Unterrichtsstunde nimmt. Obwohl Alexander die wissenschaftliche Herangehensweise von Moshé Feldenkrais ablehnt und kein weiterer Kontakt zwischen beiden zustande kommt, hat Moshé Feldenkrais auch später noch seine Wertschätzung gegenüber der Alexander-Technik zum Ausdruck gebracht. Für sein Verhältnis zu Musik und Bildender Kunst war für Moshé Feldenkrais die Begegnung mit dem jüdischen Musiker und Pädagogen Heinrich Jacoby positiv prägend, den er 1950 in der Schweiz kennenlernt.

Ende der vierziger Jahre erhält Moshé Feldenkrais in London von begüterten Schülerinnen mehrere Angebote, ihn bei der Gründung eines privaten Instituts zu unterstützen. Moshé ist jedoch daran gelegen, unabhängig zu sein und weiter an der offiziellen und wissenschaftlichen Anerkennung seiner Methode zu arbeiten.

1950 zieht es ihn zurück in sein Heimatland Israel, das ihm das Angebot macht, als Wissenschaftler in der Forschungsabteilung der israelischen Streitkräfte zu arbeiten. Nach Jahren der Flucht und Vertreibung finden sich Moshé, seine Mutter Sheindel, sein Bruder Baruch und seine Schwester Malka nun in Israel wieder. Der Vater war einige Jahre zuvor dort verstorben, der Großteil der weiteren Familie war im Holocaust umgebracht worden. Die Tatsache, dass Moshé Feldenkrais trotz dieser Erfahrung seine Methode später auch vorbehaltlos in Deutschland unterrichtete, zeugt von seiner großen persönlichen Souveränität und Professionalität. Neben seiner Tätigkeit in der militärischen Forschung erteilt Moshé Feldenkrais Gruppenunterricht und begeistert Wissenschaftskollegen wie den Chemiker Avraham Baniel für seine Methode. Immer wieder behandelt er auch Patienten im Einzelsetting und wird durch seine erstaunlichen Heilungserfolge zunehmend bekannter. 1953, im Alter von 49 Jahren, fasst Moshé Feldenkrais den wagemutigen Entschluss, sich ausschließlich der Arbeit mit Menschen und der Weiterentwicklung seiner Methode zu widmen.

Die Startbedingungen sind alles andere als luxuriös: Einzelbehandlungen führt Moshé in seinem Zimmer in der Wohnung durch, die er sich mit seiner Mutter in Tel Aviv teilt – seine Frau Yona und er hatten sich schon Jahre zuvor getrennt –, der Gruppenunterricht findet in einem benachbarten Tanzstudio statt. Von häufigen Besuchen bei Freunden wird berichtet, dass Moshé sehr viel und gerne über seine Ideen diskutierte und dass man sich nicht selten nach dem Essen gemeinsam auf dem Boden liegend fand, um eine neue Bewegungslektion zu erproben. Ab 1954 wird der Raum in der Alexander-Yanai-Straße Nr. 3 in Tel Aviv für rund dreißig Jahre das „Versuchslabor" von Moshé Feldenkrais. Etwa vierzig Personen können hier an seinen Lektionen teilnehmen, die er ständig variiert und verfeinert. Das Jahr 1957 bringt ihm durch die erfolgreiche Behandlung des israelischen Premierministers David Ben-Gurion plötzliche Popularität. Ein Foto von Ben-Gurion im Kopfstand geht um die Welt: Moshé Feldenkrais ist es gewesen, der Ben-Gurion von jahrelangen quälenden Rückenschmerzen befreit und ihm geholfen hat, noch als fast Achtzigjähriger seinen Lebenstraum, auf dem Kopf zu stehen, zu verwirklichen. Tief überzeugt von Moshés Arbeit startet Ben-Gurion mehrere Versuche, die Methode in Israel zu institutionalisieren und ihr staatliche Anerkennung zu verschaffen. Auch wenn dies letztlich nicht gelingt, so reift in Moshé Feldenkrais doch eine wichtige Entscheidung: Seine Methode soll unabhängig von seiner Person Gültigkeit besitzen. Als ersten Schritt auf dem Weg, sein Wissen an andere weiterzugeben, nimmt Moshé Feldenkrais Mia Segal als Assistentin zu sich. 1958 begibt er sich nach New York, um seinen Ansatz den Ärzten des New York University Bellevue Medical Center vorzustellen. Trotz anfänglicher Skepsis überzeugt Feldenkrais den leitenden Arzt der Physiotherapeutischen Abteilung und fährt mit dessen Empfehlungsschreiben, in einen wissenschaftlichen Austausch einzutreten, zurück nach Israel. Leider kommt es aus politischen Gründen nicht dazu.

1969 beginnt Moshé Feldenkrais mit der Ausbildung von dreizehn Männern und Frauen zu Lehrerinnen und Lehrern seiner Methode. Dieser erste Ausbildungskurs in Tel Aviv erstreckt sich über drei Jahre. 1971 begibt sich Moshé Feldenkrais erneut nach New York, um an der New York University Vorträge zu halten. Er wird in das kalifornische Esalen eingeladen, das in den siebziger Jahren ein Zentrum für Selbsterfahrung ist und in dem sich Therapeuten wie Fritz Pearls, Ida Rolf und Künstler wie Bob Dylan und George Harrison treffen. Unter ihnen befindet sich auch der Regisseur Peter Brook, der jahrelang mit Moshé Feldenkrais zusammenarbeitet und seine Methode außerordentlich schätzt. Die Bezeichnung *Awareness Through Movement* – wie Feldenkrais seine Gruppenarbeit inzwischen nennt – findet sich als Buchtitel erstmals 1972 im Amerikanischen und 1978 im Deutschen als *Bewusstheit durch Bewegung. Der aufrechte Gang* in der Übersetzung von Franz Wurm. Das Werk macht Moshé Feldenkrais im deutschsprachigen Raum schnell bekannt. Im Juli 1975 beginnt er in San Francisco einen von drei Sommerkursen, in denen er weitere Lehrer ausbildet. Zwischendurch bereist er Europa. Eine wichtige Station ist weiterhin Zürich, wo er bei der befreundeten Familie Wolgensinger wohnt und auch Franz Wurm trifft. Amos Hetz – Tänzer und Bewegungslehrer in Israel – beschreibt, wie Moshé unfreiwillig zum Guru stilisiert wird und sich trotzdem treu bleibt. Bis zuletzt geht es ihm darum, Lernprozesse zu erforschen und das Individuelle jedes Menschen zu erkennen und lebendig werden zu lassen. Im Juni 1980 beginnt Moshé Feldenkrais seine auf drei Sommerkurse angelegte Ausbildung mit 230 Teilnehmern in Amherst an der amerikanischen Ostküste. 1981 erscheint sein Buch *Die Entdeckung des Selbstverständlichen*. Im selben Jahr erleidet Moshé in Zürich seinen ersten Schlaganfall. Er kehrt nach Tel Aviv zurück und arbeitet weiter. Nach weiteren Schlaganfällen stirbt Moshé Feldenkrais am 1. Juli 1984 im Alter von 80 Jahren in seiner Wohnung in Tel Aviv.

4.1.3 Das Erbe von Moshé Feldenkrais

Nach Moshés Tod haben viele Schüler seine Methode fortgeführt und verbreitet. Aus Zeugnissen und Berichten von Freunden und Kollegen wird deutlich, wie sehr seine Ausstrahlung auch bis in die nächste und übernächste Generation reicht. Beispielhaft hierfür ist Mia Segal, Moshés erste Assistentin, die über viele Jahre selbst und dann gemeinsam mit ihrer Tochter Leora Gaster Lehrerinnen und Lehrer in der Feldenkrais-Methode ausbildet. Auch Anat Baniel, die Tochter von Moshés Freund Avraham Baniel, hat Moshés geistige Kraft, die sie bereits als Kind erlebt hatte, nicht losgelassen. In Kindheit und Jugend beschäftigte sie sich intensiv mit Tanz und studierte später Psychologie; als Psychologin hat sie mehr als zehn Jahre eng mit Moshé persönlich zusammengearbeitet und hieraus ihre eigene „Anat Baniel Method“, das „Neuromovement“, entwickelt. Amos Hetz, von 1965 bis 2003 Professor für Bewegung, Tanz und Notation an der Rubin Akademie in Jerusalem, unterrichtet bis heute in seinen „Movement Studies“ an Bewegung Interessierte – darunter Tänzer, Musiker, Schauspieler, und therapeutisch Tätige. Sein Unterricht zielt darauf ab, die Schüler in ihrer kreativen Auseinandersetzung mit Bewegung zu unterstützen und zu inspirieren. Seinen Bewegungsstudien ist die jahrelange Erfahrung und Auseinandersetzung mit dem Bewegungskonzept von Moshé Feldenkrais unmittelbar anzumerken.

4.1.4 Konzept

Moshé Feldenkrais geht davon aus, dass bei unseren Handlungen vier Bestandteile zusammenspielen: Sinnesempfindung, Gefühl, Denken und Bewegung. Diese vier sind seiner Auffassung nach in ständiger Wechselwirkung und untrennbar miteinander verbunden. Die Beschäftigung mit einem dieser Bereiche wirkt sich somit notwendigerweise auch auf die anderen Bereiche aus. Bewegung scheint ihm das zentrale Agens, um Lernprozesse in Gang zu bringen.

Diese Erkenntnis gewann Moshé Feldenkrais durch eigene Erfahrung, als er den Kreuzbandschaden an seinem linken Knie erlitt. Sein Gang war direkt danach unsicher und sein linkes Knie tat ihm weh. Als er sich dann auch das rechte Knie verletzte, schien plötzlich das zuvor verletzte linke Knie wieder besser zu funktionieren. Wie konnte das sein? Warum konnte das linke Knie jetzt sein Gewicht tragen, während dies vorher nicht möglich war? Durch die Beschäftigung mit diesen Fragen gelangte Moshé Feldenkrais zu der Annahme, dass sein Nervensystem durch eine veränderte Steuerung der Muskeln und Bewegungen reagiert haben musste. Dieses Phänomen war ihm als Wissenschaftler aus der Neurophysiologie bekannt. Er begann, mit seinen Bewegungen zu experimentieren, in der Hoffnung, die für ihn günstige Steuerung der Bewegungen in seinem Gehirn zu verankern. Bei diesen Selbstversuchen stellte sich heraus, dass er seine Haltungs- und Bewegungsmuster verändern konnte, indem er sie sich kinästhetisch – durch Körperwahrnehmung – bewusst machte. Diese Erfahrungen formulierte er zu Kerngedanken seiner Methode.

4.1.5 Grundannahmen

Feldenkrais geht in seiner Methode von folgenden Grundannahmen aus (nach Steinmüller et al., 2001, S. 108):

1. Seit frühester Kindheit sind Lernprozesse mit sensomotorischen Erfahrungen verbunden. Daher ist Bewegung für die Gestaltung neuer Verhaltens- und Bewegungsmuster das Mittel der Wahl.
2. Bewegungen drücken nicht nur den Zustand des Nervensystems aus, sondern sie können ihn auch verbessern.
3. Lernen setzt das Prinzip des „eben merklichen Empfindungszuwachses“ (Schmidt et al., 2010) voraus. Dies bedeutet, dass Bewegungen und ihre Empfindungsreize an das Gehirn klein sein müssen, damit das Gehirn Unterschiede wahrnehmen kann.
4. Lernen erfordert einen Zustand der Aufmerksamkeit und der inneren Hinwendung.
5. Unser Gehirn kann sensorische Informationen besser aufnehmen und verarbeiten, wenn wir Bewegungen langsam ausführen.

4.1.6 Ziele und Wirkungsweise

Ziel der Feldenkrais-Methode ist es, durch sensomotorische Erfahrungen eine Verbesserung der Bewegungsorganisation zu erreichen. Dem Gehirn werden durch spezifische Bewegungsabläufe in den Feldenkrais-Lektionen sensorische Informationen zugeleitet, die neue Anregungen für Bewegungsentwürfe liefern. Zudem erkennt unser Gehirn es als vorteilhaft, wenn Bewegungen von geringer Reibung und niedrigem Druck in den Gelenken begleitet sind. Differenzierte sensorische

Informationen führen so zu einem Um-Lernen, Neu-Lernen und Wieder-Entdecken von Bewegungsabläufen, d. h. insgesamt zu einer Erweiterung der Bewegungsmöglichkeiten. Die hierdurch angestoßenen Veränderungen von Steuerungsprozessen vollziehen sich ohne bewusste Kontrolle, die Beschäftigung mit Bewegung im Rahmen der Feldenkrais-Methode führt jedoch gleichzeitig zu einer höher entwickelten Bewusstheit hinsichtlich der eigenen Bewegungsausführung und der gesamten Person (s. u.).

Bewegungen von hoher Qualität zeichnen sich dadurch aus, dass sie ökonomisch sind, d. h. mit möglichst geringem Kraftaufwand an die jeweilige Anforderung angepasst werden. In der Selbstwahrnehmung empfinden wir diese Bewegungen als leicht und mühelos. Ein Beobachter würde die Bewegungsqualität von außen als „fließend" oder „stimmig" bezeichnen.

Da Bewegung eine kontinuierliche und zentrale Ausdrucksform des Menschen darstellt, ergreift eine Erweiterung des Bewegungspotentials nach Moshé Feldenkrais die gesamte Person: *„Einen Körper darin zu schulen, alle möglichen Formen und Konfigurationen seiner Bestandteile zu perfektionieren, verändert nicht nur die Kraft und Beweglichkeit von Skelett und Muskeln: Es führt zu einem tiefgreifenden positiven Wandel im Selbstbild und in der Qualität, in der das Selbst gelenkt wird."* (Feldenkrais, 2013).

Die Feldenkrais-Methode soll die Entwicklung einer lebendigen Körperlichkeit fördern. Der Mensch soll lernen, sich als selbst-beobachtendes Wesen wahrzunehmen. Die differenzierte Beschäftigung mit den eigenen Bewegungen soll helfen, das Körpergefühl zu intensivieren und ein vollständigeres Selbstbild zu entwickeln. Personen, die sich mit der Feldenkrais-Methode beschäftigen, berichten, dass sie Elemente ihres Körpers wie z. B. ihre Knochen und Gelenke, erstmals wahrnehmen oder wiederentdecken. Ihr Körper wird ihnen vertrauter, es kann ein Gefühl der „Vollständigkeit" entstehen und insgesamt das Vertrauen in das eigene Tun wachsen.

4.1.7 Wichtige Begriffe

Mit Bewusstheit bezeichnet Feldenkrais einen „Zustand des Wachseins, in dem einem handelnden Menschen erkennbar ist, was er gerade tut und wie er es tut." (Feldenkrais, 1996). Für den Unterschied zwischen Bewusstsein und Bewusstheit führt Feldenkrais in seinem Buch *Bewusstheit durch Bewegung* folgendes Beispiel an: *„Ich kann bei vollem Bewusstsein die Treppe meines Hauses hinaufgehen und doch nicht wissen, wie viele Stufen ich hinaufgegangen bin. Um es herauszufinden, werde ich zum Beispiel ein zweites Mal über die Treppe gehen, meine Aufmerksamkeit dabei auf das lenken, was ich tue, mir gleichsam zuhören und die Stufen zählen. Bewusstheit ist Bewusstsein und das Erkennen dessen, was im Bewusstsein vor sich geht, oder dessen, was in uns vor sich geht, während wir bei Bewusstsein sind."* (Feldenkrais, 1996, S. 78)

Aufmerksamkeit ist für Feldenkrais dabei ein wesentliches Element, um Körperbewusstheit zu verändern. Aufmerksamkeit gegenüber den eigenen Bewegungen ermöglicht es, sich der Änderungen seiner Haltung und Bewegung bewusst zu werden. Er schreibt: *„Wer seine Muskeln gebraucht, ohne zu beobachten, zu unterscheiden und zu verstehen, handelt wie eine*

Maschine: seine Bewegungen haben einen Wert einzig darin, dass sie – mechanisch – geschehen." (Feldenkrais, 1996, S. 181).

Die verbesserte Bewegungsqualität, die in der Feldenkrais-Methode erreicht werden soll, ist u.a. anhand der Durchlässigkeit von Bewegungen im Körper zu erkennen. Damit ist gemeint, dass sich der gesamte Körper an der Durchführung einer Bewegung beteiligt und für den Klienten spürbar wird, dass eine Bewegung den ganzen Körper durchläuft. Hebt man zum Beispiel einen Arm, um etwas aus einem Regal zu nehmen, wird man spüren können, wie sich außer dem Arm auch noch die Schultern, der Kopf, die Rippen und das Becken an dieser Bewegung beteiligen.

4.2 Anwendungspraxis und Verbreitung

4.2.1 Anwendungsformen

Die Feldenkrais-Methode besitzt ein sehr breites Anwendungsspektrum. Entsprechend der Erfahrungen von Moshé Feldenkrais kann sie sowohl präventiv und entwicklungsfördernd als auch therapeutisch – insbesondere bei neurologischen Krankheitsbildern und bei funktionellen Störungen und Schmerzen des Bewegungssystems, z.B. Rückenschmerzen – eingesetzt werden. Besonders geeignet und wirkungsvoll ist die Feldenkrais-Methode für Menschen in Berufen, deren Tätigkeit einen sehr differenzierten Umgang mit Bewegung erfordert. Zu diesen zählen Musiker und Tänzer in ganz besonderer Weise.

Die Feldenkrais-Methode wird sowohl im Einzel- als auch im Gruppensetting durchgeführt.

Den *Unterricht in der Gruppe* bezeichnet Moshé Feldenkrais als Bewusstheit durch Bewegung (englisch **A**wareness **T**hrough **M**ovement, ATM). Hierbei leitet der Feldenkrais-Lehrer verbal Bewegungsfolgen (sog. Lektionen) an. Die Teilnehmer haben die Möglichkeit, ihre eigenen Bewegungen mit Aufmerksamkeit zu beobachten und sie in unterschiedlichen Variationen auszuführen. Während der Lektionen findet außer den Anleitungen des Feldenkrais-Lehrers keine verbale Kommunikation mit ihm und unter den Teilnehmern statt. Innerhalb einer Gruppenstunde soll so bei den Teilnehmern ein Lernprozess angeregt werden, der zu effizienteren Bewegungsmustern führt. Die Mehrzahl der Lektionen hat Moshé Feldenkrais für die liegende Position am Boden entwickelt. Der Grund hierfür liegt darin, dass im Liegen kaum Muskelkraft gegen die Schwerkraft aufgewendet werden muss. Die häufigste Lernsituation in der Feldenkrais-Gruppe ist deshalb diejenige im Liegen auf einer Bodenmatte.

Die *Einzelbehandlung* wird **F**unktionale **I**ntegration (FI) genannt. Hierbei liegt der Klient auf einer Liege und der Feldenkrais-Lehrer übermittelt durch Berühren und Bewegen mit seinen Händen sensorische Informationen. Der Klient lernt auf diese Weise wahrzunehmen, wie einzelne Körpersegmente für eine komplexe Bewegung verfügbar gemacht werden können. Hieraus entstehen später bei aktiver Ausführung neue Bewegungsmuster.

4.2.2 Allgemeine Prinzipien in der Anwendungspraxis

Die Ausübung der Feldenkrais-Methode ist nicht auf die Unterrichtsstunden selbst beschränkt, sondern sollte durch eigenständiges Durchführen von Lektionen – hierfür stehen auch CDs zur Verfügung, auf denen die Lektionen angeleitet werden – sowie durch Verinnerlichung der Grundeinstellungen ergänzt werden.

Durch die regelmäßige Beschäftigung mit Bewegung auch im Alltag entsteht eine innere Haltung des Sich-Beobachtens. Balanciertes Sitzen wird selbstverständlich, Bewegungen im Alltag werden mit Aufmerksamkeit und müheloser ausgeführt. Dabei erleben Schüler, dass sie die Bewegungserfahrungen aus dem Gruppenunterricht außerhalb reproduzieren können. Dies gibt den Praktizierenden ein Gefühl von Selbstwirksamkeit und Selbsthilfe.

4.2.3 Verbreitung

Gruppenunterricht in der Feldenkrais-Methode (ATM) wird von Feldenkrais-Lehrern sowohl in deren Arbeitsräumen als auch innerhalb von Institutionen wie Volkshochschulen, Bildungseinrichtungen (unter anderem Musikhochschulen) und Fitnesszentren angeboten. Zahlreiche Feldenkrais-Lehrer bieten die Einzelarbeit *Funktionale Integration* im Rahmen ihrer selbständigen Tätigkeit in einer Praxis an. Darüber hinaus findet die Einzelbehandlung im therapeutischen Kontext in Arzt- und Physiotherapiepraxen und in medizinischen Ambulatorien statt.

Der Feldenkrais Verband Deutschland e.V. (FVD) zählte im Jahr 2016 1813 Mitglieder. Er stellt auf seiner Website Informationen, u.a. eine Liste ausgebildeter Feldenkrais-Lehrer, zur Verfügung. In anderen Ländern gibt es ebenfalls Berufsverbände; gemeinsam bilden sie den Dachverband International Feldenkrais Federation (IFF).

Die Ausbildung zum Feldenkrais-Lehrer umfasst berufsbegleitend 3–4 Jahre, in denen die Grundlagen der Methode vermittelt und in der praktischen Anwendung erprobt werden. Der Kreis der Ausbilder stammt teilweise noch aus der ersten und zweiten Generation der Schüler von Moshé Feldenkrais. Die Ausbildung zum Feldenkrais-Lehrer ergreifen hauptsächlich Ärzte, Psychologen, Physiotherapeuten und Künstler.

4.3 Spezifische Aspekte in der Anwendung bei Musikern

Bei Musikern hat die Feldenkrais-Methode heute weite Verbreitung gefunden. An vielen Musikhochschulen und anderen Musikausbildungsstätten in Deutschland gehört der Gruppenunterricht *Bewusstheit durch Bewegung* mittlerweile zum Lehrangebot. Hierzu hat insbesondere die Etablierung des Fachgebiets Musikphysiologie und Musikermedizin an den Musikhochschulen beigetragen, zu dessen Lehrinhalten die Vermittlung ökonomischer und gesunder Bewegungen mittels Körpermethoden gehört. Am Freiburger Institut für Musikermedizin wurde die Feldenkrais-Methode als fester Bestandteil in das „Freiburger Präventionsmodell in der Hochschulausbildung von Musikern“ integriert und evaluiert (Steinmüller, 2015, s.u.). In der Ausbildung verfolgt der Unterricht in der Feldenkrais-Methode das Ziel, jungen Musikern zu vermitteln, wie sie in sinnvollen Lernprozessen die Qualität ihrer Bewegungen verbessern und damit auch die musikalische Qualität ihres

Spiels oder Gesangs steigern können. Dies wirkt gleichzeitig präventiv, da qualitativ gute Bewegungen auch gesunde Bewegungen sind. Nicht zuletzt fördert die intensive Selbstwahrnehmung eine Übereinstimmung mit sich selbst. Letztere unterstützt wiederum entscheidend die Entwicklung einer stabilen Künstlerpersönlichkeit.

4.3.1 Warum ist die Beschäftigung mit der Feldenkrais-Methode für Musiker besonders lohnenswert?

Der Körper des Musikers mit seinen Funktionsmöglichkeiten liefert die unabdingbaren Voraussetzungen für das Spielen eines Instruments oder das Singen. Um am musikalischen Ausdruck zu arbeiten, muss ein Musiker sich zuallererst mit sich selbst und seinem Körper beschäftigen. Dann ist es von elementarer Bedeutung, eine stimmige Einheit mit dem Instrument zu finden. Beim Beobachten beispielsweise eines Geigers im Stehen kann man ein hochdifferenziertes Zusammenspiel von feinmotorischer Fingeraktivität, Armrotationen, Schulterbewegungen, Wirbelsäulenbewegungen, Atembewegungen, Gewichtsverlagerungen u.v.m. beobachten. Jede feine Nuance in der musikalischen Absicht erfordert eine veränderte Mobilisierung des Bewegungssystems. Während langsamer, fließender Passagen sieht man beispielsweise andere Körperbewegungen als während schneller Passagen. Diese selbstverständlich anmutenden Unterschiede erfordern jedoch ein großes Repertoire an Bewegungsmöglichkeiten.

Darin, dieses zur Verfügung zu stellen, liegt der Ansatz und besteht gleichzeitig die besondere Stärke der Feldenkrais-Methode. Bei den Feldenkrais-Lektionen wird grundsätzlich als „Arbeitsmittel“ die Aufmerksamkeit eingesetzt. Ständig ist der Lernende dabei zu beobachten, wie er eine Bewegung ausführt. Dadurch wird in hohem Maße erlernt, sich auf sich selbst zu fokussieren. Wie bewegen sich die Schultern, Ellenbogen und Hände, wie bewegt sich der Kopf, wie verteile ich beim Sitzen mein Gewicht auf das Becken, wie verlagere ich beim Spielen das Gewicht? Anhand solcher Fragen lernt der Musiker, sich während des Spielens auf seine Spielbewegungen zu konzentrieren. So kann er unzweckmäßige Haltungs- und Bewegungsmuster erkennen und an ihrer Optimierung arbeiten. Idealerweise entwickelt ein Musiker eine Reihe von individuellen „Aufmerksamkeitsübungen“ – vergleichbar dem Stimmen seines Instruments –, mit denen er seine Haltungs- und Bewegungsmuster positiv einstimmt. Hierzu gehört auch, für die Ausgangspositionen Stehen und Sitzen ein Gespür zu entwickeln und sie ökonomisch zu gestalten. In der Feldenkrais-Arbeit mit Musikern kann vielfältig gearbeitet werden, d.h. Lernen kann in einer Unterrichtsgruppe ohne Instrument erfolgen, es kann auch vor und nach der Lektion in der Gruppe gespielt und gesungen werden oder im Einzelunterricht das Instrument oder die Stimme konkret einbezogen werden.

Neben der Möglichkeit, beim Spielen einzelne Bereiche zu fokussieren, ist bei fortschreitender Erfahrung mit der Feldenkrais-Methode damit zu rechnen, dass der Musiker ein vollständigeres Bild seines Körpers beim Musizieren entwickelt. Er spürt mehr und mehr den ganzen Körper. Er kann sich die Muskeln, Knochen,

Gelenke und ihr Zusammenspiel beim Musizieren vorstellen und entwickelt ein subjektives Körperwissen. So kann ein Musiker auch besser wahrnehmen und beurteilen, wie die Ergonomie des Instruments und seines Transports am besten für ihn geeignet sind. Dies betrifft die Auswahl von Tragesystemen, Kinnhaltern, Schulterstützen oder Haltevorrichtungen am Instrument selbst, aber auch die Anpassung von Sitzgelegenheiten und anderen Hilfsmitteln. Die Verbesserung der Eigenwahrnehmung durch die Feldenkrais-Methode kann zudem ein Interesse an objektivem Körperwissen, d.h. an den anatomischen Strukturen, wecken (Spahn, 2015). Dies intensiviert die Visualisierung des eigenen Körpers und verstärkt positiv den Lernprozess hinsichtlich der Bewegungen.

Die Beschäftigung des einzelnen Musikers mit seinen individuellen Bewegungspotentialen kann nicht zuletzt zu einer Reifung und Stärkung des Selbst führen. Mit diesem Aspekt hat sich Moshé Feldenkrais intensiv beschäftigt (Feldenkrais „Der Weg zum reifen Selbst" 1994). Auch wenn im Feldenkrais-Unterricht keine verbale Kommunikation über psychologische Phänomene stattfindet, so sind die Wechselwirkungen zwischen Körper und Psyche doch stark spürbar. Ein Musiker kann deshalb auch hinsichtlich seiner psychischen Stabilität und seines künstlerischen Selbstbewusstseins von der Feldenkrais-Methode profitieren. Dies stellt ebenfalls eine wichtige Ressource dar im Umgang mit Lampenfieber und in der Bewältigung von Auftrittssituationen. Als selbstbewusster Künstler fällt es leichter, zwischen der Aufmerksamkeit auf die eigene Person und der Einstellung auf die Umgebung zu oszillieren.

4.3.2 Wirkungsnachweise der Feldenkrais-Methode bei Musikern

Als Wirkungsnachweise der Feldenkrais-Methode in der Arbeit mit Musikern lassen sich Quellen aus drei Bereichen heranziehen.

Einmal gibt es die Beispiele berühmter Musiker, die zum Teil noch mit Moshé Feldenkrais persönlich gearbeitet haben und deren Erfahrungen in Zeitzeugnissen wiedergegeben sind. Zum anderen sind in den letzten Jahren vermehrt Forschungsprojekte entstanden, in denen die Effekte der Feldenkrais-Methode bei Musikern wissenschaftlich untersucht wurden. Einen dritten Bereich bilden Erfahrungsberichte von Musikern aus der eigenen Unterrichtspraxis der Autorin in der Lehre bei Musikstudierenden und aus der Fortbildung mit Musikern.

Berühmte Musiker

Zu den bekanntesten Musikern, die mit Moshé Feldenkrais gearbeitet haben, zählen der Dirigent Igor Markevitch (1912–1983), der Violinist Yehudi Menuhin (1916–1999) und der Gitarrist Narciso García Yepes (1927–1997). Der Pianist Leon Fleisher (geb. 1928) etablierte die Feldenkrais-Methode während seiner Zeit als Direktor des Tanglewood Music Festivals.

Wie es zur Zusammenarbeit des Dirigenten und Komponisten *Igor Markevitch* mit Moshé Feldenkrais kam, berichtet der Dirigent Gerhard Markson 2012 in einem Interview anlässlich des 100. Geburtstag des berühmten Dirigenten: *„Markevitch erzählte mir, er sei anfangs ein recht wilder Dirigent gewesen. In Tel Aviv habe er als junger Mann ein umjubeltes Konzert dirigiert.*

Anschließend sei ein kleiner Mann in sein Zimmer gekommen, der aussah wie Ben Gurion, habe ihm gratuliert, dann aber moniert, er mache als Dirigent in seinem Bewegungsablauf so ziemlich alles falsch, was man falsch machen könne. Er – so erzählte er mir – sei wütend gewesen über diesen frechen Kerl und habe sich erkundigt, wer das gewesen sei. Man sagte ihm, er habe mit dem berühmten Moshé Feldenkrais geredet. Er wäre nicht Markevitch gewesen, hätte er nicht die große Chance erkannt. Er bat also Feldenkrais, ihm seine Methode zu vermitteln. Wir Markevitch-Schüler in den 70er-Jahren hatten das große Glück, bei den Dirigierkursen in Monte Carlo mit Feldenkrais persönlich zu arbeiten. Das hat unsere technische Entwicklung nachhaltig geprägt.“

Markevitch entwickelte über die vielen Jahre, in denen er mit Moshé Feldenkrais arbeitete, eine regelrechte Verehrung für ihn und seine Methode. An einen Freund schreibt er, dass er durch die Feldenkrais-Methode eine Lebenskraft erlangt habe, die er nie zuvor besessen habe (Buckard, 2105, S. 231). Über viele Jahre besuchte Feldenkrais Igor Markevitch immer wieder in seinem Schweizer Chalet, in dem auch andere Berühmtheiten wie Jean Cocteau oder Oskar Kokoschka verkehrten. Markevitch setzte auch durch, dass Moshé Feldenkrais während eines Dirigentenkurses im Rahmen der Salzburger Festspiele 1956 mit den Teilnehmern mehrmals pro Woche seine Methode unterrichtete. Dabei ließ Markevitch keinen Zweifel daran, wie wichtig er die Arbeit mit Moshé Feldenkrais erachte. Infolgedessen war Moshés Unterricht gut besucht und nach anfänglicher Skepsis waren die Dirigenten von Moshés Beschäftigung mit Bewegung und den positiven Effekten beim Dirigieren außerordentlich angetan.

Der spanische Gitarrist *Narciso García Yepes* erhielt mehrere Einzellektionen von Moshé Feldenkrais, als dieser sich in Europa aufhielt. Dem Feldenkrais-Lehrer Jack Heggie schildert Yepes nach einem Konzert in Dallas, Texas, seine Begegnung mit Moshé Feldenkrais: *„Ich sprach mit Moshé in seinem Raum und er begann über die Musiker von heute zu reden. Die meisten von ihnen, sogar die Berühmten, seien nicht sehr gut, sagte er. Sie würden zu viel Kraft benutzen, sie hätten keinen genügend feinen Anschlag und so weiter. Er fuhr einige Minuten lang fort, sich über die allgemein geringe Qualität heutiger Musiker zu beklagen und dass sie wirklich viel besser sein könnten. Schließlich musste ich ihn unterbrechen. ‚Moshé‘ sagte ich ‚Sie sind ein sehr kluger Mann und ich respektiere Ihre Arbeit zutiefst, aber was wissen Sie über Musik? Sie spielen doch noch nicht einmal ein Instrument. Wie können Sie etwas kritisieren, worüber Sie so wenig Bescheid wissen?‘*

Moshé gab zu, dass er kein Musiker sei, bestand aber darauf, dass er recht habe. Daraufhin bot er an, seinen Standpunkt zu überprüfen. Er bat mich, meine Gitarre auszupacken und ein kurzes Stück zu spielen. Ich tat dies und er hörte aufmerksam zu. Dann stellte er sich hinter mich und bat mich, das Stück nochmals zu spielen. Während ich spielte, machte er mit seinen Händen etwas mit meinen Muskeln am Rücken. Schließlich bat er mich, das Stück ein drittes Mal zu spielen. Als ich das Stück zum dritten Mal gespielt und beendet hatte, ging Moshé zu einer Schublade und holte ein Aufnahmegerät heraus, das währen der ganzen Zeit eingeschaltet gewesen war, und ich realisierte, dass er unsere Begegnung vorher ganz und gar geplant hatte. Moshé spulte zurück und ließ das Gerät laufen. Die erste Aufnahme des Stückes klang so, wie ich üblicherweise spiele. Die zweite Aufnahme, während derer er mit meinen Muskeln am Rücken gearbeitet hatte, enthielt einige Fehler, denn ich war durch seine Aktivitäten vom Spielen abgelenkt. Die dritte Aufnahme jedoch war eindeutig besser als die erste. Sie war viel besser als ich normalerweise spielte. Nachdem wir dem Band gelauscht hatten, sagte ich zu ihm: ‚Moshé, Sie haben recht. Wir könnten alle viel besser sein.'" (Heggie, 1994, Übersetzung ins Deutsche von der Verf.).

Zur Reihe der berühmten Musiker, die mit Moshé Feldenkrais in Kontakt kamen, zählt auch *Yehudi Menuhin*. Bei Menuhin hatten sich nach Jahren mühelosen Violinspiels als Wunderkind zunehmend Schwierigkeiten beim Spielen, insbesondere mit der rechten Hand, eingestellt und sein Spiel hatte die unbeschwerte Selbstverständlichkeit verloren. Über Jahrzehnte hinweg pflegte er neben dem „eigentlichen Üben" mit großer Konsequenz eine Kultur von Körperübungen und setzte sich intensiv mit verschiedenen Ansätzen – insbesondere mit Yoga – auseinander. Im Rahmen dieser Auseinandersetzung kam Yehudi Menuhin auch mit Moshé Feldenkrais und mit dessen Schülern in Berührung. Mia Segal, die Assistentin von Moshé Feldenkrais, erinnert sich an eine Anekdote zur Begegnung der beiden, nach der erzählt wird, dass Feldenkrais Menuhin auf einer Rolle balancieren ließ und ihm seine wertvolle Stradivari zum Spielen gegeben habe. Menuhin habe – mit großer Vorsicht und ein wenig ängstlich – wunderbar gespielt. Durch das Balancieren auf der Rolle habe Feldenkrais versucht, Menuhin auf eine frühe Stufe der motorischen Entwicklung zu führen und ihn auf diese Weise zu dem unbefangenen Spiel seiner Kindheit zurückzubringen. Durch die Konzentration auf die Rolle habe er Menuhins motorische Kontrolle umgehen und den Rückgriff auf alte Bewegungsmuster ermöglichen wollen (Sieben, 2016).

Die Bewusstheit – einer der Kernbegriffe von Feldenkrais – spielte auch für Menuhin eine zentrale Rolle. In seinen Lebenserinnerungen beschreibt Yehudi Menuhin, wie er im Erwachsenenalter das nachholen musste, was ihm als Kind intuitiv zur Verfügung gestanden hatte: eine Bewusstheit darüber herzustellen, wie Geige spielen geht (Menuhin, 1980). In seinem Buch *Die Lebensschule* (1987) schreibt er über die Bedeutung der Bewusstheit für das Geigenspiel: „*Beim Geigespielen sollte es dem Verstand zur zweiten Natur werden, dass er alles routinemäßig überprüft. Man sollte fortwährend jeden Körperteil überwachen und jede Bewegung, darauf achten, ob Schultern und Nacken locker sind, Finger, Ellenbogen, Handgelenke und Füße entspannt und koordiniert. Dann der Atem, die Stellung der Augen, die gesamte Körperhaltung: ist alles harmonisch aufeinander abgestimmt? Die Bewegungen des Geigers sollen nichts Willkürliches an sich haben; sie müssen von allen Körperteilen mitgetragen werden. Experimente lassen sich ständig machen. Man kann immer neue Übungen erfinden, um zu diesem Ziel zu kommen. Und zweifellos habe ich viele wieder vergessen, und es gibt Hunderte von anderen, die ich wieder entdecken oder neu erfinden werde. Aber hinter alldem steht immer dasselbe Ziel: die gesteigerte Bewusstheit. Wenn der Geiger erstmal diesen Weg eingeschlagen hat und einen Sinn für solche Sensibilisierung entwickelt, merkt er, dass er ihn zu immer größeren Freuden führt … Und er erreicht letztlich eine Stufe, auf der seine eigene Phantasie, seine eigenen Vorstellungen jeden Ton prägen, den er spielt.*" (Menuhin, 1987, S. 16 f.).

Leon Fleisher führte als Direktor des Tanglewood Music Festivals in Massachusetts ein, dass Pianisten dort mit der Feldenkrais-Methode unterrichtet wurden. Die Feldenkrais-Lehrerin Anat Baniel (s.o.), berichtet 1989 in einem Interview über die Prinzipien der Feldenkrais-Arbeit und ihre Erfahrungen in der Arbeit mit Musikern (Spire, 1989). Sie hebt die besondere Art des Lernens von Bewegungen hervor, die Feldenkrais entdeckt hat und die wir bei Babys beobachten können. Bevor ein Kind stehen oder laufen könne, mache es viele vorbereitende Bewegungen wie Anheben des Kopfes, Drehen, Krabbeln etc. Ihr Bewegungsziel erreichten Kinder über viele Umwege, die zunächst als Zeitverschwendung erscheinen. Diese Art des Lernens zu erkennen, sei gerade für Musiker jedoch sehr wichtig. Sie seien es eher gewohnt, ihr Ziel, z.B. eine anspruchsvolle Spielbewegung, direkt erreichen zu wollen. Allerdings funktioniere das nicht immer. Die Ausführung vieler vorbereitender Bewegungen in der Feldenkrais-Arbeit ermögliche – wenn sie mit Freude, Geduld und einem Verständnis für die Zusammenhänge durchgeführt werde – einen viel nachhaltigeren Lernerfolg, nämlich Bewegungen optimal zu gestalten. Die Kenntnisse von Feldenkrais, wie sich Bewegungen zusammensetzen und in welchen Lernschritten sie aufeinander folgen sollten, seien nach Baniels Erfahrung in der Arbeit mit Musikern besonders wichtig. Feldenkrais liefere hierfür grundlegende Aussagen: Für komplexe Bewegungen wie das Spielen eines Instruments müssen bestimmte Bewegungsgrundlagen vorhanden sein, um letztendlich optimale Spielbewegungen zu erreichen. Fehlen wichtige Elemente, müssen sie erlernt oder nachgeholt werden. So müssen nach der Feldenkrais-Methode Bewegungen grundsätzlich erst differenziert und dann wieder in eine Gesamtbewegung integriert werden. All dies brauche Zeit. Das zentrale Werkzeug für den Lernprozess sei nach Feldenkrais und Baniel – gerade auch bei Musikern – die Körperwahrnehmung. Für Musiker sei es sehr wichtig zu unterscheiden, wann sie sich in einem Lernmodus und wann in einem Auftrittsmodus befinden. Die Arbeit mit der Feldenkrais-Methode sei außerdem explorativ und erfordere Freiheit von Leistungskontrolle. Auf der Bühne dagegen sei ein zielorientiertes Vorgehen gefragt. Beides sollte nicht vermischt werden. Baniel hebt hervor, dass die Feldenkrais-Methode neugierig machen und dabei angenehm sein solle. Als Lehrer könne man diesen Lernprozess anstoßen, ob ein Schüler die Chance ergreift und was er aus ihr macht, liege bei ihm.

Das Feldenkrais-Angebot während der Sommerkurse in Tanglewood – Gruppenunterricht mit instrumentenspezifischer Zusammensetzung der Teilnehmer und in einzelnen Fällen zusätzlich Einzelunterricht – zeigt aus der Erfahrung von Leon Fleisher die präventive Wirkung der Feldenkrais-Methode. Nach Einführung des Unterrichts konnte festgestellt werden, dass die Anzahl der Musiker mit Überlastungssyndromen und Schmerzen drastisch zurückging, nur noch eine einzige Musikerin litt unter Beschwerden (Spire, 1989).

Wissenschaftliche Untersuchungen

Eine systematische Übersichtsarbeit zur Effektivität der Feldenkrais-Methode aus dem Jahr 2015 (Hillier und Worley, 2015) nennt zwanzig randomisierte kontrollierte Studien, unter denen sich allerdings keine Untersuchung bei Musikern findet. Insgesamt ließen sich Effekte der Feldenkrais-Methode nachweisen, die hauptsächlich im Bereich des verbesserten subjektiven Empfindens wie Leichtigkeit von Bewegungen und Verbesserung der Körperwahrnehmung liegen. Hinsichtlich der Arbeit mit Musikern berichtet Nelson (1989) über positive Erfahrungen mit der Feldenkrais-Methode und verdeutlicht dies anhand eines Fallbeispiels einer jungen Geigerin. Bei der Darstellung seines Vorgehens stellt er die systemische Herangehensweise der Feldenkrais-Methode in den Mittelpunkt. Im beschriebenen Fall führte die intensivierte Aufmerksamkeit auf die untere Extremität und das Becken zu einer Entlastung und größeren Bewegungsfreiheit im Bereich der Schultern und der oberen Extremität. Dies verbesserte nachhaltig die Qualität des Violinspiels (Nelson, 1989).

Steinmüller (2015) untersuchte die Wirkung eines über mehrere Wochen durchgeführten Lehrangebotes, bei dem praktische Feldenkrais-Lektionen mit der Vermittlung von objektivem Körperwissen kombiniert wurden. Insgesamt ließ sich mittels eines eigens entwickelten Fragebogens eine Intensivierung des subjektiven Körperwissens (s.o.) bei den Musikstudierenden nachweisen, die am Seminar teilgenommen hatten. Diese war signifikant stärker ausgeprägt als bei Musikstudierenden, die das Seminar nicht besucht hatten.

Insgesamt besteht zur Wirkung der Feldenkrais-Methode Bedarf an weiteren wissenschaftlich fundierten Studien – insbesondere auch bei Musikern. Hierfür bestehen viele Anknüpfungspunkte, zumal Moshé Feldenkrais als Wissenschaftler jüngere Ergebnisse der neurowissenschaftlichen Forschung – wie die interaktive Funktionsweise des Gehirns (Neuroplastizität) – in seinem Konzept bereits vorweggenommen hat.

Erfahrungsberichte von Musikern

Die folgenden Zitate von Musikern – Klienten der Autorin – geben die Erfahrungen mit der Feldenkrais-Methode wieder und stehen stellvertretend für ähnliche Beobachtungen und Rückmeldungen vieler Musiker.

Ein Organist: „*Die perfekte Balance aus An- und Entspannung erzeugt nach der Feldenkrais-Lektion eine ganz natürliche Aufrichtung des Körpers und eine Rundheit in der Bewegung, die mir beim danach erfolgenden Spiel der Orgel ein Gefühl der Sicherheit und der absoluten Beherrschung des Instruments geben. Es ist erstaunlich, wie leicht es plötzlich wird, mit dem Instrument eine Einheit zu werden. Ebenfalls erstaunlich, wie sich mit der Zeit ein klares Gefühl für die benötigte Muskelspannung ergibt.*“

Ein Pianist: „*In der Feldenkrais-Arbeit werden Kleinstbewegungen und deren Zusammenhänge bei größeren Bewegungsabläufen für mich erfahrbar. Der Körper findet dabei zu einem Höchstmaß an Natürlichkeit und Ökonomie zurück. Falsch antrainierte Bewegungsmuster und damit einhergehende (Ver-)Spannungen können beseitigt werden. Die Ergebnisse sind eine neue, wesentlich stärker sensibilisierte Form des Körperbewusstseins, der inneren Aufrichtung und der Durchlässigkeit.*“

Eine Sängerin: „*Ich finde es so angenehm, dass mir mein Körper so zur Verfügung steht. Ich kann alles so leicht abrufen, was ich zum Singen brauche. Beim Halten der Noten tat mir immer die linke Schulter weh. Mein Brustkorb und meine Schultern fühlten sich so fest und undurchlässig an. Durch die Arbeit mit der Feldenkrais-Methode wurden mir die feinsten Bewegungsmöglichkeiten quasi zurückgegeben. Es fühlt sich eigentlich wie neu programmiert an. Die Schulter bleibt flexibel und tut auch nicht mehr weh."*

4.4 Übungen

Moshé Feldenkrais behandelt in seinen Lektionen komplexe Funktionszusammenhänge wie z. B. Drehen, Strecken und Beugen. Um erfahrbar zu machen, wie die einzelnen Körperteile für die Gesamtfunktion zusammenarbeiten können, enthalten seine Lektionen zahlreiche Variationen und Differenzierungen von Bewegungen. Bei den folgenden Beispielen handelt es sich um Ausschnitte aus umfangreicheren Lektionen.

Sie sollten sich für eine Übung jeweils 10–15 Minuten Zeit nehmen.

Am Anfang jeder Lektion steht das Erspüren der Ausgangslage. Die Wahrnehmungsfragen sollen dazu dienen, Ihre Aufmerksamkeit zu lenken, es gibt hierbei kein Richtig oder Falsch. Machen Sie die Bewegungen sehr klein und langsam. Es geht darum, Unterschiede wahrzunehmen.

Übung

Körperwahrnehmung im Liegen

Ziel: Diese Übung hat sich bei Musikern – v.a. vor dem Üben oder während einer Übepause – bewährt. Das Liegen auf dem flachen Boden und die Wahrnehmung des eigenen Körpers können bereits ein hohes Maß an Spannungsregulation in der Muskulatur bewirken.

Durchführung: Legen Sie sich flach auf den Rücken auf eine Matte am Boden, die Beine ausgestreckt, die Arme entlang des Körpers, den Kopf in Verlängerung der Wirbelsäule. Falls die Kopfposition unbequem ist, legen Sie unter den Kopf ein zusammengelegtes Handtuch (kein weiches Kissen).

Nehmen Sie, anhand der folgenden Fragen (*Wahrnehmungsfragen WF*), Ihren Körper genau wahr. Verändern Sie nichts, nehmen Sie nur wahr, wie Sie heute, jetzt auf dem Boden liegen. Wenn Sie im Anschluss eine Feldenkrais-Lektion durchführen, können Sie den Vorgang nach der Lektion wiederholen und Ihr Empfinden vor und nach der Übung vergleichen. Sie können damit herausfinden, ob sich durch die Lektion etwas an Ihrer Körperorganisation verändert hat.

Wahrnehmungsfragen (WF):

Wie komme ich in Kontakt zum Boden? Wo liege ich auf? Welche Körperteile berühren den Boden? Welche nicht?

Wie liegen die Fersen auf? Gleich? Liegt eine Ferse weiter am Außenrand auf? Wie sind die Füße im Raum ausgerichtet? Wohin zeigen die Zehen des rechten Fußes, wohin die des Linken?

Wie liegt das rechte Bein auf dem Boden, die Wade, die Kniekehle, die Rückseite des Oberschenkels bis zum rechten Hüftgelenk? Wie liegt im Vergleich dazu das linke Bein auf dem Boden? Ist ein Bein mehr nach außen gerollt als das andere?

Liegt mein Becken gleichmäßig auf dem Boden? Oder scheint eine Beckenseite tiefer oder fester im Boden zu liegen?

Wie berührt die Wirbelsäule den Boden, beginnend vom Steißbein, am Kreuzbein, an den unteren fünf Lendenwirbeln, an den zwölf Brustwirbeln, an den sieben Halswirbeln bis hin zum Kopf? Wie spüre ich die Rippen rechts und links der Brustwirbelsäule auf dem Boden? Liegen die Schulterblätter auf dem Boden? Gleich? Oder liegt eines flächiger auf als das andere? Wo hat der Kopf Kontakt zum Boden? Und wie liegt er da? Liegt er geradeaus oder mehr zu einer Seite geneigt oder gedreht? Wie schwer fühlt sich der Kopf auf dem Boden an?

Wie liegen die Arme auf, die Oberarme, die Ellenbogen, die Unterarme, die Handgelenke, die Hände? Wohin zeigen die Handinnenflächen? Zum Boden oder zur Decke? Haben die Finger Kontakt zum Boden? Sind manche Finger in der Luft? Sind beide Seiten gleich? Wie weit liegen die Arme vom Oberkörper weg?

Übung

Leichte Aktivierung im Liegen

Drücken Sie nun sanft und leicht Ihre rechte Schulter und das Schulterblatt Richtung Unterlage. Halten Sie 2–3 Sekunden die Spannung und lösen Sie sie dann wieder. Wiederholen Sie dies einige Male.

WF: Wo fühle ich eine Veränderung im Kontakt zum Boden? Wo wird er intensiver? Wo weniger intensiv?

Nun das Gleiche mit der linken Schulter.

WF: Wie fühlt es sich auf dieser Seite an? Wie kommen die einzelnen Teile wieder zurück, wenn ich die Spannung loslasse?

Machen Sie auf dieselbe Art einen systematischen „Rundgang“: Drücken Sie die rechte Ferse, die rechte Kniekehle, die rechte Hüfte, die rechte Hand, den rechten Ellenbogen, die rechte Schulter, den Kopf, die linke Schulter, den linken Ellenbogen, die linke Hand, die linke Hüfte, die linke Kniekehle, die linke Ferse Richtung Boden.

Sie können mit diesen Rundgängen auch spielen, z. B. an der rechten Ferse beginnen und diagonal bei der linken Schulter enden, oder jeweils die gleichen Teile synchron Richtung Boden drücken z. B. beide Fersen, beide Knie.

Am Ende nehmen Sie nochmals die Auflage Ihrer Rückseite auf der Unterlage wahr und prüfen Sie, ob sich etwas verändert hat. Nach einer Pause kommen Sie über die Seite auf die Füße und nehmen auch hier wahr, ob sich etwas an Ihrer Art zu Stehen verändert hat. Gehen Sie danach einige Schritte durch den Raum.

Übung

Indian Dancer

Ziel: Bei dieser Übung geht es um das Zusammenspiel der Arme mit dem restlichen Körper. Die Übung ermöglicht es, das Zusammenspiel von Armen, Schultergürtel und Brustkorb zu erspüren. Dies ist für Musiker von elementarer Bedeutung, da sie ihr Instrument oft lange Zeit halten und gleichzeitig beim Spielen hochdifferenzierte Bewegungen ausführen.

Durchführung: Spüren Sie zunächst im Stehen, wie Ihre beiden Arme, der rechte und der linke, vom Schultergürtel ausgehend „herunterhängen".

Legen Sie sich dann in Rückenlage mit aufgestellten Beinen auf den Boden, die Füße etwa schulterweit auseinander, die Knie berühren sich nicht. Die Oberarme liegen in einer Linie auf Schulterhöhe seitlich vom Oberkörper, die Unterarme zeigen im rechten Winkel nach oben mit den Fingerspitzen zur Raumdecke, die Handrücken zeigen in Richtung Gesicht, die Handinnenseiten in Richtung der Füße **(Abbildung 4–1)**.

Bewegen Sie nun beide Hände und beide Unterarme nach oben zum Boden in Richtung Kopf und behalten Sie hierbei den Winkel von 90 Grad im Ellenbogen bei. Bewegen Sie die Hände in Richtung Boden, Sie müssen den Boden nicht unbedingt erreichen. Bewegen Sie die Hände und Arme nicht weiter als Ihnen angenehm ist. Gehen Sie dann wieder in die Ausgangsposition zurück. Wiederholen Sie diese Bewegung etwa 10–15 Mal **(Abbildung 4–2)**.

WF: Wie fühlen Sie die Bewegung der Arme, der Oberarme? Fühlen Sie die Drehung? Wie bewegen sich die Schlüsselbeine? Bemerken Sie eine Veränderung des Bodenkontakts im Wirbelsäulenabschnitt zwischen den Schulterblättern? Wann wird der Bodenkontakt leichter, wann schwerer? Wie angenehm fühlt sich die Bewegung an? Wie weit in Richtung Boden kommen die Handrücken? Wo berühren die Unterarme den Boden? Haben die Handgelenke Kontakt zum Boden?

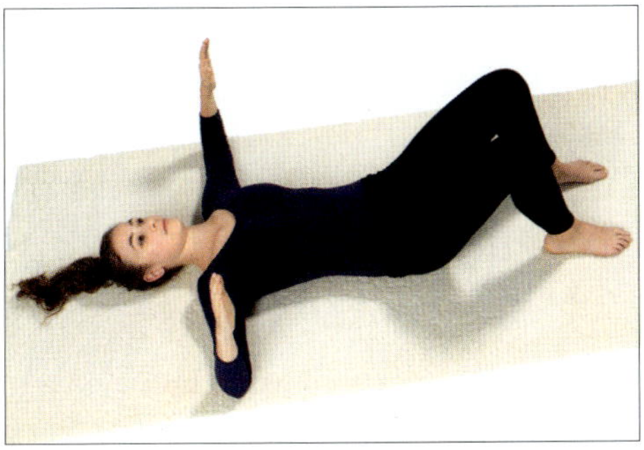

Abbildung 4–1: Indian Dancer – Ausgangsposition

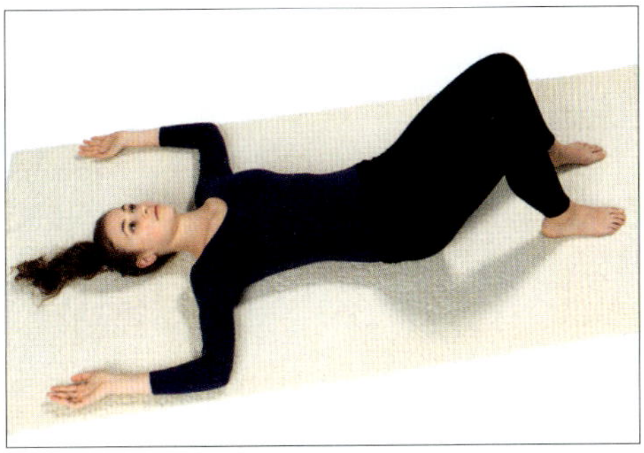

Abbildung 4–2: Bewegung der Arme und Hände nach oben Richtung Boden

Heben Sie nun gleichzeitig zur Armbewegung Ihr Becken hoch in die Luft **(Abbildung 4–3)**.

WF: Liegen die Unterarme, Handgelenke und Handrücken nun deutlicher auf dem Boden? Verändert sich der Kontakt der oberen Brustwirbelsäule zum Boden?

Lassen Sie die Arme wenn möglich oben liegen und senken Sie langsam das Becken wieder nach unten.

WF: Wann „wollen“ die Unterarme den Boden verlassen?

Bewegen Sie nun die Arme nach unten in Richtung der Füße **(Abbildung 4–4)**. Wiederholen Sie diese Bewegung 10–15 mal.

WF: Wie drehen die Oberarme in Richtung der Füße? Wie kommen die Hände, Handgelenke und Unterarme in Richtung des Bodens? Was spüren Sie zwischen den Schulterblättern?

Heben Sie den Kopf gleichzeitig zur Armbewegung nach unten **(Abbildung 4–5)**.

WF: Wie spüren Sie die Drehung in den Schultern, den Oberarmen, den Schlüsselbeinen? Wie ist nun der Kontakt des ganzen Arms zum Boden? Wie kommen die Schlüsselbeine nach vorne? Was fühlen Sie entlang der Wirbelsäule? Welche Bereiche Ihrer Rückseite kommen deutlicher zum Boden?

Lassen Sie nun die Arme liegen und legen langsam Ihren Kopf wieder zurück auf den Boden. Achten Sie darauf, dabei die Arme liegen zu lassen.

Nach einer Pause wiederholen Sie einige Male die Bewegungen der Unterarme und Hände nach oben und nach unten. Vergleichen Sie ihre Bewegungsempfindungen

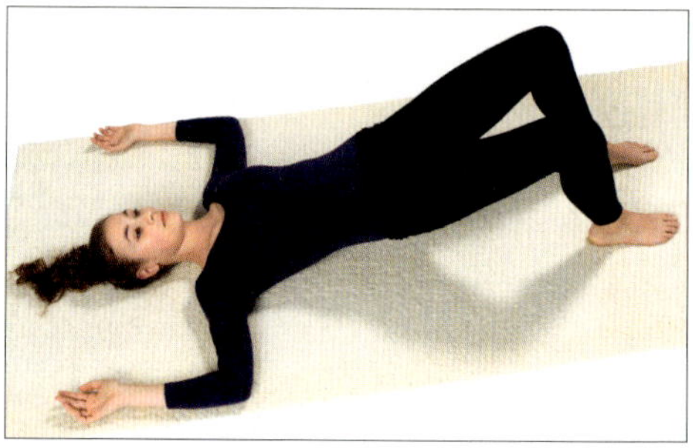

Abbildung 4–3: Anheben des Beckens gleichzeitig mit der Armbewegung

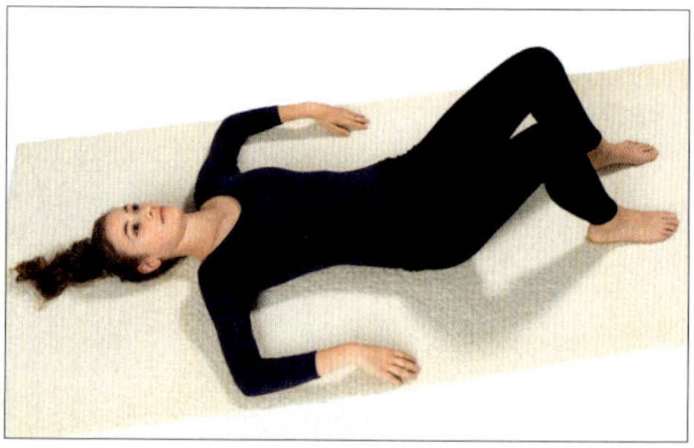

Abbildung 4–4: Bewegung der Arme und Hände nach unten

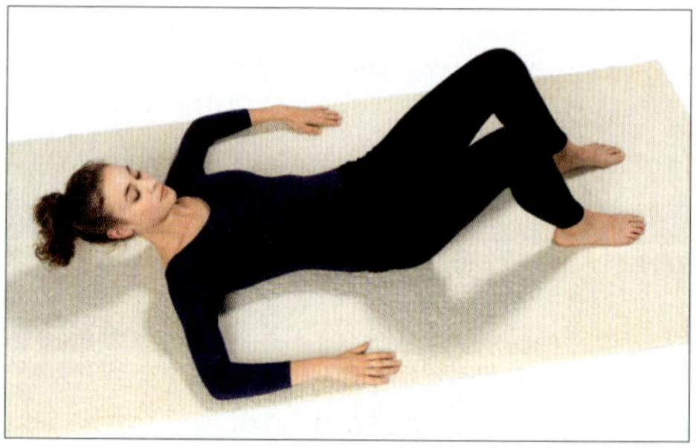

Abbildung 4–5: Anheben des Kopfes gleichzeitig mit der Armbewegung

jetzt mit den ersten Ausführungen zu Beginn der Übung. Kommen Sie danach wieder auf die Füße.

WF: Wie fühlt sich die Beziehung der Arme zum Brustkorb, Schultergürtel und zum restlichen Körper im Stehen an? Wie „hängen“ jetzt die Arme?

Übung

Fingerkuppen untersuchen

Ziel: Diese Übung lenkt die Aufmerksamkeit auf die Feinmotorik der Finger und der Hand sowie auf die Beteiligung des Arms und des Brustkorbs an der Bewegung der Hand und lässt diese ohne Kraftaufwand erfahren. Sie kann auch eine Spannungsregulation bzw. Entspannung in den Muskeln der Hand und des Unterarms bewirken.

Durchführung: Legen Sie sich auf den Rücken, den Kopf bequem unterlagert, die Beine angestellt, die Arme entlang des Körpers.

Bringen Sie alle fünf Fingerkuppen der rechten Hand zusammen und wieder auseinander und lassen Sie dabei die Hand locker werden **(Abbildung 4–6)**.

WF: Wie kommen die Finger zusammen? Welchen Weg legen sie zurück? Bewegen sich alle Finger? Berühren alle Finger den Daumen? Stellen Sie eine im Alltag unbemerkte Anstrengung fest?

Bringen Sie nun lediglich den Daumen und den Zeigefinger zusammen. Bewegen Sie den Daumen um die Kuppe des Zeigefingers herum, um so jeden Quadratmillimeter der Haut zu ertasten.

WF: Was können Sie erreichen? Bewegt sich nur der Daumen? Wie fühlen Sie den Daumen, wie fühlen Sie die Zeigefingerkuppe?

Lassen Sie dann den Zeigefinger um den Daumen gehen, um jeden Quadratmillimeter der Haut zu ertasten.

WF: Kann der Daumen dabei ruhig bleiben?

Als dritte Variante lassen Sie zu, dass sich beide Finger gleichermaßen bewegen, um gegenseitig jeden Quadratmillimeter zu ertasten.

WF: Welche Fläche können Sie jetzt gut und ohne Kraftaufwand erreichen?

Spüren Sie in einer Pause der Bewegung nach.

Verfahren Sie in gleicher Weise mit dem Daumen und den anderen Fingern; dem Mittelfinger, dem Ringfinger und dem kleinen Finger.

Nach einer Pause bringen Sie noch einmal den Daumen und alle Finger zusammen und auseinander und vergleichen ihre Empfindungen jetzt mit dem Anfang der Übung.

WF: Berühren nun alle Finger den Daumen? Haben diese Bewegungen Auswirkungen auf die Spannung in Unterarm, Oberarm und in der Schulter?

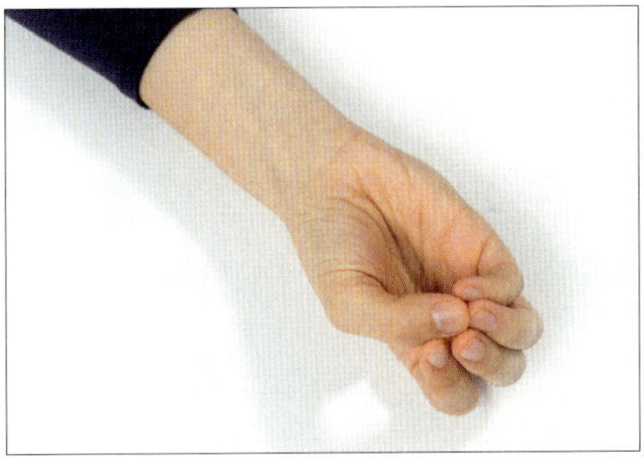

Abbildung 4–6: Fingerkuppen untersuchen – alle Fingerkuppen berühren den Daumen

Übung

Beckenuhr

Ziel: Dieser Ausschnitt aus der Lektion Beckenuhr kann ermöglichen, Becken und Kopf dynamisch zu verbinden und dabei die Muskulatur entlang der Wirbelsäule von Haltearbeit zu entlasten. Beim Sitzen im Orchester und bei beginnender Erschöpfung kann es oft passieren, dass man ins Hohlkreuz gerät und im unteren Rücken und in der Mitte des Rückens übermäßig angespannt ist.

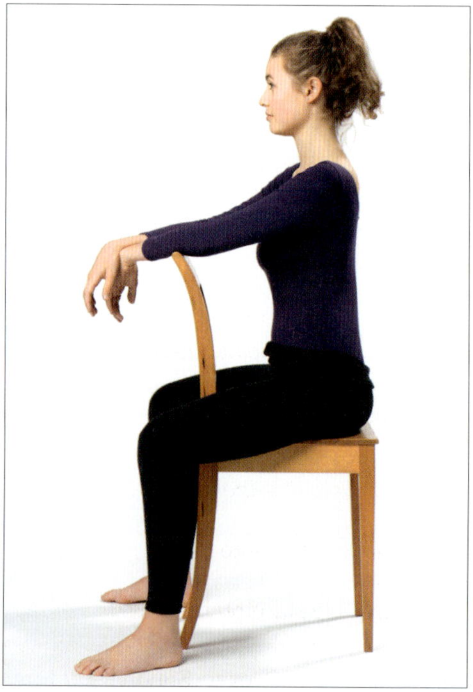

Abbildung 4–7: Beckenuhr, Ausgangsposition

Durchführung: Setzen Sie sich auf einen festen Stuhl ohne Polster und Armlehnen mit Ihrer Vorderseite der Rückenlehne zugewandt. Die Arme sind auf der Rückenlehne abgelegt, das Becken vorne auf der Sitzfläche platziert, die Füße unter den Knien. Die Oberschenkel sollten parallel zum Boden sein. Falls sie nach unten abweichen, unterlagern Sie bitte die Füße mit Büchern **(Abbildung 4–7)**.

WF: Wie ist das Gewicht auf die beiden Sitzbeinknochen verteilt? Ist es gleichmäßig verteilt oder mehr zu einer Seite?

Stellen Sie sich nun vor, dass Sie auf einem Zifferblatt sitzen. Vor Ihnen ist 12 Uhr, hinter Ihnen 6 Uhr, nach rechts 3 Uhr und nach links 9 Uhr. Rollen Sie Ihr Becken – zwischen 12 Uhr und 6 Uhr – etwas nach vorne und hinten.

WF: Wohin bewegen sich die Sitzbeinhöcker, wenn Sie Ihr Becken nach vorne, nach 12 Uhr rollen, und wohin, wenn Sie es nach hinten, nach 6 Uhr, rollen?

Machen Sie sich klar, dass die Sitzbeinhöcker bei 12 Uhr nach hinten, bei 6 Uhr nach vorne rollen.

WF: Wie beteiligt sich der Rücken an den Bewegungen? Wird der Rücken runder, oder hohler? Wann fühlen Sie sich am stabilsten? Wann am größten?

Spüren Sie den stabilsten Punkt, wenn das Gewicht direkt auf den Sitzbeinknochen ruht.

Lassen Sie sich Zeit, diesen Fragen nachzuspüren. Machen Sie dann eine kurze Pause.

Bewegen Sie nun den Kopf nach unten in Richtung der Stuhllehne und heben Sie ihn wieder als wollten Sie zur Zimmerdecke schauen.

WF: Wie nehmen die Wirbelsäule, der Brustkorb und das Becken an der Bewegung teil?

Spüren Sie dem dynamischen Zusammenhang zwischen Ihrem Kopf und Ihrem Becken nach.

WF: Wie spüren Sie die Bewegung in der Mitte des Rückens? Wie nehmen die einzelnen Abschnitte der Wirbelsäule an der Bewegung teil? Ist dies gleichmäßig verteilt? Gibt es Teile, die mehr machen als andere oder welche, die nicht teilnehmen?

Machen Sie eine kurze Pause.

Legen Sie jetzt Ihre rechte Hand oben auf den Kopf und die linke Hand auf den linken Oberschenkel. Bewegen Sie den Kopf mit Hilfe der Hand seitlich nach rechts und beugen Sie Ihren Oberkörper ebenfalls seitlich nach rechts. Führen Sie die Bewegung klein aus.

WF: Wie beteiligen sich jetzt, nach 3 Uhr, das Becken, die Wirbelsäule und der Brustkorb an der Bewegung? Welche Seite wird länger, welche kürzer?

Kommen Sie wieder zurück und legen Sie die linke Hand auf den Kopf. Bewegen Sie mit der linken Hand den Kopf und Oberkörper wieder nach rechts. Machen Sie vorsichtige, kleine Bewegungen, es soll keine Dehnübung sein.

WF: Wie hebt sich der linke Ellenbogen? Wie öffnet sich die linke Seite, wie wird die linke Seite länger? Wie wird gleichzeitig die rechte Seite kürzer?

Machen Sie eine Pause.

Experimentieren Sie mit diesen Bewegungen auch zur anderen Seite, d.h. nehmen Sie die linke Hand auf den Kopf und bewegen Sie dieses Mal Kopf und Oberkörper nach links, danach mit der rechten Hand ebenfalls nach links.

Machen Sie zwischen den einzelnen Bewegungen eine Pause zum Nachfühlen der Unterschiede.

Kommen Sie wieder zur Mitte.

WF: Wie sitzen Sie nun auf den Sitzbeinhöckern?

Rollen Sie das Becken noch einmal nach vorne und hinten, zwischen 12 Uhr und 6 Uhr.

WF: Wie nehmen jetzt die einzelnen Teile an der Bewegung teil? Wie verteilt sich die Bewegung auf die einzelnen Wirbelsäulenabschnitte? Wie spüren Sie den Zusammenhang zwischen Becken und Kopf? Wie ist die Mitte des Rückens beteiligt? Wie spüren Sie das Gewicht auf den Sitzbeinhöckern?

Kommen Sie wieder zur Mitte.

WF: Wie balancieren Sie jetzt das Gewicht auf den Sitzbeinhöckern aus? Ist es gleichmäßiger geworden?

Kommen Sie wieder auf die Füße.

WF: Wie fühlen Sie Ihre Sitzbeinhöcker im Stehen?

Laufen Sie noch einige Schritte im Raum.

4.5 Fazit für Musiker

Die Feldenkrais-Methode stellt ein Verfahren zur Gestaltung von Lernprozessen dar, die zu einer intensiveren Körperwahrnehmung und besseren Bewegungsqualität führen.

In der Gruppenform der Feldenkrais-Methode, die als „Bewusstheit durch Bewegung“ (englisch „Awareness Through Movement“ ATM) bezeichnet wird, leitet der Lehrer in Bewegungslektionen die Schüler zur Ausführung komplexer Bewegungsfolgen und zu intensiver Körperwahrnehmung an. Die meisten Lektionen werden im Liegen durchgeführt, da hier die Bewegungsausführung am wenigsten durch muskuläre Aufrichtungskräfte beeinflusst ist. Die Bewegungen sollen mit hoher Konzentration und langsam erfolgen, um zentrale Lernprozesse im Gehirn zu ermöglichen. In der Einzelform, die als Funktionale Integration (FI) bezeichnet wird, erhält der Schüler Bewegungsimpulse durch Berührung des Lehrers. Sowohl im Gruppen- als auch im Einzelunterricht wird auch mit dem Instrument und der Stimme gearbeitet.

Grundsätzlich gilt in der Feldenkrais-Methode Bewegung selbst als das Mittel der Wahl für die Gestaltung neuer Verhaltens- und Bewegungsmuster. Differenzierte sensorische Informationen durch die Lektionen in der Gruppe oder durch die Impulse des Lehrers in der Einzelarbeit führen zu einem Um-Lernen, Neu-Lernen und Wieder-Entdecken von Bewegungsabläufen und insgesamt zu einer Erweiterung der Bewegungsmöglichkeiten. Die hierdurch angestoßenen Veränderungen von Steuerungsprozessen vollziehen sich ohne bewusste Kontrolle, die Beschäftigung mit Bewegung im Rahmen der Feldenkrais-Methode führt jedoch gleichzeitig zu einer höher entwickelten Bewusstheit hinsichtlich der eigenen Bewegungsausführung und der gesamten Person.

Die Wirkungen der Feldenkrais-Methode ließen sich in randomisierten Studien im Bereich des verbesserten subjektiven Empfindens wie Leichtigkeit von Bewegungen und Verbesserung der Körperwahrnehmung nachweisen. Zur Wirkung bei Musikern liegen bisher noch wenige Studien vor, es konnte aber gezeigt werden, dass sich durch den Unterricht in der Feldenkrais-Methode im Rahmen eines Lehrangebotes für Musikstudierende das subjektive Körperwissen verbesserte.

Die Feldenkrais-Methode gehört zu den körperorientierten Methoden, die im Lehrangebot an vielen Musikausbildungsstätten (z.B. Musikhochschulen) und in der Fortbildung bei Musikern (z.B. bei Musikschullehrern und in Orchestern) vertreten sind.

Praktische Hinweise

Unter den folgenden Adressen finden Sie weiterführende Informationen:

http://www.feldenkrais.de/Feldenkrais-Verband Deutschland (FDV)

http://www.feldenkrais.at/ – Feldenkrais-Verband Österreich

http://www.feldenkrais.ch/ – Schweizerischer Feldenkrais-Verband

http://www.feldenkrais-förderverein.de/ – Förderverein für Feldenkrais und somatisches Lernen e.V. – auf den Seiten des Vereins finden Sie eine Zusammenstellung von Veröffentlichungen zur Feldenkrais-Methode

http://www.feldenkrais-method.org/ – IFF Academy Feldenkrais Research Journal, Dokumentation unterschiedlicher Forschungsarbeiten zur Feldenkrais-Methode

http://www.amoshetz.de/ - Informationen Amos Hetz Movement Studies
http://www.anatbanielmethod.com/ - Anat Baniel Neuromovement

Literatur

Originalliteratur

Feldenkrais, M. (1931). *Jiu-Jitsu ve-Haganah Atzmit.*

Feldenkrais, M. (1934). *Jiu-jitsu.* Paris: Étienne Chiron.

Feldenkrais, M. (1949). *Body and Mature Behaviour.* New York: International Universities Press.

Feldenkrais, M. (1994). *Der Weg zum reifen Selbst. Phänomene menschlichen Verhaltens.* Aus dem Englischen von Dr. Bringfried Schröder. Paderborn: Junfermann Verlag.

Feldenkrais, M. (1996). *Bewusstheit durch Bewegung. Der aufrechte Gang.* Ins Deutsche übertragen und mit einem Nachwort versehen von Franz Wurm. Frankfurt: Suhrkamp Taschenbuch.

Feldenkrais, M. (1977). *Abenteuer im Dschungel des Gehirns. Der Fall Doris.* Deutsche Übertragung von Franz Wurm. Frankfurt: Suhrkamp Taschenbuch.

Feldenkrais, M. (1985). *Die Entdeckung des Selbstverständlichen.* Deutsche Übertragung von Franz Wurm. Frankfurt: Suhrkamp Taschenbuch.

Feldenkrais, M. (2013). Geist und Körper. In: Beringer, E. (Hrsg.) *Verkörperte Weisheit. Gesammelte Schriften,* Aus dem Englischen von Christine Mauch. Bern: Hans Huber.

Weiterführende Literatur

Buckard, Ch. (2015). Moshé Feldenkrais. Der Mensch hinter der Methode. Berlin: Berlin Verlag.

Klinkenberg, N (2000). Feldenkrais-Pädagogik und Körperverhaltenstherapie. Stuttgart: Pfeiffer bei Klett-Cotta.

Peters Angelika, Sieben Irene (2008). Das große Feldenkrais Buch. Kreuzlingen/München: Heinrich Hugendubel Verlag.

Russell Roger (Hrsg.) (1999). Feldenkrais im Überblick. Karlsfeld: Thomas Kaubisch Verlag.

Steinmüller, Wolfgang, Schaefer, Karin, Fortwängler, Michael (Hrsg.) (2009). Gesundheit, Lernen, Kreativität (2., unveränd. Aufl.). Bern: Verlag Hans Huber

Zusätzlich zitierte Literatur

Heggie, J. (1994). Moshe and Narciso. The Newsletter of The International Feldenkrais Federation, May 1994

Hillier, S., Worley, A. (2015). The Effectiveness of the Feldenkrais Method: A Systematic Review of the Evidence. Evidence-Based Complementary and Alternative Medicine, vol. 2015. New York: Hindawi Publishing Corporation.

Menuhin Y. (1980). Unvollendete Reise. Lebenserinnerungen (3. Aufl.). Kassel: Deutscher Taschenbuchverlag München und Bärenreiter-Verlag.

Menuhin Y. (1987). Lebensschule. München; Zürich: Piper.

Nelson, Samuel H. (1989). Playing with the Entire Self: The Feldenkrais Method and Musicians. Seminars in Neurology 9 (2), 97–104.

Neue Musikzeitung. (2012). Klare Technik bei eruptivem Temperament: Ein Gespräch von Herbert Haffner mit Gerhard Markson zum 100. Geburtstag des Dirigenten und Komponisten Igor Markevitch 61(7).

Schmidt, R. F., Lang, F., & Heckmann, M. (2010). Physiologie des Menschen: Mit Pathophysiologie : mit herausnehmbaren Repetitorium (31. Aufl.). Heidelberg: Springer Medizin.

Sieben, J. (2016). Persönliche Mitteilung.

Spahn, C. (2015) Musikergesundheit in der Praxis. Grundlagen. Prävention. Übungen. Leipzig: Henschel Verlag.

Spire, M. (1989). The Feldenkrais method: an interview with Anat Baniel. Medical Problems of Performing Artists 4 (4), 159–162.

Steinmüller W., Schaefer K., Fortwängler M. (Hrsg.) (2001). Gesundheit-Lernen-Kreativität Alexander-Technik, Eutonie Gerda Alexander und Feldenkrais als Methoden zur Gestaltung somatopsychischer Lernprozesse. Bern: Verlag Hans Huber.

Steinmüller, W. (2015). Körperbewusstheit für Musiker. Die Feldenkrais-Methode im Freiburger Präventionsmodell. In C. Spahn (Hrsg.), Freiburger Beiträge zur Musikermedizin Band 3 (2. Aufl.).

5 Ideokinese

Wolfgang Steinmüller

Die Ideokinese wurde Anfang des zwanzigsten Jahrhunderts von der amerikanischen Sprach- und Stimmlehrerin Mabel Elsworth Todd (1880–1956) entwickelt. Mit Hilfe von bewegten Vorstellungsbildern, welche die anatomischen Gegebenheiten des menschlichen Körpers bildhaft aufnehmen, sollen Bewegungsabläufe in ihrer Koordination ökonomischer und flüssiger gestaltet werden.

5.1 Entstehung und Konzept

5.1.1 Entstehung

Mabel Todd entdeckte um 1910, dass mentale Arbeit mit bildhaften Vorstellungen das Bewegungsverhalten verbessern kann. Sie selbst war durch eine Rückenverletzung erheblich in ihren Bewegungen eingeschränkt und hatte starke Schmerzen. So beschäftigte sie sich intensiv mit biomechanischen Prinzipien und den damals bekannten neurophysiologischen Zusammenhängen, mit denen Aufrichtung, Haltung und Fortbewegung erklärt wurden. Sie fand heraus, dass sich ihr Zustand durch den Einsatz von Vorstellungsbildern, die Bewegung beinhalten, – englisch *Images* – wesentlich verbessern ließ.

Mabel Todd arbeitete zu Beginn des ersten Weltkriegs in Boston als Stimmlehrerin in eigener Praxis. Dabei fiel ihr auf, dass schwerwiegende Stimmprobleme stets mit Haltungs- und Bewegungsproblemen verbunden waren. Die Erkenntnisse ihrer eigenen Rehabilitation flossen zunehmend in ihre Arbeit ein und sie erzielte erstaunliche Behandlungserfolge bei ihren Klientinnen und Klienten. So entwickelte sie eine Methode, die sie zunächst *Natural Posture* nannte. Sie kooperierte mit interessierten Ärzten, die auf ihre Erfolge aufmerksam geworden waren und Patienten an sie überwiesen. In den zwanziger Jahren des letzten Jahrhunderts eröffnete sie eine weitere Praxis in New York. Dort zog sie aufgrund ihrer Reputation eine andere und neue Klientel an: zunehmend wandten sich Tänzer, Sänger, Musiker, Schauspieler und professionelle Sportler an sie. 1920 veröffentlichte sie ihren ersten Artikel im *Boston Medical and Surgical Journal*, in dem sie neue Prinzipien von Haltung beschreibt. Ihr Konzept idealer Aufrichtung unterscheidet sich dabei grundlegend vom damaligen militärisch geprägten Haltungsideal. Dies zeigt anschaulich eine aus ihrem Artikel (Todd 1920) entnommene Abbildung **(Abbildung 5–1)**. Hier stellt Mabel Todd der „Military Posture" – charakterisiert durch Überstrecken der Lendenwirbelsäule und durch übermäßiges Anheben des Brustbeins – eine entlang der Mittelachse des Körpers ausgerichtete „Balanced Posture"

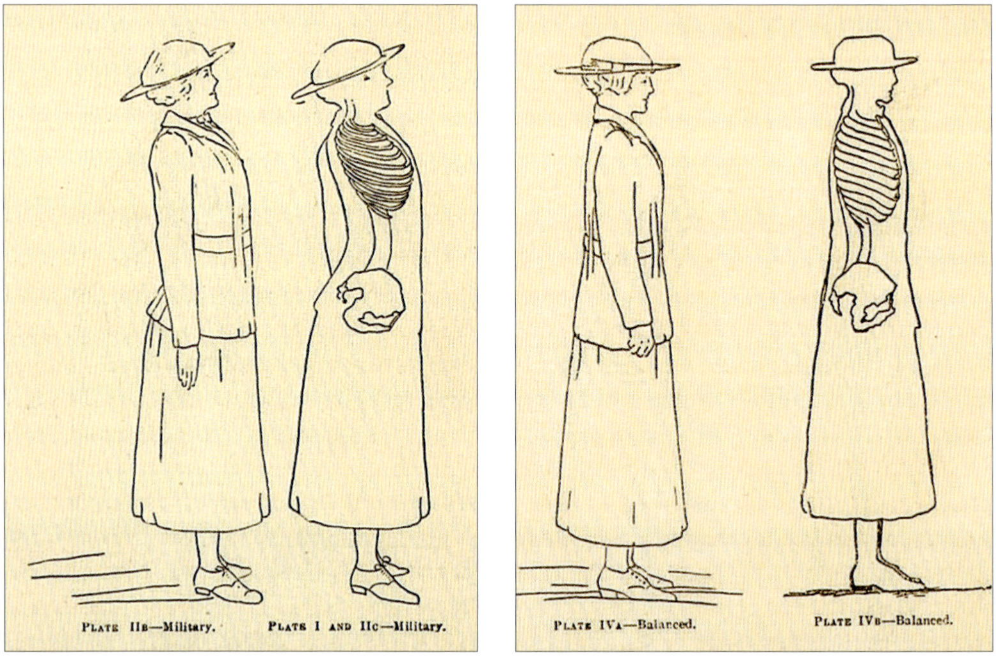

Abbildung 5–1: Mabel Todds neues Konzept idealer Aufrichtung – die sogenannte balancierte Haltung („Balanced Posture" – rechts). In dieser Abbildung zeigt sie den Kontrast zum damals herrschenden militärischen Haltungsideal („Military Posture" – links. Aus Todd, 1920, S. 657 u. 659).

gegenüber. Die zugrundeliegenden Prinzipien der balancierten Haltung basierten auf biomechanischen Überlegungen und den Erfahrungen aus ihrem Selbsthilfeprozess.

Seit 1927 unterrichtete Mabel Todd am Teachers College der Columbia University New York. Sie verstand ihre Methode in erster Linie als Lehrmethode, durch die Lernprozesse für den Gebrauch des Körpers angestoßen werden. Sie legte großen Wert darauf, dass ihr Vorgehen keineswegs primär therapeutisch zu verstehen sei.

In Dr. Jesse Feiring Williams, dem Leiter des „Department of Physical Education", fand sie einen Anhänger ihrer Ideen. Williams beschreibt in *Principles of Physical Education*, einem Meilenstein seiner Arbeit, Bewegung als ein „Labor des Lernens über alle Fachgrenzen" hinweg und als eine Möglichkeit, soziale Verantwortung und moralische Werte zu stärken. Das von ihm entwickelte Curriculum beinhaltete „Natural Dancing" als wichtiges Element und ist auch aus heutiger Sicht noch als fortschrittlich zu bezeichnen. Todds Ansatz, Körperbewegungen durch das Denken von Vorstellungsbildern zu verbessern, harmonierte sehr gut mit Williams' Vision der „Erziehung durch das Physische" („education through the physical").

Nach 30 Jahren des Ausprobierens und Entdeckens veröffentlichte Todd 1937 ihr Buch *The Thinking Body*, in dem sie ihre Forschungsarbeit zusammenfasste. 2009 wurde die deutsche Übersetzung unter dem Titel *Der Körper denkt mit* veröffentlicht. Bis heute findet das Buch wegen seiner anschaulichen Schilderung funktioneller Bewegungszusammenhänge große Beachtung. Im ersten Teil des Buches beschreibt Mabel Todd die funktionelle Anatomie des Menschen und hieraus ableitbare biomechanische Prinzipien, im zweiten Teil folgen Beispiele wirksamer Vorstellungsbilder für die Gestaltung von Bewegungen. 1953 veröffentlichte sie ihr zweites Buch *The Hidden You*, welches jedoch nicht den Bekanntheitsgrad des Ersten erreichte. Die letzten Jahre ihres Lebens verbrachte Mabel Todd in Kalifornien und starb dort 1956.

Folgendes Zitat aus dem Vorwort der Erstausgabe von *The Thinking Body* gibt Einblick in Mabel Todds Art und Weise, sich mit sich, den von ihr entdeckten Wirkmechanismen und deren Weitergabe auseinander zu setzen: *„Das auf diese Weise gesammelte Material erst mit einer gewissen Verzögerung [schriftlich] festzuhalten, war beabsichtigt. Erstens, um die Ideen nicht zu formulieren, bevor sie durch Erfahrung bestätigt würden, sei es durch meine eigene oder die Erfahrung anderer, die ich unterrichtete. Und zweitens, um der verfrühten Herausbildung einer Schule oder eines Systems vorzubeugen, die kreativen Prozessen so oft ein Ende setzt“* (Todd, 1937; Übersetzung vom Verf.).

5.1.2 Weiterentwicklung der Methode

Die Tatsache, dass Mabel Todd es ablehnte, eine Schule oder ein starres System für ihre Ideen zu entwickeln, bot ihren ersten Mitarbeiterinnen und deren Nachfolgern die Möglichkeit, das Material an neue wissenschaftliche, pädagogische und kulturelle Entwicklungen des 20. Jahrhunderts anzupassen.

Zwei Schülerinnen von Mabel Todd – Dr. Lulu Sweigard (1895–1974) und Barbara Clark (1889–1982) – haben die Weiterentwicklung ihrer Methode wesentlich geprägt.

Lulu Edith Sweigard stammt aus Iowa. Ende der 20er Jahre des letzten Jahrhunderts lernte sie als angehende Sportlehrerin und Masterstudentin an der Columbia University in New York Mabel Todd kennen. Sie begeisterte sich für deren neuen Ansatz und unterrichtete ab Mitte der 30er bis Mitte der 50er Jahre an der New York University und später an der Juilliard School of Dance selbst die Methode. Ihr großes Anliegen war dabei, die motorischen Lernprozesse nach den Prinzipien von Mabel Todd zu erforschen und deren Wirkung wissenschaftlich abzusichern. 1931 begann sie ihre umfangreichen Forschungsarbeiten, im Laufe derer sie promovierte. In ihrem Buch *Human Movement Potential. Its Ideokinetic Facilitation*, in welchem sie ihre Ergebnisse zusammengefasst hat, greift sie erstmals den Begriff Ideokinese auf. Der Begriff stammt von dem amerikanische Klavierlehrer Luigi Bonpensière (1876–1944), welcher diesen zur Bezeichnung seiner Übemethode geprägt hatte (Bonpensière 1953). Er bildete das Wort Ideokinese aus den beiden griechischen Wörtern „ideo“ (Idee/Vorstellung) und „kinesis“ (Bewegung), um dem Gebrauch von bildhaften Vorstellungen beim Klavierspielen Ausdruck zu verleihen. Seit Dr. Lulu Sweigard 1974 in ihrem Buch *Human Movement Potential* diese Wortschöpfung gebrauchte, wird der Begriff „Ideokinese“ für Mabel Todds Methode verwendet.

Barbara Clark absolvierte zunächst eine Ausbildung zur Kinderkrankenschwester in Boston und erarbeitete sich eine hohe Reputation in der Betreuung von Babys und ihren Familien. Seit Kindheit litt sie in Folge von Kinderlähmung an einer Gehbehinderung. 1923, im Alter von 34 Jahren, lernte sie die Methode von Mabel Todd in deren Studio in Boston kennen und war überzeugt, durch diese Arbeit ihr Bewegungsrepertoire erweitern zu können. Da sie mehr Unterrichtsstunden nehmen wollte als sie bezahlen konnte, betreute sie als Gegenleistung die Kinder der Schülerinnen von Mabel Todd. So begann sie, die Vorstellungsbilder, nach denen Mabel Todd mit ihren erwachsenen Schülern arbeitete, für Kinder anzupassen und integrierte sie in ihre Arbeit als Kinderkrankenschwester. Die einfachen und anschaulichen Bilder, die sie entwickelte, fanden auch Eingang in Mabel Todds Arbeit. Seit den fünfziger Jahren unterrichtete Barbara Clark Ideokinese in New York und arbeitete mit Lulu Sweigard im selben Studio. Im Alter von 60 Jahren begann sie eine Ausbildung zur Zeichnerin mit dem Ziel, die Methode anhand von gezeichneten Abbildungen in Handbüchern anschaulich zu gestalten. 1963 erschien ihr erstes Manual mit Zeichnungen zur Skelettachse unter dem Titel *Let's Enjoy Sitting, Standing and Walking,* 1968 und 1973 folgten zwei weitere Bände.

5.1.3 André Bernard – Wegbereiter in Europa

André Bernard (1924–2003) zeichnete sich früh durch mehrere Begabungen aus. So schloss er ein Chemie- und Mathematikstudium ab und bildete gleichzeitig seine Stimme zum Radiosprecher aus. Als Schauspieler lernte er auf einer gemeinsamen Theater-Tournee mit der Martha Graham Dance Company den Tänzer *Erick Hawkins* kennen. Dessen Vorschlag folgend, begab sich André Bernard zu ihm in die tänzerische Ausbildung nach New York und lernte dort Barbara Clark kennen, die Tänzer in Ideokinese unterrichtete. André Bernard arbeitete sich intensiv in die Methode der Ideokinese ein und wurde einer ihrer wichtigsten Vertreter. Von Barbara Clark lernte er zunächst die klassische Einzelarbeit nach Mabel Todd. Bald wurde er in New Yorker Künstlerkreisen für die Wirksamkeit seines Unterrichts bekannt, u.a. suchte Marilyn Monroe seine Hilfe beim Umgang mit körperlichen Schwierigkeiten. Seit den 1960er Jahren unterrichtete er Generationen von Tänzern, insbesondere an der New York University. Die Einzelarbeit, wie sie Barbara Clark angewandt hatte, erweiterte André Bernard zum Gruppenunterricht. Sie unterstützte ihn in dieser Entwicklung, besuchte seine Klassen und gab ihm wertvolle Anregungen. Er formte den Begriff der „tactile aid" (Berührungshilfe) zur sensorischen Verstärkung der Vorstellungsbilder und der Körperwahrnehmung. Seit 1965 moderierte er gleichzeitig während 25 Jahren beim Radiosender WNYC-FM ein Sendeformat über klassische Musik und andere Künste.

1986 stellte André Bernard die Ideokinese in Wiesbaden zum ersten Mal in Europa vor. Eine intensive Zusammenarbeit bestand ab 1991 in Form von jährlichen Sommerkursen sowohl in Bern – auf Einladung von Ursula Stricker in die „Etage" – als auch in Freiburg – auf Einladung von Wolfgang Steinmüller und Barbara Noé in das „Soma-Institut". Aus dem gesammelten Material dieser Sommerkurse ist das Buch *Ideokinese: Ein kreativer Weg zu Bewegung und Körperhaltung* entstanden, welches erstmals 2003 in deutscher Sprache erschien.

Nach dem Tod von André Bernard führte Wolfgang Steinmüller dessen Arbeit in Deutschland fort.

5.1.4 Pamela Matt – Bewahrerin der Ideokinese heute

Pamela Matt (geb.1948) lernte Barbara Clark Anfang der 1970er Jahre als Tanzstudentin an der Universität von Illinois kennen. Ihre Masterarbeit schrieb sie 1973 über die Bedeutung von Mabel Todd und Barbara Clark für die Entwicklung neuer Lehrmethoden in der Tanzausbildung. In den folgenden Jahren, bis zum Tod Barbara Clarks 1982, arbeitete sie mit ihr an der Herausgabe eines weiteren Handbuches. Barbara Clark übergab Pamela Matt sämtliche Unterrichtsmaterialien und diese waren die Grundlage für Pamela Matts Buch *A Kinesthetic Legacy: The Life and Work of Barbara Clark*, welches 1993 erschien. Pamela Matt lehrte von 1979 bis 2004 als Tanzprofessorin am Department of Dance an der Arizona State University und integrierte die von Clark erlernten Prinzipien in ihren Unterricht.

Zahlreiche Nachfragen ihrer Studierenden, die Informationen zu Ideokinese im Internet finden wollten, bewogen Pamela Matt dazu, eine umfangreiche Homepage (www.ideokinesis.com) zu entwickeln, auf der sich umfassende Informationen zur Entwicklung der Methode von Mabel Todd bis heute finden. 2015 gründete Pamela Matt „The Thinking Body Institute", an dessen Website sie aktuell arbeitet. Hier sollen weitere Unterrichtsmaterialien sowie ein Online-Kurs für Interessierte am Erbe von Mabel Todd und Barbara Clark zur Verfügung gestellt werden. Pamela Matt leistet damit einen unschätzbaren Beitrag, um pädagogisches Material zur Anwendung der Ideokinese bereitzustellen.

5.1.5 Konzept

Biomechanische Grundlagen

Die Ideokinese basiert auf den folgenden biomechanischen Prinzipien:

Körperhaltung und Körperbewegung sind untrennbar miteinander verbunden. Dies wird dadurch deutlich, dass es kaum möglich ist, aus einer unphysiologischen Haltung reibungslos in eine ökonomische, ohne Energieverlust ausgeführte Bewegung überzugehen. Umgekehrt wird eine ökonomische Bewegung eher auch zu einer positiven Haltung führen. Eine physiologische Körperhaltung erfordert die Ausrichtung (*alignment*) aller Skelettelemente nach biomechanischen Prinzipien. Für die Position im Stehen lässt sich dies so beschreiben, dass ein ideales Haltungsmuster erreicht ist, wenn der Körperschwerpunkt sich so tief wie möglich befindet und alle Knochen so nahe an der zentralen Achse ausbalanciert sind, wie es die Strukturen erlauben. Die Ausrichtung erfolgt um die zentrale Körperachse. Diese ist eine physikalische Kraftlinie, die durch die Schwerkraft erzeugt wird und durch den Schwerpunkt des Körpers verläuft (**Abbildung 5-2**). In der Vorstellung bildet sie eine Lotlinie durch das Körperzentrum, um die herum die Bauelemente des Körpers angeordnet sind.

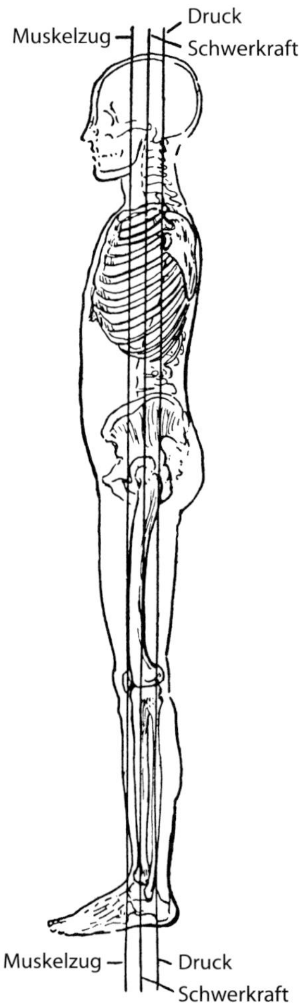

Abbildung 5–2: Zentralachse durch den menschlichen Körper im Stehen in der Seitansicht von links (aus Bernard et al., 2011 S. 62)

Ein wesentliches Prinzip der Ideokinese besteht darin, sich darüber klar zu werden, dass ideales Aufgerichtetsein keinen statischen Zustand darstellt, der durch Regungslosigkeit erzeugt wird. Vielmehr wird die ideale Haltung im Stehen – wie auch im Sitzen – durch ein ständiges unmerkliches Bewegen um die zentrale Achse erreicht. Generell sind in jeder Körperhaltung ständige regulative Prozesse des Nervensystems nötig, um sich im Schwerkraftfeld aufzurichten. Muskeln werden unmerklich angespannt und losgelassen, um die Stellung der Knochen auszubalancieren. Sichtbare Körperbewegungen entstehen durch ein noch komplexeres Zusammenspiel zahlreicher Muskelgruppen, die vom Nervensystem koordiniert werden, um ein gewünschtes Bewegungsziel zu erreichen. Das Skelett als tragende Struktur wird dabei von den Muskeln im Raum bewegt. Diese Prinzipien bilden die Grundlage jeder Bewegung, sei es beim Tanzen, beim Spielen eines Musikinstrumentes oder einfach nur bei der Fortbewegung.

Steuerung von Bewegungen

Die Ideokinese macht sich als zentrale Arbeitsweise die Tatsache zunutze, dass die Qualität einer Bewegung durch die gedankliche Vorstellung von dieser Bewegung beeinflusst wird. Unser Nervensystem reagiert bei der Organisation der Muskelaktivität darauf, wie eindeutig unsere Vorstellung davon ist, wie die Bewegung aussehen soll. Dabei spielen neben der Klarheit über die Ausführung und den Ablauf einer Bewegung auch die Umgebungsbedingungen, unter denen sie stattfindet, sowie emotionale Voreinstellungen und situative Reaktionen eine entscheidende Rolle. Ein Beispiel: Ein Speerwerfer, der beim Anlauf plötzlich daran denkt, dass eine Person im Zielbereich auftreten könnte, wird beim Wurf nicht die gewünschte Weite erreichen. Die Angst nämlich jemanden zu verletzen, wird das optimale Zusammenspiel der benötigten Muskeln stören. So können unbewusst aktivierte Haltemuster den reibungslosen Ablauf des Bewegungsprogramms durchkreuzen, den ein Musiker, Tänzer oder Sportler seit Jahren eingeübt hat. Die Vorstellungsbilder von Bewegungen (*Images*), welche Mabel Todd und ihre Nachfolgerinnen über Jahre entwickelten, führen zu einer verbesserten Klarheit darüber, wie eine Bewegung ablaufen soll, und fördern die Konzentration auf die jeweilige Bewegung. Hierdurch soll verhindert werden, dass vom Nervensystem Muskeln aktiviert werden, die nicht zum optimalen Bewegungsablauf beitragen. In der Ideokinese lernt man, sich auf *eine* Bewegung zu konzentrieren und dem Gehirn *eine* Intention von Bewegung anzubieten.

Die Ideokinese versteht sich nicht vornehmlich als übendes Verfahren in dem Sinne, dass durch wiederholte Ausführung von Bewegungen und des damit verbundenen sensomotorischen Feedbacks mit der Zeit eine Verbesserung erzielt wird. Vielmehr setzt die Ideokinese – und dies war die entscheidende Erkenntnis von Mabel Todd – an der gedanklichen Vorstellung von Bewegungen an. Sich gedanklich mit Bewegung zu beschäftigen, ohne diese gleich auszuführen, bildet den Ansatzpunkt der Ideokinese. Hierdurch lernt man, klare Bewegungsvorstellungen zu entwickeln. Als natürliche Folge werden mit der Zeit real ausgeführte Bewegungen fließender und leichter, da sie idealerweise nicht mehr durch überflüssige Aktivierung oder Hemmung von Muskeln gestört werden.

Im Unterschied zu vielen anderen körperorientierten Methoden, welche die Verbesserung von Bewegungen durch Bewegungsanleitungen zur Ausführung im Raum anstreben, setzt die Ideokinese an der Person des Musikers oder Tänzers an und vermittelt Vorstellungsbilder von Bewegungen, die auf den eigenen Körper bezogen sind.

5.2 Anwendungspraxis und Verbreitung

5.2.1 Anwendungsformen

Mabel Todd unterrichtete zunächst Einzelpersonen, keine Gruppen. Die Vorstellungsbilder, die sie für Haltung und Bewegung entwickelte, unterstützte sie durch sanfte, nicht manipulative Berührungen der entsprechenden Körperregionen. Wenn sie beispielsweise jemandem vorschlug, sich einen Fluss vorzustellen, der an der Rückseite des Körpers nach unten fließt, strich sie gleichzeitig leicht den Rücken entlang nach unten. Ihre Nachfolgerinnen entwickelten Möglichkeiten, dass Schüler auch außerhalb des Einzelunterrichts mit den Bildern alleine arbeiten konnten.

Beim Gruppenunterricht arbeiten zunächst jeweils zwei Lernende zusammen. Ein Partner unterstützt den anderen durch Berührungshilfe. Im Einzelunterricht erfolgt die Berührungshilfe durch den Lehrer.

Die Berührungshilfe durch den Partner bzw. Lehrer ist anfangs eine wichtige Hilfestellung für den Lernenden. Die Qualität der Berührung sollte leicht sein, gerade so, dass deutlich wird, wo genau der Ort des Vorstellungsbildes ist. Falls die Berührung zu stark ist, bewirkt sie das Gegenteil. Sie fixiert die Aufmerksamkeit auf die Berührung selbst und erschwert eine vorgestellte Bewegung in diesem Bereich. Berührungshilfe kann eine leichte Berührung mit der Hand als Streichen oder Klopfen sein. Die Berührung kann an der

Stelle verweilen oder sich über den Körper bewegen. Eine bewegte Berührungshilfe vermittelt die Richtung der gedachten Bewegung. Die Berührung durch einen Partner bzw. Lehrer ist beim Kennenlernen der Vorstellungsbilder eine wertvolle Unterstützung. Mit zunehmender Vertrautheit mit der gedachten Bewegung wird sie weniger wichtig und kann teilweise auch durch eigene Berührung ersetzt werden. Dies ist ein wichtiger Aspekt für die Selbsthilfe, welche die Ideokinese ermöglicht.

5.2.2 Allgemeine Prinzipien in der Anwendungspraxis

Bei der Anwendung der Vorstellungsbilder sind folgende Prinzipien zu beachten, damit sie erfolgreich wirken können:

- die Vorstellung, wo im Körper die Bewegung abläuft, muss klar sein
- das Vorstellungsbild befindet sich in Bewegung und hat eine Richtung
- die vorgestellte Bewegung geschieht im Hier und Jetzt, d.h. das Gehirn beschäftigt sich mit dem zeitlichen Ablauf der Bewegung
- keine andere, willkürliche ausgeführte Bewegung sollte die vorgestellte Bewegung ersetzen

Die Vorstellungsbilder zu denken, erfordert hohe Konzentration. Die Arbeit mit der Ideokinese ist deshalb durchaus anspruchsvoll, obwohl dies von außen nicht für jeden spontan ersichtlich ist. Die positive Wirkung der Methode hängt davon ab, in welchem Maße sich der Praktizierende auf die Vorstellung der Bilder einlassen und Klarheit hinsichtlich der Organisation von Bewegungen entwickeln kann. Das vermittelte Vorstellungsbild sollte nach dem Unterricht mindestens eine Woche lang täglich geübt werden. Gelingt dies, so können sich nachhaltige motorische Lernprozesse vollziehen, die der einzelne durch seine Körperwahrnehmung als Verbesserung der Bewegungsqualität bei sich ablesen kann. Die Ideokinese erfordert und fördert sowohl ein gut entwickeltes objektives als auch subjektives Körperwissen (Körperwahrnehmung).

Das Wissen um die Struktur des Skeletts und die Funktionszusammenhänge des menschlichen Körpers stellt eine Grundlage für die bildhaften Vorstellungen von Haltung und Bewegung dar (Todd 2009, Spahn 2015). Der Unterricht in der Ideokinese beginnt deshalb im Einzel- und im Gruppensetting gleichermaßen mit einer kurzen Einführung am Skelett, in welcher die anatomischen Zusammenhänge in ihrer Bedeutung für Bewegung und physiologische Vorgänge im Körper (z.B. Atmung) erklärt werden. Hierdurch wird die Selbstaufmerksamkeit auf die entsprechenden Körperregionen gelenkt und den Vorstellungsbildern wird ein Ort gegeben. Anknüpfend an die besprochenen anatomischen Zusammenhänge werden im anschließenden Praxisteil die Vorstellungsbilder (Images) vermittelt.

In der Ideokinese wird zumeist im Liegen (Konstruktive Ruhelage vgl. S. 76) gearbeitet, es gibt aber auch Unterrichtseinheiten in aufgerichteten Positionen wie im Sitzen oder Stehen (vgl. 5.4 Übungen S. 79 ff.). Gelegentlich wird nach der Arbeit an den Vorstellungsbildern im Liegen in der Gruppe auch im Spiel und in freier Bewegung improvisiert. Es werden die Bilder benutzt, die vorher im Unterricht geübt worden sind. So kann man die Reaktionen auf die vorgestellten Bewegungen im Körper verankern.

5.2.3 Verbreitung

Seit den fünfziger Jahren des letzten Jahrhunderts haben die von Mabel Todd entdeckten Wirkmechanismen die pädagogischen Konzepte in der Ausbildung von darstellenden Künstlern verändert. Dies geschah insbesondere in den Bereichen Tanz und Schauspiel durch Lulu Sweigard und André Bernard.

Die Wirkung der Methode zeigt sich dabei zuallererst in der künstlerischen Ausübung selbst, d.h. in einer Verbesserung der tänzerischen und musikalischen Bewegungen und des künstlerischen Ausdrucks. Dabei wirkt die hohe Qualität der Bewegungsgestaltung präventiv, indem sie vor der Entwicklung muskulärer Dysbalancen oder vor erhöhter Anfälligkeit für Verletzungen schützt.

Im therapeutischen Bereich hat sich die Ideokinese v.a. in der Arbeit mit Schmerzpatienten bewährt, deren Körper-Selbstbild Störungen aufweist. Die behutsame Kontaktaufnahme mit dem eigenen Körper erweist sich für Schmerzpatienten als gangbarer Weg, sich selbst zu helfen. Die Erfahrung, mit den eigenen Gedanken körperliche Veränderungen bewirken zu können, ist verblüffend und wirkt sehr motivierend.

Da es der Tradition von Mabel Todd folgend bis heute keine formalisierte Ausbildung gibt, existieren auch kein Dachverband und keine Zertifizierung zum Ideokinese-Lehrer. Auf den Webseiten von Pamela Matt finden sich zahlreiche Informationen, wie die Arbeit von Mabel Todd die Entwicklung anderer Methoden beeinflusst hat und wie sie im Kontext der gesundheitswissenschaftlichen, pädagogischen und kulturellen Entwicklung des 20. Jahrhunderts bis heute zu verstehen ist.

5.3 Spezifische Aspekte in der Anwendung bei Musikern

Gerade Musiker schätzen die Ideokinese wegen ihrer wenig zeitaufwendigen, effektiven Art, sich in ein besseres körperliches Gleichgewicht zu bringen und die Bewegungen beim Spielen zu verbessern.

In der Ausbildung von Musikern wird die Ideokinese z.B. an der Hochschule für Musik Freiburg im Rahmen des Unterrichtsangebotes des Freiburger Instituts für Musikermedizin unterrichtet. Die Erfahrungen zeigen, dass den Musikstudierenden die Herangehensweise sehr vertraut ist und sie sehr davon profitieren. Viele Musiker empfinden die Arbeit mit Vorstellungsbildern als eine Form von Üben mit anderen Mitteln. Überraschend ist immer wieder, dass sich das Üben ohne Instrument und ohne ausgeführte Bewegungen auf die Spielbewegungen positiv auswirkt. Musiker berichten über weniger Ermüdung beim Spielen und eine klarere Umsetzung ihrer musikalischen Intention.

Es gibt am Instrument Ruhe- oder Ausgangsstellungen, aus denen die Spielbewegung begonnen wird und in die der Musiker immer wieder zurückkehrt. Je müheloser und selbstverständlicher diese Ausgangshaltung eingenommen und wieder verlassen werden kann, desto leichter kann gespielt werden. Das Finden dieser Ausgangsstellungen – der zentralen Achse im Sitzen und im Stehen – mit und ohne Instrument gehört zur zentralen Aufgabe in der Ausbildung und im Berufsleben eines Musikers, um ein künstlerisch qualitätsvolles und gesundes Spiel zu erreichen.

Verschiedene Instrumente erfordern verschiedene Haltungen. Musiker sind oft seit frühester Jugend durch die Wahl ihres Instrumentes gefordert, ihren Körper entsprechend einzustellen. Jedes Instrument stellt hinsichtlich seiner Grundposition und seiner Spielbewegungen für das Nervensystem eine spezifische Herausforderung dar. Ein Instrumentalist muss beim Einnehmen seiner Spielhaltung lernen, seine Knochen so nah an der zentralen Achse auszubalancieren wie es seine Körperstruktur *und* das Instrument ermöglichen.

Im Abschnitt 5.4. sind Beispiele für Übungen dargestellt, die sich bei Musikern besonders bewährt haben. Die Arbeit mit Vorstellungsbildern in der „Konstruktiven Ruhelage" bietet nach langem Üben mit dem Instrument die Möglichkeit zu rascher Erholung und zum Ausgleich muskulärer Dysbalancen. Die Vorstellungsbilder, die sich auf die Aufrichtung im Stehen und Sitzen und auf die Schulter- und Nackengegend beziehen, sind für Musiker ganz besonders wichtig und deshalb zu empfehlen.

Wissenschaftliche Untersuchungen

Mabel Todd war eine der ersten Wissenschaftlerinnen, der es 1921 gelang, ihre Erkenntnisse in dem noch heute sehr renommierten *New England Journal of Medicine* (früher: *Boston Med Surg J*) zu veröffentlichen. Die strenge inhaltliche Überprüfung vor Veröffentlichung in dieser Zeitschrift garantierte eine hohe wissenschaftliche Qualität. Jüngere wissenschaftliche Untersuchungen zur Wirkung der Ideokinese liegen bislang nicht vor.

Erfahrungsberichte von Musikern

Im Folgenden sind Erfahrungsberichte von Musikern über ihre Arbeit mit der Ideokinese wiedergegeben.

Ein erfahrener Sänger: „*Durch die Ideokinese habe ich als Sänger gelernt, die Intelligenz meines Körpers zu nutzen und bewegte Bilder, also ‚Images', als Klänge oder taktile Empfindungen in mein Singen zu integrieren. Hierdurch konnte ich eine natürliche Sicherheit erlangen ohne die Gefahr, muskuläre Fixierungen aufzubauen. Auch Momente der Verspannung konnte ich so auflösen. Dass man hauptsächlich selbst aktiv sein muss und dies weniger dem Lehrer überlassen sollte, trägt für mich zur Faszination an der Ideokinese bei. Ich persönlich sehe darin die Möglichkeit, meinen Körper besser zu verstehen und ihn als lebendiges Instrument zu begreifen.*"

Eine Musikstudierende mit Hauptfach Violine: „*Bei einem Wochenendworkshop habe ich die Ideokinese kennengelernt. Es war für mich eindrucksvoll zu erleben, wie ich mittels der Vorstellungsbilder meine Haltung und Muskelspannung regulieren kann. Dann versuchte ich, diese Erfahrung in meinen Alltag zu transferieren. Zuerst wiederholte ich vor dem Üben die konstruktive Ruhelage. Ich legte mich auf den Boden und stellte mir die leeren Kleidungsstücke vor, stellte mir während einiger Minuten vor, ‚wie die obere Stoffschicht auf die untere zukommt'. Nach einigen Tagen schon merkte ich, dass mir die Vorstellung leichter fiel und ich mir zusätzliche Bilder, z.B. Teile der leeren Kleidungsstücke besser vorstellen konnte. Außerdem nahm ich wahr, dass in meinen Armen unnötige Muskelspannung entweichen konnte.*

Dann habe ich die Beschäftigung mit den Schlüsselbeinen an die vorige Übung angeschlossen. Mit der Zeit wurde mir klarer, wo sich der Raum zwischen den Rippen und den Schulterblättern befindet. Es gelang mir dadurch, flächig und entspannt auf dem Boden zu liegen. Auch meine Schultern fühlten sich anders an.

Ich experimentierte auch damit, welches der beste Zeitpunkt für diese Einheit ist, z. B. vor oder nach dem Üben oder in einer Übepause. Es stellte sich heraus, dass es für mich am effektivsten war, die Übung vor dem Üben durchzuführen, weil ich merkte, dass ich danach viel aufmerksamer und konzentrierter war. Die Einspielzeit mit dem Instrument verkürzte sich dadurch enorm. Ich freue mich sehr, diese Arbeit kennengelernt zu haben und wundere mich immer wieder über die Wirkung auf mein Geigenspiel.“

Eine erfahrene Orchestermusikern, Oboistin: *„Die Arbeit mit der Ideokinese vermittelte mir das neue Verständnis und Körpergefühl, mein Instrument mit weniger Kraftaufwand halten und entspannter greifen zu können. Belastungen wurden so verringert und für mich wurde ein neuer, freierer Zugang zum Spielen möglich.“*

5.4 Übungen

Mabel Todd machte bei ihrer Eigenarbeit eine interessante Entdeckung. Ihre Vorstellungsbilder wirkten umso stärker regulierend auf ihren Muskeltonus, je weniger sie sich zunächst bewegte und je weniger Muskeln mit Haltespannung beschäftigt waren. Die ideale Körperposition hierfür war auf dem Rücken liegend und diese Position bezeichnete sie als *Konstruktive Ruhelage*. Sie bildet die Ausgangslage für viele ihrer Vorstellungsbilder.

In der Arbeit mit Musikern hat sich die Konstruktive Ruhelage auch als eigenständige Form in der Pause zwischen zwei Übeeinheiten oder am Ende des Übens als sehr fruchtbar erwiesen. Durch die liegende Position finden eine Entlastung und ein Ausgleich von Muskelspannung statt. So kann beispielsweise ein asymmetrisch verteilter Muskeltonus, wie er durch die Grundposition bei manchen Instrumenten entsteht, unterbrochen werden. Die Ruhephase nach konzentriertem Üben fördert zudem die nachhaltige Verankerung des motorischen Lernzuwachses. Neben der muskulären Entspannung stellt sich nach einigen Minuten auch eine geistige und psychische Lösung ein.

Im Folgenden ist beschrieben, wie Sie die Konstruktive Ruhelage einnehmen können.

Übung

Konstruktive Ruhelage

Legen Sie sich auf eine feste Unterlage – Fußboden oder Liege – auf den Rücken, und stellen Sie Ihre Beine auf **(Abbildung 5–3)**. Der Winkel zwischen Ober- und Unterschenkel beträgt 90°, kann aber auch etwas größer oder kleiner sein. Maßgeblich ist Ihre Wahrnehmung, wie wohl Sie sich fühlen. Je bequemer die Ausgangslage ist, desto besser können Sie in den Ruhezustand hinübergleiten oder desto leichter wird Ihnen die gedankliche Arbeit mit Vorstellungsbildern fallen. Der vordere Teil der Füße wird mit einer stabilen Unterlage unterfüttert, sodass das Gewicht der Beine das Becken nicht nach unten zieht, sondern es in eine neutrale Stellung bringt. Dies bewirkt ein Loslassen der unteren Rückenmuskulatur und die Lendengegend kommt dadurch spürbar näher zum Boden. Um die Beine wird direkt oberhalb der Knie ein Tuch gebunden, um dem Nachaußenfallen der Beine entgegenzuwirken. Dies befreit weitere Muskelgruppen von überflüssiger Haltearbeit. Eine Unterlage unter dem Kopf entlastet die Halsmuskulatur. So kann sich der Brustkorb leichter bewegen und die Atmung ist freier möglich.

Sie können nun während 8–10 Minuten in der *Konstruktiven Ruhelage* verweilen und schließlich, indem Sie sich zur Seite rollen und die Knie anziehen, wieder zum Stehen kommen. Sie können in der konstruktiven Ruhelage das Vorstellungsbild *Leeres Kleidungsstück* anschließen.

Die folgenden Anleitungen, die Sie alleine oder mit Ihrem Partner durchführen können, sind – leicht abgewandelt – dem Buch „Ideokinese – Ein kreativer Weg zu Bewegung und Körperhaltung" von André Bernard (2011) entnommen.

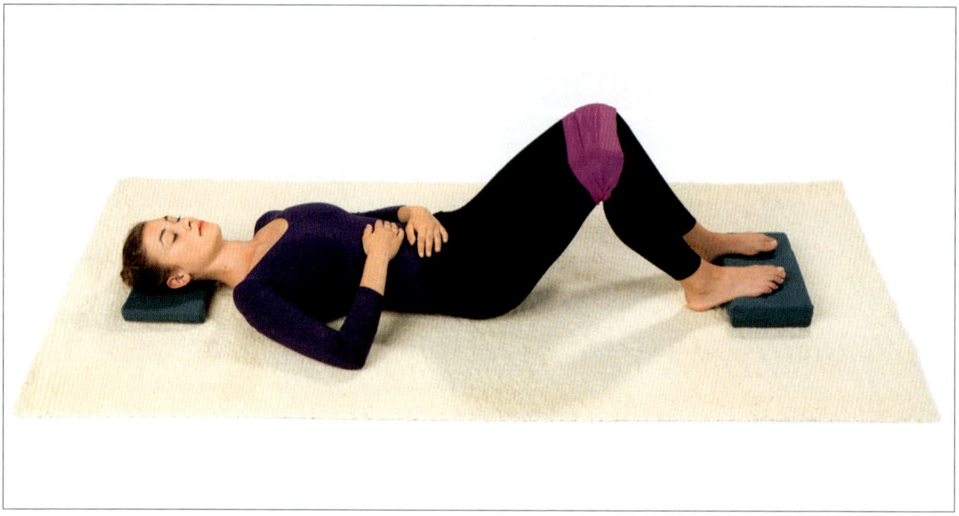

Abbildung 5–3: Die Konstruktive Ruhelage

Übung

Leeres Kleidungsstück

Nehmen Sie die Konstruktive Ruhelage wie oben beschrieben ein. Legen Sie die Arme über den Körper, um den Druck auf die Schultern zu mildern. Entwickeln Sie nach der folgenden Anleitung das Vorstellungsbild *Leeres Kleidungsstück*. Sie können die Lektion alleine durchführen oder mit einem Partner, der Berührungshilfe gibt. Die Hinweise für den Partner stehen jeweils in Klammern.

Wählen Sie ein Kleidungsstück aus, zu dem Sie werden wollen; wählen Sie etwas Interessantes, etwas, das Ihre Aufmerksamkeit weckt. Was immer Sie sich vorstellen, das Kleidungsstück sollte leer sein. Die Kleidung sollte Hosenbeine und Ärmel haben. Bestimmen Sie die Farbe und Beschaffenheit des Stoffs.

Nehmen Sie sich einen Moment Zeit, sich vom Boden tragen zu lassen. Lassen Sie dies zu einer klaren Absicht werden und kommen Sie dann zu dem Bild von sich selbst als leerem Kleidungsstück zurück.

Stellen Sie sich vor, wie sich die Rückseite der Kleidung auf dem Boden ausbreitet, und lassen Sie das von selbst geschehen. Bitte vermeiden Sie eine willkürliche Bewegung, etwa eine Rutschbewegung. Die Ausbreitung der Rückseite Ihres Kleidungsstückes, geschieht in Ihrer Vorstellung!

Dann stellen sie sich einen Kleiderbügel vor, über dem die Hosenbeine hängen (Ihr Partner gibt die Berührungshilfe, indem er unter die Kniekehlen fasst und die Beine ein ganz klein wenig hochzieht. Nur so viel, dass etwas Gewicht aus den Beinen genommen und das Vorstellungsbild unterstützt wird.) *Stellen Sie sich nun vor, wie sich die Vorderseite Ihrer Hosenbeine auf die Rückseite legt – als ob man eine leere Hose über einen Bügel hängt* (Dann entlässt der Partner das Gewicht der Beine wieder in den Boden.) *Wenn das Geschehen in der Vorstellung zu Ende geht, können Sie das Bild loslassen, aber behindern Sie nicht die von ihm verursachte Wirkung. Mit anderen Worten, was auch immer es Ihnen an Erleben oder Einsicht vermittelt hat, lassen Sie es geschehen, aber halten Sie das Bild nicht in Ihrer Vorstellung fest. Sie können Ihre Vorstellung ausruhen lassen und dann von vorne beginnen.*

Nun beschäftigen Sie sich mit den Falten, die auf der Rückseite des Kleidungsstückes zu finden sind. Es gibt Querfalten und Längsfalten. (Ihr Partner streicht von den Schultern abwärts hinunter zu den Sitzhöckern, um die Vorstellung zu unterstützen, dass sich die Querfalten glätten. Dies geschieht so weit wie möglich unter dem Rücken. Sie brauchen das Glätten nur etwa dreimal auszuführen.)

Stellen Sie sich vor, die Rückseite sei aus einem elastischen Stoff. Längsfalten befinden sich vor allem auf der Rückseite der Hose. (Die Partner gleiten mit den flachen Händen so weit wie sie können in die Mitte, greifen das Gewebe und ziehen es nach außen. Es ist so, als ob sie einen elastischen Stoff dehnen.) *Stellen Sie ihn sich wirklich dehnbar vor. Gleichzeitig denken Sie, dass der Hosenboden zusammensinkt. Wiederholen Sie diese Vorstellung dreimal.*

Der Kragen des Kleidungsstückes hat auch quer verlaufende Falten. (Ihr Partner setzt sich ans Kopfende und streicht diese Falten in Richtung Ihres Hinterkopfes aus **(Abbildung 5–4)**. *Nun denken Sie bitte Ihren Kopf als leeren Ballon.* (Ihr Partner legt seine Hände sehr behutsam auf Ihre Ohren). *Stellen Sie sich vor, wie die Leere innerhalb des Ballons sich ausbreitet. Sehen Sie, wie der Ballon besonders an der Stelle zwischen den Ohren größer wird.* (Wenn Ihr Partner langsam seine Hände nach außen entfernt, so unterstützt dies Ihre Vorstellung.)

Lassen Sie sich Zeit, um aus der *Konstruktiven Ruhe* zum Stehen zu kommen. Rollen Sie zunächst auf die eine Seite, dann auf die andere. Bereiten Sie sich langsam auf die Aufrichtung vor, vielleicht ist Ihr Nervensystem überrascht, wie sich Ihre Bewegungen jetzt anfühlen.

Im Stehen legen Sie Ihre Hände noch einmal über Ihre Ohren und reaktivieren das Bild des sich ausdehnenden Ballons. Lassen Sie dann die Arme wieder hängen, gehen ein paar Schritte und beobachten etwaige Veränderungen.

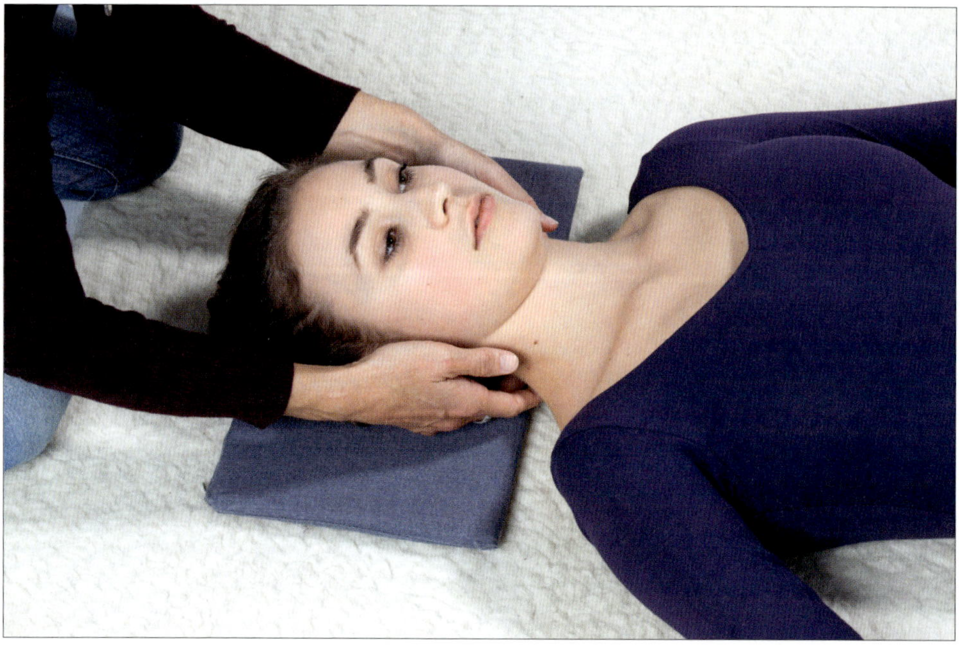

Abbildung 5–4: Leeres Kleidungsstück: Berührungshilfe durch den Partner, Ausstreichen in Richtung des Hinterkopfes

Übung

Achsenfindung im Stehen – Aufrichtung wird selbstverständlich

Ziel: die folgende Lektion ist für Musiker von herausragender Bedeutung, da hier eine ideale Aufrichtung ermöglicht wird. Sie stellt die Voraussetzung dar für optimale Spielbewegungen.

Die folgende Lektion können Sie alleine durchführen und Berührungshilfen, soweit möglich, selbst anwenden. Die Übung kann jedoch auch mit einem Partner durchgeführt werden, der die Berührungshilfen gibt. Die Hinweise für den Partner stehen jeweils in Klammern.

Verteilen Sie Ihr Gewicht im Stehen gleichmäßig auf beide Füße. Spüren Sie den Kontakt Ihrer Fußsohlen mit dem Boden.

Stellen Sie sich einen Punkt in Nabelhöhe an der Vorder- und Rückseite Ihres Körpers vor und denken Sie an die Mitte zwischen diesen beiden Punkten. Denken Sie dann, dass die Vorder- und die Rückseite sich annähern. (Der Partner berührt Sie mit den Handflächen in Höhe des Nabels an Vorder- und Rückseite)

Bitte vermeiden Sie willkürliche Bewegungen – etwa das Einziehen Ihres Bauches!

Stellen Sie sich als nächstes einen Punkt auf der Mitte des Brustbeins und in gleicher Höhe hinten auf den Dornfortsätzen der Wirbelsäule vor. (Der Partner berührt mit den Fingerspitzen die Mitte des Brustbeines und auch mit den Fingerspitzen in gleicher Höhe hinten die Dornfortsätze der Wirbelsäule) *Wieder denken Sie an ein Annähern von Vorder- und Rückseite. In der Mitte befindet sich die gedachte Mittelachse.* Lassen Sie sich Zeit und beobachten Sie, wie Ihr Körper auf diese Vorstellung reagiert **(Abbildung 5–5)**.

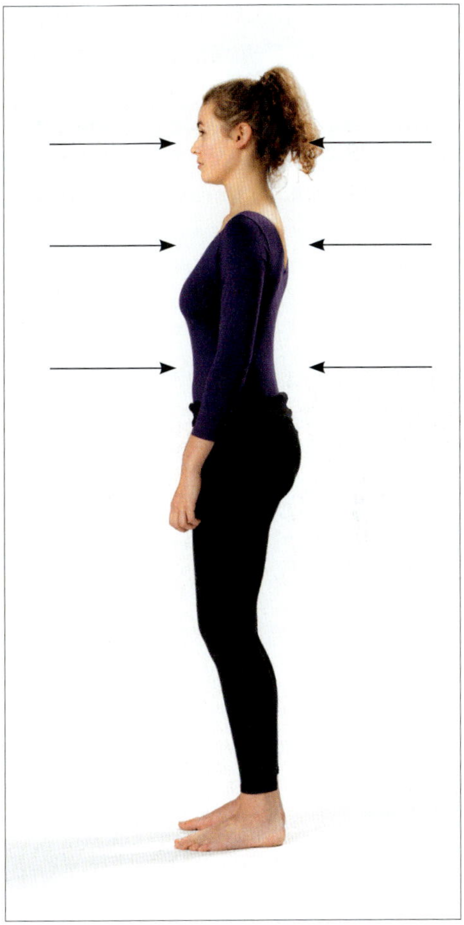

Abbildung 5–5: Die Achse im Stehen finden und zu einer idealen Aufrichtung gelangen. Durch Vorstellungsbilder (mit Berührungshilfen) auf Höhe der eingezeichneten Pfeile wird dies erleichtert.

Stellen Sie sich nun zwei Punkte an der Außenseite Ihrer Nasenflügel vor und auf der gleichen Höhe einen Punkt am Hinterkopf. (Der Partner berührt mit Daumen und Zeigefinger die Nasenflügel und legt die Kleinfingerseite der anderen Hand auf die entsprechende Höhe am Hinterkopf.) *Denken Sie an den Verlauf der Mittelachse durch Ihren Kopf und stellen sich wieder vor, wie sich Vorder- und Rückseite auf diese Mittelachse zubewegen.*

Danach stellen Sie sich vor, dass sich der Körper wie ein Stück Stoff um die Mittelachse hängt, von den Schultern an nach unten. (Der Partner streicht als Berührungshilfe dabei gleichzeitig vorne und hinten leicht nach unten.) *Denken Sie sich den Körper als leichten Stoff, der um die Mittelachse hängt. Stellen Sie sich dann vor, dass sich Ihre Mittelachse immer mehr der Senkrechten annähert.* Sie können hiermit experimentieren. Wenn Sie sich in irgendeine Richtung neigen, werden Sie spüren, dass Ihre Muskeln zusätzlich arbeiten müssen, damit Sie nicht umfallen. Finden Sie heraus, in welcher Position es am einfachsten ist, das Gleichgewicht zu halten. Dabei werden Sie merken, dass die Achse senkrecht zum Boden sein muss.

Bitte machen Sie sich nicht starr, die Vorstellung dieser Mittellinie in Ihrem Körper soll Ihnen Bewegungsfreiheit aus einer guten Aufrichtung heraus geben. Die einzelnen Punkte dieser Linie verändern sich, wenn Sie sich fortbewegen. Um sich dies klar zu machen, stellen Sie sich folgende Frage: *Wo oder wie stelle ich mir die Mittellinie vor, wenn ich einen Purzelbaum mache oder beim Spielen meines Instruments oder beim Singen nach rechts und links mein Gewicht verlagere?*

Übung

Tropfendes Sitzbein – Achsenfindung im Sitzen

Ziel: Mit dieser kleinen Sequenz können sich Instrumentalisten auf das Sitzen vorbereiten und auch Spielpausen im Orchester nutzen, um sich wieder auszubalancieren.

Bitte setzen Sie sich bequem auf einen Hocker und versuchen Sie, den Abstand zwischen Ihren beiden Sitzbeinhöckern zu spüren **(Abbildung 5–6)**. Versuchen Sie, Ihren Kopf in seiner Position zwischen den beiden Sitzbeinhöckern auszubalancieren. Er sollte weder rechts oder links, noch vorne oder hinten, sondern zwischen den Sitzbeinhöckern sein Gleichgewicht finden. *Sie können sich eine Lotlinie denken, die in der Mitte des Kopfes befestigt ist und genau zwischen Ihren Sitzbeinhöckern durch den Hocker zum Boden geht.* Bitte machen Sie sich bei der Vorstellung nicht steif, denn Balance zu finden ist ein dynamischer Prozess. Erlauben Sie Ihren Oberarmen zu hängen und lassen Sie die Hände auf Ihren Oberschenkeln ruhen. Berühren Sie nun zunächst das rechte Sitzbein und ertasten Sie mit der rechten Hand dessen Form **(Abbildung 5–7)**. Spüren Sie den rechten Sitzbeinhöcker und achten Sie darauf, dass Ihr Kopf dabei möglichst zwischen den Sitzbeinen bleibt. *Nun stellen Sie sich vor, dass Ihr Sitzbeinhöcker wie ein Tropfen Wasser herunterhängt. Stellen Sie sich vor, dass Ihr tropfendes Sitzbein länger wird, wie ein Tropfen vor dem Fall.* Entfernen Sie die Hand langsam wieder unter dem Sitzbeinhöcker und legen Sie sie zurück auf den Oberschenkel. Sie können nun spüren, wie Ihr Sitzbein auf der bearbeiteten Seite tatsächlich nach unten in die Sitzfläche sinkt.

Vergleichen Sie den Kontakt Ihrer beiden Sitzbeine mit der Sitzfläche. Heben Sie nun das linke Sitzbein und erforschen Sie es mit der linken Hand. Lassen Sie den linken Sitzbeinhöcker hängen und auf den Hocker zurück „tropfen".

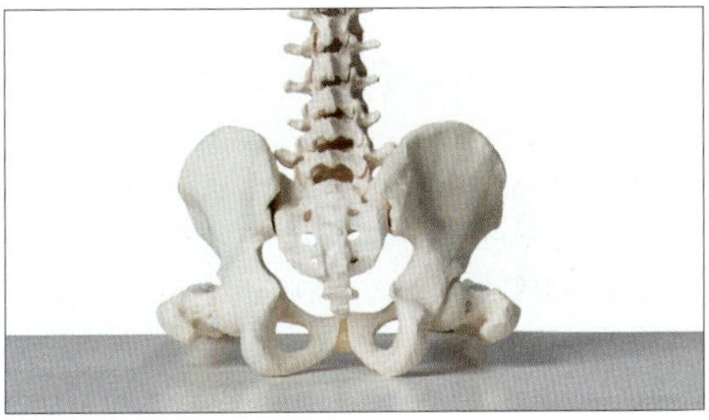

Abbildung 5–6: Blick auf das Becken von hinten. Die beiden Sitzbeinhöcker liegen auf der Sitzfläche auf.

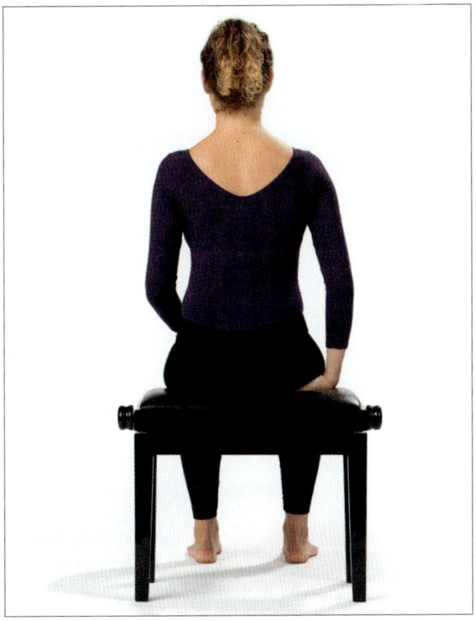

Abbildung 5–7: Ertasten des rechten Sitzbeinhöckers

Übung

Vorstellungsbilder für die obere Extremität

Ziel: Das Spielen eines Instruments erfordert biomechanisch betrachtet ein komplexes Zusammenspiel von Rumpf, Schultergürtel, Arm und Hand. Besonders asymmetrische Ausgangspositionen und Tätigkeiten von rechtem und linkem Arm sind für das Nervensystem ein große Herausforderung. Dies spiegelt sich oft wider in einer sehr unterschiedlichen Spannung der Muskeln, die für die Bewegungen des Schulterblattes verantwortlich sind. Die Schlüsselbeine verbinden Rumpf und Schulterblatt und sind oft unterschiedlich beweglich. Das folgende einfache Vorstellungsbild hat sich für viele Instrumentalisten als hilfreich erwiesen, da es eine einfache Möglichkeit im Sitzen bietet, einen Ausgleich zwischen rechts und links herzustellen.

Eine Reise um die Schlüsselbeine

Setzen Sie sich aufrecht auf einen Hocker mit ebener Sitzfläche, die Unterschenkel sollen einen rechten Winkel zum Boden bilden, die Füße parallel angeordnet sein. Lassen Sie den linken Arm entlang Ihrer Seite nach unten hängen. Ertasten Sie Ihr linkes Schlüsselbein mit den Fingern der rechten Hand, es kann dabei helfen, die linke Schulter etwas anzuheben. Folgen Sie mit den Fingern dem S-förmigen Verlauf des Schlüsselbeins von der Schulter bis zu seiner Verbindung mit dem Brustbein. Berühren Sie das Schlüsselbein etwa 1 cm vom Brustbein entfernt. *Stellen Sie sich an dieser Stelle eine Reise um das Schlüsselbein vor: Eine sehr kleine Kugel rollt um das Schlüsselbein – zunächst vorne nach unten, dann in Richtung der Rippen nach hinten, hinten nach oben und oben wieder nach vorne.* Unternehmen Sie diese gedankliche Reise 2–3 mal. Spüren Sie dann nach, wie der linke Arm nun hängt und ob sich Ihre linke Schulter freier anfühlt. Wechseln Sie dann zum rechten Arm und wiederholen Sie dort dieselbe Vorstellung. Lassen Sie am Ende beide Arme entlang Ihrer Seiten hängen und spüren Sie, ob die Schultern sich ausgeglichen anfühlen.

Der Arm beginnt am Brustbein

Die Funktionseinheit Schulterblatt-Schlüsselbein-Schultergelenk-Oberarm-Ellenbogengelenk-Unterarm-Handgelenk-Hand spielt besonders beim Instrumentalspiel eine zentrale Rolle (Spahn, 2015). Im Verständnis der Bewegungen von Armen und Händen ist es wichtig, Schulterblatt und Schlüsselbein als Basis wahrzunehmen. Das folgende Vorstellungsbild reguliert die Muskelaktivierung innerhalb der Funktionseinheit und ermöglicht flexible und ökonomische Spielbewegungen.

Bitte setzen Sie sich bequem auf einen Hocker. Lassen Sie den rechten Arm entlang Ihrer Seite hängen und ertasten Sie mit der linken Hand Ihr rechtes Schlüsselbein in der Verbindung zwischen Arm und Brustbein. *Stellen Sie sich vor, Ihr Arm beginnt dort, wo sich das Schlüsselbein mit dem Brustbein verbindet.* Unterstützen Sie diese Vorstellung, indem Sie diese Stelle mit den Fingern der linken Hand berühren

(Abbildung 5–8). Schwingen Sie nun den Arm, nach hinten und nach vorne **(Abbildung 5–9)**. *Hierbei bleiben Sie bei der Vorstellung, dass Ihr Arm am Brustbein beginnt*. Lassen Sie den Arm auspendeln und machen das Gleiche mit dem linken Arm. *Dann stellen Sie sich beide Arme beginnend am Brustbein vor.* Schwingen Sie langsam die Arme und *bleiben Sie bei der Vorstellung, dass Ihre Arme an Ihrem Brustbein beginnen*.

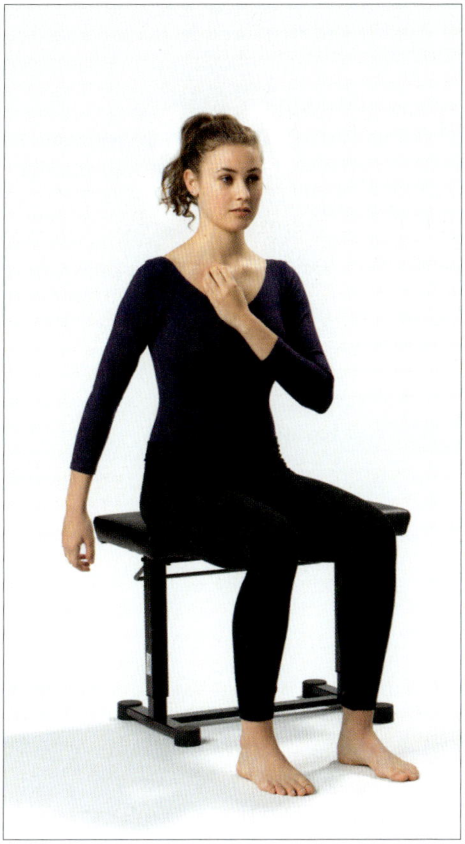

Abbildung 5–8: Vorstellungsbild „Der Arm beginnt am Brustbein". Berührungshilfe mit der linken Hand am Gelenk zwischen Schlüsselbein und Brustbein

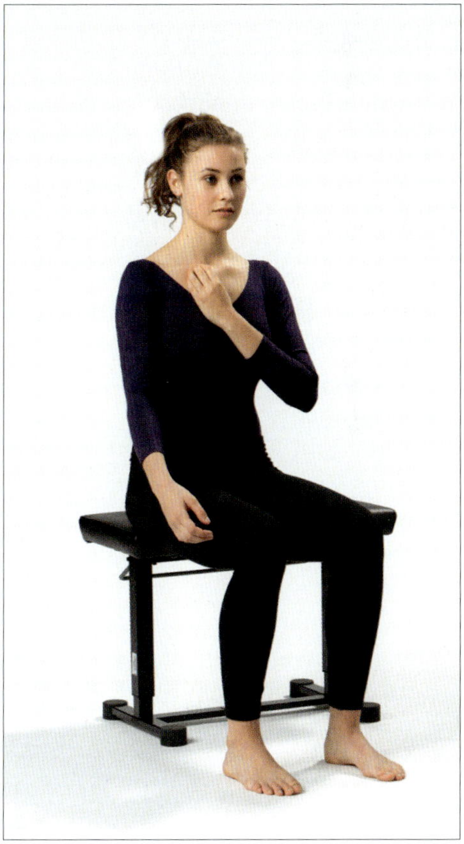

Abbildung 5–9: Schwingen des Arms nach vorne und hinten unter der Vorstellung, dass der Arm am Brustbein beginnt

5.5 Fazit für Musiker

Die Ideokinese ist eine Methode, mit deren Hilfe die Koordination von Bewegungen verbessert und eine Ökonomisierung von Bewegungen erreicht werden soll. Als zentrales Mittel werden hierfür bewegte Vorstellungsbilder (Images) eingesetzt, welche die anatomischen Gegebenheiten des menschlichen Körpers bildhaft aufnehmen. Der Name der Methode drückt dies aus, da sich der Begriff Ideokinese von den beiden griechischen Wörtern „ideo" (Idee/Vorstellung) und „kinesis" (Bewegung) ableitet.

Die Methode wird im Einzel- und Gruppenunterricht vermittelt. Beim Gruppenunterricht arbeiten zunächst jeweils zwei Lernende zusammen. Ein Partner unterstützt den anderen durch Berührungshilfe. Hierbei wird die Wahrnehmung anatomischer Strukturen durch Auflegen der Hände sensorisch verstärkt. Im Einzelunterricht erfolgt die Berührungshilfe durch den Lehrer.

Das Konzept der Ideokinese basiert auf dem biomechanischen Prinzip, dass Körperhaltung und Körperbewegung keine getrennten Zustände sind, sondern dass auch statisch erscheinende Positionen minimale Bewegungen enthalten. So stellt ideales Aufgerichtet sein im Stehen und Sitzen keinen statischen Zustand dar, der durch Regungslosigkeit erzeugt wird, sondern er wird vielmehr durch ein ständiges unmerkliches Bewegen um die zentrale Achse erreicht. Sichtbare Körperbewegungen entstehen durch ein noch komplexeres Zusammenspiel zahlreicher Muskelgruppen, die vom Nervensystem koordiniert werden, um ein gewünschtes Bewegungsziel zu erreichen. Diese Prinzipien lassen sich auf jede Form der Bewegung anwenden, sei es beim Tanzen, beim Spielen eines Musikinstrumentes oder einfach nur bei der Fortbewegung.

Die Ideokinese macht sich als zentrale Arbeitsweise die Tatsache zunutze, dass die Qualität einer Bewegung durch die gedankliche Vorstellung von dieser Bewegung beeinflusst wird. Diese Vorgehensweise ist Musikern sehr vertraut und ermöglicht es ihnen, die Erfahrungen aus der Ideokinese direkt auf das Instrumentalspiel zu übertragen. Im Unterricht in der Ideokinese kann mit dem Instrument gearbeitet werden, indem Vorstellungsbilder für Spielbewegungen genutzt werden.

Die Gründerin der Methode veröffentlichte ihr Konzept in einer wissenschaftlich hochrangigen Zeitschrift. Jüngere wissenschaftliche Untersuchungen zur Wirkung der Methode stehen noch aus.

In der Ausbildung von Musikern wird die Ideokinese an der Hochschule für Musik Freiburg im Rahmen des Lehrangebotes des Freiburger Instituts für Musikermedizin unterrichtet.

Praktische Hinweise

Unter diesen Internetadressen finden Sie weitere hilfreiche Hinweise zur Ideokinese:

http://www.ideokinesis.com/
http://www.thinkingbody.org/

Literatur

Originalliteratur

Bernard, A., Stricker, U. & Steinmüller, W. (2011). *Ideokinese: Ein kreativer Weg zu Bewegung und Körperhaltung* (2. Aufl.). Bern: Huber.

Bonpensière, L. (1953). *New Pathways to Piano Technique: A Study of the Relations Between Mind and Body with Special Reference to Piano Playing.* New York: Philosophical Library.

Clark, B. (1963). *Let's Enjoy Sitting-Standing-Walking.* Port Washington, New York, NY: By the Author.
Clark, B. (1968). *How to Live in your Axis -Your Vertical Line.* New York, NY: By the Author.
Clark, B. (1975). *Body Proportion Needs Depth - Front to Back.* Champaign, IL: By the Author.
Matt, P., Todd, M.E. & Clark, B. (1973). *Principles, Practice and the Import for Dance* (Unpublished Masters of Art Thesis). Urbana-Champaign: University of Illinois.
Matt, P. (1993). *A Kinesthetic Legacy: The Life and Works of Barbara Clark.* Tempe: CMT Press.
Sweigard, L. (1974) *Human Movement Potential: Its Ideokinetic Facilitation.* New York, NY: Dodd, Mead and Co.
Todd, M. (1920). *Principles of Posture.* The Boston Medical and Surgical Journal 182 (26), 645–649.
Todd, M.E. (1921). *Principles of Posture, with Special Reference to the Mechanics of the Hip-Joint.* New England Journal of Medicine (früher: Boston Med Surg J) 184, 667–673
Todd, M. (1937). *The Thinking Body: A Study of the Balancing Forces of Dynamic Man* (Reprint). New York, NY: Dance Horizons.
Todd, M.E. (1953). *The Hidden You: What You Are and What to Do About It* (Reprint). New York, NY: Dance Horizons.
Todd, M.E. (2009). *Der Körper denkt mit* (3. Aufl.) Bern: Verlag Hans Huber.

Weiterführende Literatur

Martin, L. (1986). Sweigard's Legacy: Further Explorations Into Breathing. Journal for the Anthropological Study of Human Movement 4 (1) Spring 1986, 18–35.
Spahn, C. (2015). Musikergesundheit in der Praxis. Grundlagen. Prävention. Praxistipps. Leipzig: Henschel.
Williams, J.F. (1927). Principles of physical education. Philadelphia, Saunders

6 Alexander-Technik

Dirk Hausen

Die Alexander-Technik ist nach ihrem Gründer Frederick Matthias Alexander (1869–1955) benannt und wurde Ende des 19. Jahrhunderts entwickelt. Sie stellt eine pädagogische Methode dar, mit deren Hilfe ungünstige Gewohnheiten von Haltung und Bewegung erkannt und durch bewusste Vorstellungen und verbesserte Körperwahrnehmung korrigiert werden können.

6.1 Entstehung und Konzept

6.1.1 Entstehung der Methode und Biographie des Gründers

Frederick Matthias Alexander, der Entwickler der nach ihm benannten F.M. Alexander-Technik, wurde im Jahre 1869 in Wynyard, Tasmanien, geboren. Er war ein kränkliches Kind und litt unter Asthma, weshalb er von der Schule genommen und privat unterrichtet wurde (Brennan, 1993, S. 26). Im Alter von 20 Jahren verließ Frederick Matthias Alexander seine Heimat in Richtung australisches Festland, um – einem lange gehegten Wunsche folgend – eine Karriere als Schauspieler und Rezitator in Melbourne anzustreben (Barlow, 1983, S. 245). Wie Alexander im ersten Kapitel seines Buches *The Use of the Self – Der Gebrauch des Selbst* – aus dem Jahre 1932 rückblickend schildert, begann diese Karriere auch sehr vielversprechend (Alexander, 2000, S. 21–48). Die zunehmende Zahl an Engagements und die hiermit einhergehende Belastung für seine Stimme führten jedoch bald zu Beschwerden in Form von Heiserkeit und dem, für Alexander besonders unangenehmen, hörbaren Einziehen der Luft während des Rezitierens. Obwohl er den Rat verschiedener Ärzte und Stimmtrainer suchte und sich deren Behandlungsmethoden – mit Ausnahme eines vorgeschlagenen operativen Eingriffs – unterzog, verschlimmerte sich seine Heiserkeit im Laufe der Zeit so sehr, dass er bisweilen nicht mehr sprechen konnte. Vor einem besonders wichtigen Auftritt hatte Alexander daher berechtigte Zweifel, ob er diesen bewältigen könne und er beschloss, seinen Arzt erneut aufzusuchen. Dieser entließ ihn mit dem Rat, in den zwei Wochen vor dem Auftritt auf das Rezitieren zu verzichten und seine Stimme auch sonst so weit wie möglich zu schonen und machte Alexander Hoffnung, dass seine Heiserkeit verschwinden würde. Obwohl Alexander am Tage des Auftritts tatsächlich frei von Heiserkeit war, traten die Probleme während des Auftritts erneut auf, so dass er am Ende des Abends kaum noch sprechen konnte. Er befürchtete daher, dass die Stimmprobleme das Ende seiner Karriere bedeuten würden. Da sein Arzt ihm tags darauf erneut zum Schonen der Stimme riet, dies für Alexander jedoch keine zufriedenstellende Lösung versprach, beschloss er, die Gründe für sein Stimmproblem selbst zu erforschen. Alexander berichtet über diesen entscheidenden Moment im Gespräch mit seinem Arzt in *Der Gebrauch des Selbst:*

„‚Ist es dann nicht naheliegend', fragte ich ihn, ‚daraus zu schließen, dass die Ursache des Übels etwas war, das ich an jenem Abend durch den Gebrauch meiner Stimme bewirkte?' Er überlegte einen Augenblick und sagte: ‚Ja, so muss es sein.' – ‚Können Sie mir dann sagen', fragte ich ihn, ‚was es denn war, das ich tat, was das Übel verursachte?' Er gab offen zu, dass er dazu nicht in der Lage wäre. ‚Nun gut', gab ich zurück, ‚wenn das so ist, dann muss ich versuchen, es selbst herauszufinden.'" (Alexander, 1993, S. 24).

Diese Sätze dienen nicht nur als eindrücklicher Beleg für Alexanders Entschlossenheit, sich eigenständig aus seiner misslichen Lage zu befreien. Die von ihm gestellte Frage nach einem möglichen Zusammenhang zwischen der Art und Weise, wie er seinen Körper gebrauchte (englisch *Use*), und der Art und Weise, wie sein Körper auf diesen Gebrauch reagierte (*Function*), sollte sich zudem als bis heute geltender Grundpfeiler der Alexander-Technik herausstellen – weit über den ursprünglichen Stimm-Zusammenhang hinaus.

Da Alexander durch gewöhnliches Sprechen keine Beschwerden entwickelte, begann er seine Untersuchungen damit, dass er sich sowohl beim normalen Sprechen als auch beim Rezitieren mit Hilfe eines Spiegels beobachtete; dies in der Hoffnung, einen Unterschied zwischen beiden Tätigkeiten entdecken zu können, um so der Ursache seines Problems beim Rezitieren auf die Spur zu kommen. Während ihm beim normalen Sprechen zunächst nichts Ungewöhnliches auffiel, bemerkte Alexander beim Rezitieren schnell ein bestimmtes Muster, das in Abhängigkeit von den stimmlichen Anforderungen der zu rezitierenden Passage zudem verschieden stark ausgeprägt war – es ließ sich schließlich aber auch beim gewöhnlichen Sprechen, obgleich in subtilerer Form, wahrnehmen: *„Wenn er zum Rezitieren ansetzte – ‚sich dazu bereit machte' –, zog er mit einem lauten Keuchen Luft ein, und fast gleichzeitig spannte er die Halsmuskeln an, die seinen Kopf nach hinten und unten zogen. Er fand auch heraus, dass er dadurch Druck auf seine Stimmbänder ausübte. Schließlich konnte er auch beobachten, dass er den ganzen Körper verkürzte und anspannte und so nicht nur seine Atmung, sondern seine allgemeine Bewegungsfreiheit einschränkte."* (Stevens, 1989, S. 26)

Alexanders Ziel bestand folglich darin, das übermäßige Anspannen der Halsmuskulatur zu unterbinden, um auf diese Weise auch das unerwünschte Zurückziehen des Kopfes und die weiteren damit einhergehenden unvorteilhaften Körperreaktionen zu verhindern; ein Ziel, das bis heute von zentraler Bedeutung für die Alexander-Technik ist. Zu seinem großen Bedauern musste er jedoch feststellen, dass ihm das willentliche Unterbinden dieses Anspannens nicht ohne weiteres gelang. Darüber hinaus machte er die Erfahrung, dass er sich auch auf sein Körpergefühl nicht verlassen konnte. Denn selbst wenn er subjektiv den Eindruck hatte, dass er seinen Kopf in Vorbereitung auf das Sprechen nicht nach hinten und unten zog, zeigte „die Kontrolle im Spiegel [...], dass er die sensorischen Rückmeldungen seines Körpers falsch interpretierte" (Fortwängler und Lamprecht, 2009, S. 27), er also das Gegenteil von dem tat, was er zu tun glaubte. Alexander hatte trotz dieser Rückschläge aber inzwischen erkannt, dass das Verhältnis zwischen Kopf, Hals und Rumpf von entscheidender Bedeutung für das Funktionieren seines gesamten Körpers war und dass die Verbesserung desselben möglicherweise auch den Schlüssel zur Korrektur seiner unzuverlässigen Sinneswahrnehmung darstellen würde. Er nannte das Verhältnis zwischen Kopf, Hals und Rumpf daher *Primärsteuerung* (*Primary Control*).

In einem nächsten Schritt fand er heraus, dass er das flexible Arbeiten der Primärsteuerung, welches maßgeblich von der Spannung der Halsmuskulatur abhängt, am besten dadurch erreichen konnte, dass er sein Ziel, das Rezitieren, nicht direkt anging – was jedes Mal zum übermäßigen Anspannen der Halsmuskulatur führte –, sondern den Impuls zur unmittelbaren Ausführung zunächst unterband (*Inhibition*) und den Vorgang dann in mehrere Teilschritte zerlegte. Alexander verlagerte damit seine Aufmerksamkeit weg vom Ziel bzw. einer Fixierung auf das Ziel (*End-Gaining*) hin zur Qualität der Mittel (*Means-Whereby*), mit denen er das gewünschte Ziel am besten erreichen konnte. Als besonders wichtig erwies sich dabei sein Vorgehen, jeden Teilschritt mit bewusst formulierten Gedanken, den sogenannten *Direktiven* (*Directions*) zu unterstützen, welche die Muskulatur zu einer den Erfordernissen angemessenen Aktivität anregen und die Koordination des Körpers auf diese Weise verbessern sollten. Eine gängige Version der wichtigsten Alexander-Direktive lautet deshalb heute noch: „Halsmuskulatur kann frei sein, damit der Kopf nach vorne und oben gehen und der Rücken sich längen und weiten kann." Da Alexander im entscheidenden Moment – dann, wenn er zum Rezitieren ansetzte – aber dennoch immer wieder in sein altes Muster zurückfiel, fügte er in seine Vorgehensweise noch „einen weiteren Schritt ein: Er ließ es bis zuletzt offen, ob er sein ursprüngliches Ziel, zum Beispiel einen Satz zu sprechen, tatsächlich erreichen wollte, oder ob er etwas ganz anderes oder sogar überhaupt nichts tun wollte" (Fortwängler und Lamprecht, 2009, S. 23). Auf diese Weise konnte er das unerwünschte Reiz-Reaktionsmuster – Rezitieren führt zu übermäßigem Anspannen der Halsmuskulatur – schließlich auflösen, so dass seine Stimmprobleme vollständig und dauerhaft verschwanden.

Der Arzt Wilfred Barlow, Ehemann von Alexanders Nichte Marjory und selbst Lehrer der Alexander-Technik, weist in diesem Zusammenhang darauf hin, dass Alexander zwar einen „altmodischen Stimulus/Response-Ansatz" verfolgte, jedoch zugleich von „der psychophysischen Einheit des Menschen" (Barlow, 1983, S. 126) ausging, welche im ausgehenden 19. Jahrhundert einen fast revolutionären Ansatz darstellte. Die Technik, die Alexander in einem Zeitraum von etwa zehn Jahren auf der Grundlage der obigen Entdeckungen entwickelte und bei welcher der Einsatz der Hände des Alexander-Lehrers zur Demonstration körperlicher Veränderungen eine ganz maßgebliche Rolle spielt, stellt somit eine ganzheitliche Methode dar, in der physische und psychische Vorgänge nicht getrennt, sondern komplementär betrachtet werden.

Entscheidend für das Bekanntwerden seiner Technik war, dass Alexander das Muster des übermäßigen Anspannens der Halsmuskulatur und die damit einhergehende Beeinträchtigung der Koordination des Körpers – mit all ihren Konsequenzen wie Verkürzen der Gestalt, Einschränkung der Beweglichkeit, Verspannungen etc. – nicht nur bei sich selbst, sondern auch bei den meisten anderen Menschen beobachten konnte. Er entdeckte also gleichsam ein universales Muster – eine Form des Schreckmusters, bedingt durch Stress, Anspannung, Nervosität oder ungünstige Haltungs- und Bewegungsgewohnheiten –, das damals wie heute bei vielen Menschen zu ‚gebrauchsbedingten' Beschwerden oder Beeinträchtigungen führt. Durch die große Nachfrage nach seiner Technik fühlte er sich in seinen Beobachtungen bestätigt. Alexander unterrichtete zunächst in Auckland, dann in Melbourne und schließlich in Sydney, *„wo er sich fest als Lehrer seiner Methode etablierte"* (Barlow, 1983, S. 246) und in den Jahren von 1900 bis 1904 auch Direktor des Opern- und Schauspielkonservatoriums war. Auf Anraten eines Freundes, seine Methode auch in Europa bekannt zu machen, siedelte Alexander 1904 nach London über und eröffnete eine Praxis. Bald hatte er großen Erfolg mit seiner Methode. Die Tatsache, dass Alexander in den Jahren vor Ausbruch des ersten Weltkrieges *„hauptsächlich mit Schauspielern"* (Barlow, 1983, S. 247) arbeitete – darunter einige der damals bekanntesten Namen –, veranschaulicht dabei, dass die Alexander-Technik seit jeher von Künstlern besonders geschätzt wurde.

„Von 1914 bis 1924 lebte Alexander die Hälfte der Zeit in den USA" – wo er seine Methode ebenfalls verbreitete – *„und die andere Hälfte in England"* (Barlow, 1983, S. 247). Um seine Methode langfristig weiterzugeben, gründete er 1930 in London, Ashley Place 16, die erste Ausbildungsschule für Alexander-Lehrer. Frederick Matthias Alexander starb 1955 im Alter von 86 Jahren in London.

6.1.2 Konzept

Bei der ‚klassischen' Alexander-Arbeit, also der von Alexander bis kurz vor seinem Tode im Jahre 1955 selbst vermittelten Unterrichtsform, leitet ein Lehrer den Schüler unter Anwendung der zuvor genannten Prinzipien wie *Inhibition*, *Means-Whereby* etc. bei bestimmten Positionen – Liegen, Sitzen, Stehen – oder Bewegungen – Aufstehen, Hinsetzen oder Gehen – an. Währenddessen trägt er Sorge, dass der Schüler die natürliche Koordination nicht stört – das Verhältnis zwischen Kopf, Hals und Rumpf also flexibel ist bzw. bleibt – und unnötiger Kraftaufwand vermieden wird. Da übermäßiges Anspannen der Halsmuskulatur den Kopf aus seiner natürlichen Balance heraus nach hinten und unten zieht und hierdurch auch alle anderen Muskelgruppen im Körper beständig mehr Arbeit zu verrichten haben, um die entstandene Dysbalance auszugleichen, ist das Ziel in der Alexander-Technik bei allen Tätigkeiten, die Halsmuskulatur nur mit dem nötigen Maß an Spannung arbeiten zu lassen. Hierdurch soll der Kopf wieder frei auf der Halswirbelsäule balanciert werden und sich nach „vorne und oben" – der Gegenrichtung zu „hinten und unten" – orientieren, so dass indirekt auch der übrige Körper entlastet wird. Mit der Reduzierung der muskulären Belastung wird zugleich auch eine Verbesserung der Körperwahrnehmung angestrebt, so dass der körpereigene Kontrollmechanismus für die Einschätzung von Positionen und Bewegungen, der sogenannte kinästhetische Sinn, zuverlässiger wird. Dass dieser Sinn beeinträchtigt sein kann, zeigt sich z.B. daran, dass eine zusammengesunkene oder überstreckte Haltung von vielen Schülern als ‚normal', eine ausgewogene, natürlich aufgerichtete Haltung dagegen als ‚unnormal' empfunden wird.

Die traditionellen Arbeitsformen der Alexander-Technik wie *Tischarbeit* – im Liegen auf einem Tisch – und *Stuhlarbeit* – Arbeit am Sitzen, Aufstehen etc. – dienen dabei als Beispiele für alltagsrelevante Positionen und Bewegungen und sollen nach entsprechender Verankerung das Übertragen der Prinzipien der Alexander-Technik auf andere Tätigkeiten wie etwa das Musizieren erleichtern. Für alle Tätigkeitsfelder werden in der Alexander-Technik zudem grundlegende anatomische Kenntnisse vermittelt – beispielsweise über den Aufbau des Schultergürtels –, um Gelenke auf die Weise einzusetzen, für die sie vorgesehen sind. Auch hierdurch soll unnötiger Kraftaufwand vermieden werden, da die Muskeln nicht mehr gegen die eigene Anatomie arbeiten, sondern mit dieser. Durch die Verbindung der grundlegenden Prinzipien mit den Direktiven und der Demonstration durch die Hände des Lehrers soll es dem Schüler schließlich möglich sein, die Alexander-Technik selbständig – also auch außerhalb der Unterrichtssituation – anzuwenden. Der Alexander-Lehrer Alcantara beschreibt seine Erfahrungen folgendermaßen: *„Schon bald assoziiert der Schüler [...] die im Unterricht gemachten Erfahrungen und Empfindungen mit den dazugehörigen verbalen Anweisungen, und kann so nach einiger Zeit eine Reihe dieser sensorischen Wahrnehmungen durch Assoziation abrufen"* (Alcantara, 2002, S. 73f).

6.2 Anwendungspraxis und Verbreitung

6.2.1 Anwendungsformen

Bei der Alexander-Technik handelt es sich um eine „pädagogische Methode", nicht um eine Therapieform (Fortwängler und Lamprecht, 2009, S. 35). Dennoch – oder vielleicht gerade deswegen – ist es so, dass die meisten Personen deshalb Stunden in Alexander-Technik nehmen, weil sie aufgrund einseitiger körperlicher Belastungen, etwa durch langes Sitzen oder Stehen, oder durch muskuläre Überbeanspruchung ‚gebrauchsbedingte' Beschwerden in Form von Verspannungen oder Schmerzen entwickelt haben und diese beheben möchten. Dies kann durch Ändern der zugrundeliegenden Haltungs- und Bewegungsgewohnheiten im Idealfall auch dauerhaft geschehen. Insgesamt kommt es eher selten vor, dass die Alexander-Technik rein präventiv eingesetzt wird bzw. dabei helfen soll, eine beruflich oder privat ausgeübte Tätigkeit müheloser oder effizienter zu gestalten. Die Anwendung der Alexander-Technik bei Musikern und anderen künstlerischen Berufen bildet allerdings eine Ausnahme. Sie erfolgt durchaus im Sinne der Leistungs- und Gesundheitsförderung.

Der Unterricht in Alexander-Technik findet traditionell in *Einzelarbeit* statt. Da ein Alexander-Lehrer den Schüler nicht nur verbal anleitet, sondern körperliche Veränderungen – Zunahme der Körperlänge, verbesserte Beweglichkeit, Gefühl von Leichtigkeit, tiefere Atmung – zugleich mithilfe seiner Hände demonstriert, leuchtet der Vorteil dieser Vorgehensweise unmittelbar ein: Es kann individueller, intensiver und in Folge dessen auch schneller gearbeitet werden, als wenn ein Lehrer mehrere Schüler gleichzeitig betreut.

Die Arbeit in einer *Gruppe* kann aber dennoch sehr sinnvoll sein; nicht zuletzt deswegen, weil der Lernprozess im Gruppenunterricht durch das Beobachten und das Nachvollziehen der Erfahrungen der anderen Teilnehmer ergänzt wird.

6.2.2 Allgemeine Prinzipien in der Anwendungspraxis

Ein zentraler Bestandteil des Alexander-Unterrichts ist *„der Einsatz der Hände des Lehrers. Um dem Schüler Reagieren und Handeln auf körperlicher Ebene bewusst zu machen, spricht ein Alexander-Lehrer mittels seiner Hände den bewegungsempfindlichen Sinn des Schülers an. Gleichzeitig hat er damit die Möglichkeit wahrzunehmen, wie sich der Schüler koordiniert"* (Fortwängler und Lamprecht, 2009, S. 31). Ein erfahrener Lehrer braucht – in Abhängigkeit von den körperlichen Grundvoraussetzungen eines Schülers – hierbei in aller Regel nur verhältnismäßig wenige Unterrichtseinheiten, um die Koordination eines Schülers für diesen spürbar und – durch Bewusstmachen und Ändern der die Koordination beeinträchtigenden Faktoren – im Idealfall auch nachhaltig zu verbessern.

6.2.3 Verbreitung

Außer im künstlerischen Bereich – prominente Beispiele sind etwa die *Juilliard School* in New York oder das *Royal College of Music* in London – ist die Alexander-Technik kaum institutionalisiert. Die nach den Richtlinien des *Alexander-Technik-Verbands Deutschland* (*ATVD*) ausgebildeten und in diesem Verband organisierten Alexander-Lehrer – im Jahr 2016 etwa 370 – unterrichten somit überwiegend privat. International kooperiert der *Alexander-Technik-Verband Deutschland* mit 17 weiteren nationalen Gesellschaften und ist mit diesen in den *Alexander Technique Affiliated Societies* (*ATAS*) zusammengeschlossen.

6.3 Spezifische Aspekte in der Anwendung bei Musikern

Die Alexander-Technik hat unter Musikern große Verbreitung gefunden. Sie gehört zu den körperorientierten Methoden, die an vielen Musikausbildungsstätten und in der Fortbildung bei Musikern im Lehrangebot vertreten sind. Auch Klangkörper wie die Junge Deutsche Philharmonie bieten für ihre Orchestermitglieder regelmäßig Workshops in Alexander-Technik an. Der Grund für diese Popularität liegt wohl darin, dass Musiker in besonderer Weise von der Alexander-Technik profitieren können.

Da Musiker ihren Körper nicht nur stark beanspruchen, sondern zugleich auch sehr subtile Bewegungsabläufe auszuüben haben, die hohe Anforderungen an die Feinmotorik stellen, bietet die Alexander-Technik für sie eine ganze Reihe spezifischer Vorteile: Sie kann dazu beitragen, den körperlichen Aufwand zu reduzieren, gleichzeitig die Feinmotorik zu verbessern und in Folge dessen das Vertrauen in den eigenen Körper zu stärken. Abgesehen von der grundlegenden Bedeutung der gerade genannten Aspekte, besteht ein weiterer entscheidender Vorteil darin, dass es in der Alexander-Technik zu keiner Zeit um totale Entspannung geht, sondern vielmehr um Entspannung in der Aktivität. Die Muskulatur wird, vor allem durch Einbeziehen der bereits erwähnten Direktiven, nach und nach trainiert, in der jeweiligen Situation angemessen zu arbeiten. Dies erlaubt es, die Technik – bei entsprechender Übung und Erfahrung – auch während des Musizierens, gleichsam im Hintergrund mitlaufend, anzuwenden.

Die Fähigkeit zur Regulierung der Muskelspannung und die damit einhergehende Verbesserung der Körperkontrolle bieten auch Vorteile im Umgang mit Lampenfieber. Da die *„bekannten körperlichen Anzeichen des Lampenfiebers [...] Ausdruck eines durch Angst ausgelösten physiologischen Programms“* (Spahn, 2012, S. 13) sind und Angst stets mit einem erhöhten Muskeltonus einhergeht, kann die Fähigkeit zur bewussten Regulierung des Muskeltonus mit dazu beitragen, überschießende Symptome des Lampenfiebers zu dämpfen. Aufgrund der für die Alexander-Technik maßgeblichen Grundannahme, den Menschen als psychophysische Einheit zu betrachten, hat eine Veränderung auf körperlicher Ebene dabei immer auch Auswirkungen auf die psychische Ebene, so dass auch hier eine ‚Beruhigung‘ erzielt werden kann, die gleichsam als innere Sicherheit empfunden wird.

Ein weiterer, für Musiker sehr interessanter Gesichtspunkt ist, dass es sich bei der Alexander-Technik um eine ‚indirekte‘ Methode handelt. Dies bedeutet, dass nicht primär symptomorientiert, z. B. an Schulter- oder Nackenschmerzen, gearbeitet wird, sondern dass die Aufmerksamkeit vom Symptom weg und stattdessen auf die Verbesserung der Gesamtkoordination des Körpers gerichtet wird; viele Symptome schlechten Körpergebrauchs verschwinden hierdurch ganz von alleine. Da Musiker während ihrer Ausbildung und darüber hinaus zumeist an spezifischen Details ihrer Technik arbeiten und die Gefahr besteht, sich hierin zu verlieren, bietet gerade dieser Aspekt der Alexander-Arbeit eine – auch psychisch – entlastende Alternative.

Durch Verbesserung der Kopf-Hals-Rumpf-Beziehung, die in der Alexander-Technik als Schlüssel zur Verbesserung der Gesamtkoordination des Körpers angesehen wird, wird zudem die natürliche Aufrichtung und somit zugleich die Beweglichkeit des Körpers unterstützt – Aspekte, die für ein freies und müheloses Musizieren von essentieller Bedeutung sind. Damit einher geht auch eine Verbesserung der Körperwahrnehmung, da der Muskeltonus harmonisiert wird – einige Muskelgruppen arbeiten weniger, während andere zu mehr Aktivität angeregt werden – und sich infolge dessen die Möglichkeit zur Wahrnehmung von Spannungsveränderungen verbessert: *„Je freier ein Körperteil, desto genauer die Wahrnehmung der jeweiligen Aktivität“* (Alcantara, 2002, S. 54).

Der Kontrollmechanismus für die Einschätzung von Positionen und Bewegungen kann auf diese Weise wieder zuverlässiger werden – ein Aspekt, der für das Musizieren ebenfalls eine zentrale Rolle spielt. Funktioniert die Körperwahrnehmung nämlich nicht zuverlässig, so besteht die Gefahr, dass sich etwas für den Körper – rein aus Gewohnheit – richtig anfühlt, was ihm in Wahrheit schaden kann bzw. die Qualität des Musizierens beeinträchtigt (z. B. ‚im Hohlkreuz stehen‘). Durch die Verbesserung der Körperwahrnehmung gelingt es dem Schüler in der Alexander-Technik nach und nach immer besser, Spannungsmuster zu erkennen und sie gegebenenfalls zu korrigieren, bevor wirkliche Verspannungen und daraus resultierende Schmerzen entstehen können.

6.3.1 Wirkungsnachweise der Alexander-Technik bei Musikern

Die positiven Wirkungen der Alexander-Technik in der Arbeit mit Musikern lassen sich anhand unterschiedlicher Quellen darlegen. Einmal gibt es Beispiele berühmter Musiker, die von der Alexander-Technik profitiert haben. Auch im Bereich der Forschung hat man damit begonnen, die Wirkungen der Alexander-Technik bei Musikern zu untersuchen. Aus der eigenen Unterrichtspraxis des Autors liegen zudem persönliche Erfahrungsberichte von Musikern vor.

Berühmte Musiker

Es gibt zahlreiche berühmte Musiker, die mit der Alexander-Technik in Verbindung gebracht werden, darunter so bedeutende Künstler wie Yehudi Menuhin, Paul McCartney, Sting, James Galway oder Barry Tuckwell. Ein schriftlicher Beleg hierfür findet sich allerdings nur im Falle des englischen Dirigenten Colin Davis (1927–2013), der in seinem ‚Geleitwort' zu Pedro de Alcantaras Buch *Alexander-Technik für Musiker* (2002) schreibt: *„Ich werde Sir Adrian Boult immer dankbar verpflichtet bleiben, der mich kurzerhand zu Wilfred Barlow schickte, nachdem er mein Dirigat mit den Worten kommentiert hatte: ‚Mein Junge, Du wirst zum Krüppel, wenn Du so weitermachst.' Das ist jetzt vierzig Jahre her. Heute lehrt meine Frau die Alexander-Technik und unsere Musikerfamilie nimmt Stunden bei ihr. Dass die Alexander-Technik eine wichtige Sache ist, davon sind wir alle überzeugt. Sie verspricht keine Heilung, verschreibt keine Übungen, analysiert nicht; aber sie deutet uns, dass wir an unserem Verhalten in allen Lebensbereichen arbeiten müssen und – die durch die Alexander-Technik erreichte Freiheit mit den noch sehr begrenzten Fortschritten des Alltags vergleichend – hoffen dürfen, dass uns hier und da ein Echo des ‚Lachens der Kinder/versteckt im Laubwerk' erreicht.“* (Alcantara, 2002, S. 10)

Wissenschaftliche Untersuchungen

Obgleich die wissenschaftliche Beschäftigung mit der Alexander-Technik bis in die 1940er Jahre zurückreicht (Barlow, 1983, S. 24f), sind die Wirkungen der Alexander-Technik bei Musikern bis dato kaum untersucht worden.

Die früheste Studie zur Alexander-Technik bei Musikern stammt aus den 1960er Jahren. Wilfred Barlow „erteilte einer Gruppe von 40 Studenten des *Royal College of Music* in London *Alexander*-Lektionen“ (Stevens, 1989, S. 82), wobei sein Ziel darin bestand, die Auswirkungen der Alexander-Technik auf die Körperhaltung der Studenten zu erforschen. Er fotografierte die Studenten deshalb zu Beginn und am Ende des Kurses in der sogenannten Standard-Körperhaltung und analysierte ihre Fehler in dieser Position. Als Vergleichsgruppen dienten ihm Studenten zweier weiterer Institutionen, die nicht in Alexander-Technik unterrichtet wurden. Bei den Studenten des *Royal College of Music* ließ sich eine Verbesserung der Körperhaltung sowie „eine Zunahme an Körpergröße und an Breite in den Schultern“ (Stevens, 1989, S. 82) beobachten, während sich in den Vergleichsgruppen keine Verbesserungen einstellten. Lehrer berichteten zusätzlich, dass die Alexander-Lektionen mit dazu beigetragen hätten, die Ergebnisse der Studenten „bei einem wichtigen Gesangswettbewerb" wesentlich zu steigern (Stevens, 1989, S. 83).

In einer Studie der Arbeitsgruppe am Freiburger Institut für Musikermedizin im Rahmen einer Masterarbeit von Jonathan Vetter (2012) wurde bei acht Violinistinnen und Violinisten vor und nach einer einstündigen Sitzung mit Alexandertechnik die Körperstabilität anhand des Schwingungsausschlags des Körperschwerpunkts mithilfe der Posturographie gemessen. Die Ergebnisse wurden denjenigen einer Gruppe von sieben Personen, die keine Behandlung erfuhren, gegenübergestellt. Im einfachen Stehen mit und ohne Instrument zeigte sich ein vergrößerter Schwingungsausschlag bei den Personen mit Alexander-Technik gegenüber denjenigen ohne Alexander-Technik. Während des Spielens von Tonleitern zeigte sich tendenziell derselbe Effekt. Dies lässt auf eine erhöhte Durchlässigkeit und verringerte Körperanspannung durch die Arbeit mit der Alexander-Technik schließen.

Die jüngste Studie stammt von Joseph Weissenberg. In seiner im Jahre 2015 erschienenen Dissertation mit dem Titel *Alexandertechnik und Bühnenpräsenz. Die Wirkung der Alexandertechnik auf Bühnenpräsenz und Podiumssicherheit* geht der ausgebildete Alexander-Lehrer der Frage nach, welchen Einfluss das Erlernen der Alexander-Technik auf das Auftrittsverhalten von Musikern haben kann. Weissenberg gab drei Musikstudentinnen des Mozarteums Salzburg während eines Semesters Stunden in Alexander-Technik und dokumentierte die hierdurch erzielten Veränderungen in deren Auftrittsverhalten, indem er sie zu Beginn und am Ende des Semesters in einer simulierten Bühnensituation mit einer Kamera aufnahm. Die anschließende Bewertung der Aufnahmen durch Alexander-Lehrer und Musikstudenten sowie quantitative Erhebungen durch Fragebögen lassen Weissenberg zu dem Schluss gelangen, dass das Erlernen und Anwenden der Alexander-Technik sowohl die Körperwahrnehmung verbessern als auch die Bühnenpräsenz erhöhen konnte (Weissenberg, 2015).

Insgesamt ist aus wissenschaftlicher Sicht methodenkritisch anzumerken, dass die genannten Studien aufgrund der geringen Fallzahlen keine verallgemeinerbaren Schlüsse zulassen.

Erfahrungsberichte von Musikern

Die folgenden Berichte von unterschiedlichen Musikern – Laienmusiker und professionelle Musiker, Musikstudierende und verschiedene Instrumentalisten – über die Arbeit mit der Alexander-Technik geben einen Einblick in persönliche Erfahrungen mit der Methode.

Musikstudent, Klavier: *„Ich kam zur Alexander-Technik, weil ich mich sehr dafür interessierte, beim Musizieren achtsamer und schonender mit meinem Körper umzugehen und dadurch Verspannungen zu vermeiden. Ich hatte mich zwar zuvor schon mit dem Thema Körper beschäftigt, doch fehlte mir eine geeignete Form für die Selbstbeobachtung. Ich hatte das Gefühl, gar nicht zu wissen, worauf ich genau achten sollte. Durch meine Beschäftigung mit der Alexander-Technik lerne ich, die richtige Balance zwischen Beobachten, Beeinflussen und Geschehen lassen zu finden. Es geht darum, ungünstige Gewohnheiten zu erkennen und diese dann durch neue, bessere Verhaltensmuster zu ersetzen. Dies ist ebenso herausfor-*

dernd wie gewinnbringend: Es wirkte sich schon nach wenigen Monaten positiv auf mein Musizieren aus. Gleichwohl ist mir bewusst, dass es hier noch viel zu lernen gibt – worauf ich mich freue.“

Musikstudentin, Violine: „*Durch den Unterricht in Alexander-Technik nehme ich überhaupt erst bewusst wahr, wann ich verspannt bin und kann diese Verspannungen auch während des Musizierens lösen. Dadurch erreiche ich mehr Flexibilität und Sensibilität und damit die Möglichkeit, mehr Klangfarben zu produzieren und die Intonation zu stabilisieren. Ich habe gelernt, mehr auf die Bewegung meines Körpers zu achten. Wenn ich einmal Verspannungen habe, kann ich zum Beispiel analysieren, woher sie kommen und wie ich damit umgehen kann. Auch im Alltag achte ich nun mehr auf meine Körperhaltung.“*

Instrumentallehrer, Gitarre: „*Die Alexander-Technik veränderte meinen Blick auf das Instrumentalspiel als Gitarrist grundlegend: Die größere körperliche und geistige Beweglichkeit ermöglicht es mir, meine Spontanität und musikalische Handlungsfähigkeit zu bewahren und ungehindert das tun, was ich tun möchte. Die Alexander-Technik beeinflusst mein gesamtes Denken und Fühlen nachhaltig positiv, erhöht mein Lerntempo und meine Gedächtnisfähigkeit und steigert zudem die Freude an musikalischen Darbietungen. Dies wirkt sich auch positiv in meiner pädagogischen Tätigkeit aus.“*

Amateurmusiker, Saxophon: „*Was mir an der Alexander-Technik gefällt, ist, dass ich keinen besonderen Raum brauche, keine extra vorbereitete Situation, sondern nur die Erinnerung an die Unterrichtsstunden, um das Gelernte ins normale Leben zu integrieren, z.B. am Schreibtisch, beim Spazierengehen, beim Musizieren. Durch die besser organisierte Körperhaltung lassen meine Nackenschmerzen beim Saxophonspiel nach. Außerdem fühle ich mich mit meiner Atmung wohler und finde, dass meine Töne schöner klingen.“*

6.4 Übungen

In der Alexander-Technik gibt es nur vier ‚Übungen‘ (*Procedures*) im eigentlichen Sinne, was damit zusammenhängt, dass der Nutzen einer Übung aus Sicht der Alexander-Technik stets davon abhängt, in wieweit hierbei die Grundprinzipien der Technik zur Anwendung gelangen. Sind diese Prinzipien verinnerlicht – was sich ebenso gut an den ‚klassischen‘ Übungsfeldern wie Sitzen, Aufstehen oder Hinsetzen erlernen lässt –, ermöglicht dies die Anwendung in jeder beliebigen Situation; also weit über den Kontext der Übung hinaus. Das Gleiche gilt für die beiden nachfolgend beschriebenen Übungen, die sich gerade für Musiker als hilfreich erwiesen haben.

Übung

Whispered Ah

Ziel: Das sogenannte *geflüsterte Ah* (*Whispered Ah*) ist besonders in Situationen von Nutzen, in denen man Nervosität oder Lampenfieber verspürt, da es zu einer tieferen Atmung und damit zugleich zur körperlichen und mentalen Beruhigung beiträgt. Es handelt sich jedoch weniger um eine Atemübung als um eine Übung zur Verbesserung der Primärsteuerung, bei der die Aufmerksamkeit zusätzlich auf den Aspekt Atmung gerichtet wird.

Vorbereitung: In Vorbereitung auf das *geflüsterte Ah* – wobei es sinnvoller wäre, eher von einem ‚gehauchten Ah' zu sprechen – gilt es zunächst, für ein gutes, also flexibles Funktionieren der Kopf-Hals-Rumpf-Beziehung (Primärsteuerung) zu sorgen. Dies sicherzustellen ist die Aufgabe der bereits erwähnten gedanklichen Botschaften an die Muskulatur, der Direktiven. Maßgeblich ist hier die Vorstellung: „Halsmuskulatur kann frei sein, damit der Kopf nach vorne und oben gehen und der Rücken sich längen und weiten kann."

Durchführung: Während Sie diese Vorstellung innerlich wiederholen, legen Sie die Zungenspitze an die Innenseite der unteren Schneidezähne und öffnen Sie den Mund (**Abbildung 6–1** und **Abbildung 6–2**). Lassen Sie die Gesichtsmuskeln dabei möglichst entspannt und versuchen Sie, die Primärsteuerung nicht zu stören. Atmen Sie anschließend unter Hauchen der Silbe „Ah" langsam aus.

Am Ende des Ausatmens schließen Sie den Mund und warten Sie etwa drei Sekunden, bevor Sie die Luft möglichst schnell durch die Nase wieder einströmen lassen. Das Ergebnis ist ein tiefes, reflektorisches Einatmen, das zumeist als sehr wohltuend und entspannend empfunden wird.

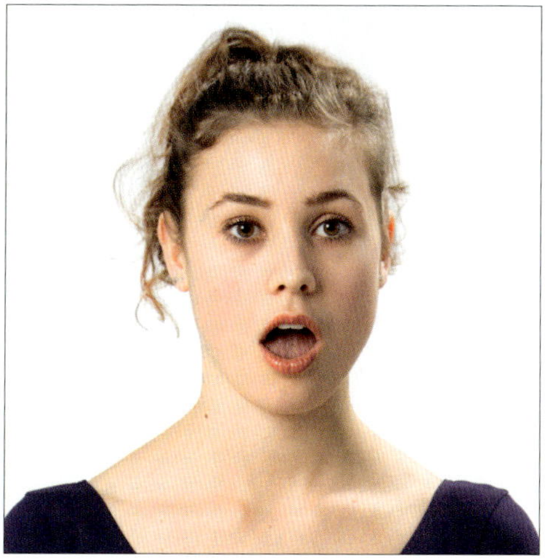

Abbildung 6–1: „Whispered Ah", Ansicht von vorne

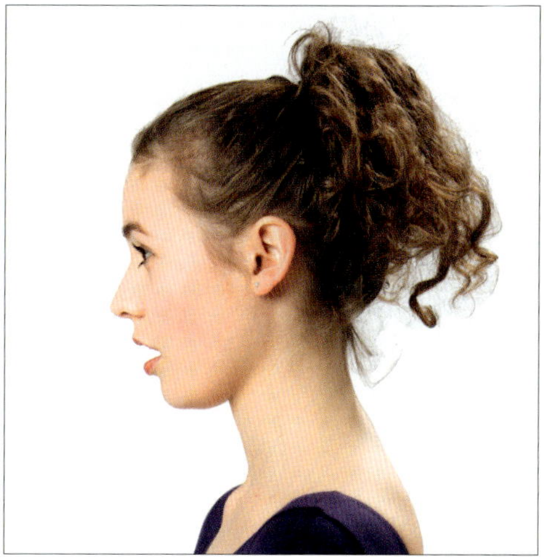

Abbildung 6–2: „Whispered Ah", Seitenansicht

Übung

Monkey Position

Ziel: Diese Übung, die sogenannte *Affenstellung* (*Monkey Position*), ermöglicht große Beweglichkeit bei gleichzeitig hoher Stabilität. Sie bildet damit eine sinnvolle Alternative zum ‚normalen', oft an ungünstige Gewohnheiten geknüpften Stehen während des Musizierens. Da der Körper sich – entsprechende Achtsamkeit in der Ausführung vorausgesetzt – hier in einem muskulär ausgewogenen, ausgerichteten und beweglichen Zustand befindet, ist es möglich, zuvor unbewusste Tendenzen wie ‚Zusammensacken' oder ‚im Hohlkreuz stehen' besser erfahrbar zu machen und nach und nach in Richtung eines ausgewogenen, flexiblen Stehens zu korrigieren.

Da es für noch unerfahrene Schüler in der Alexander-Technik in aller Regel schwierig ist, aus dem freien Stand in die *Affenstellung* zu gelangen, ohne hierbei die Kopf-Hals-Rumpf-Beziehung zu stören, empfiehlt sich folgende Vorgehensweise.

Durchführung: Stellen Sie sich zunächst mit dem Rücken zur Wand, die Füße stehen etwa hüftbreit auseinander, der Abstand zur Wand soll ungefähr eine Fußlänge betragen. Lehnen Sie sich dann, gegebenenfalls unter Zuhilfenahme der Hände, an die Wand an **(Abbildung 6–3)**. Dabei sollte der Hinterkopf jedoch nicht die Wand berühren, der Kopf also nicht nach hinten überstreckt werden.

In Vorbereitung auf die weiteren Schritte erfolgt nun, ebenso wie beim *Whispered Ah*, das innerliche Vorstellen der Direktive „Halsmuskulatur kann frei sein, damit der Kopf nach vorne und oben gehen und der Rücken sich längen und weiten kann."

Während der Oberkörper und das Gesäß den Kontakt zur Wand beibehalten – hier-

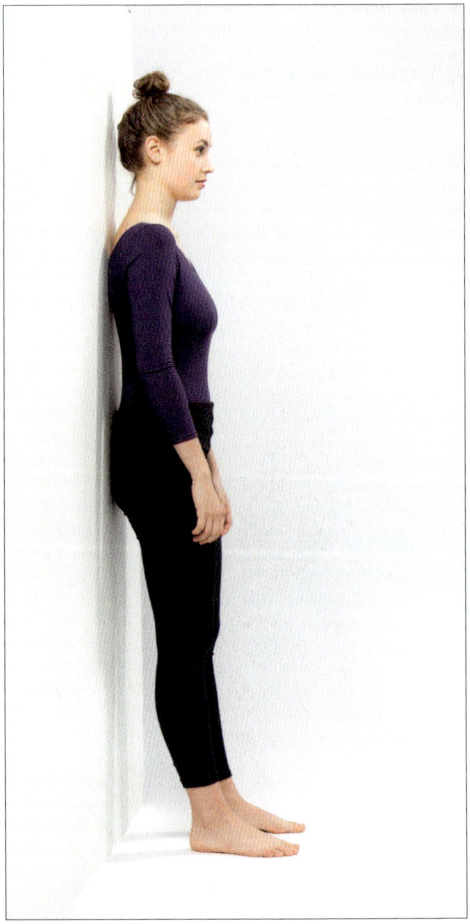

Abbildung 6–3: „Monkey Position", Anlehnen an die Wand

bei hängen die Arme frei neben dem Körper –, gleiten Sie nun an der Wand entlang nach unten bis die Knie leicht gebeugt sind – die natürliche Lordose der Wirbelsäule sollte dabei nicht durch künstliches Nach-Unten-Ziehen des Beckens aufgelöst werden **(Abbildung 6–4)**.

Lehnen Sie sich anschließend mit aufgerichtetem Oberkörper langsam nach vorne, wobei das Gesäß den Kontakt zur Wand beibehält **(Abbildung 6–5)**. Das Verhältnis zwischen Kopf, Hals und Rumpf sollte sich, unterstützt durch innerliches Wiederholen der Grunddirektive, dabei nicht verändern.

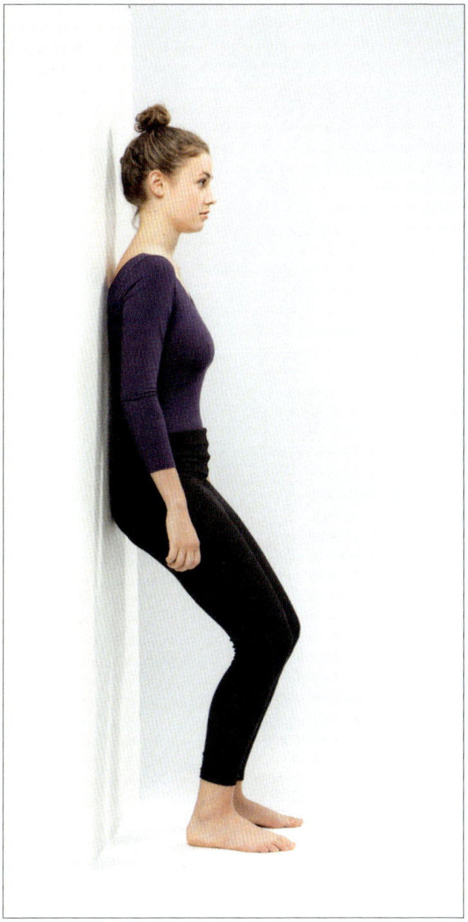

Abbildung 6–4: „Monkey Position", an der Wand entlang nach unten gleiten

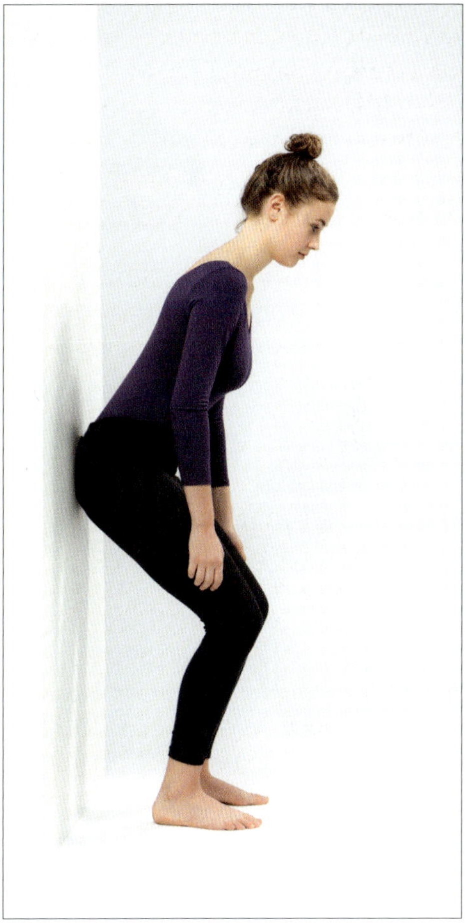

Abbildung 6–5: „Monkey Position", Nach-Vorne-Lehnen des Oberkörpers

Lösen Sie im letzten Schritt der Übung den Kontakt zur Wand **(Abbildung 6–6)**, so dass Sie Ihr Körpergewicht nun völlig eigenständig tragen **(Abbildung 6–7)**. Die sich hieraus ergebende *Affenstellung* veranschaulicht, dass Stehen ein dynamischer Vorgang ist, der unter Einsatz der Hüft-, Knie- und Fußgelenke stets die Möglichkeit zur Positionsveränderung einschließen sollte.

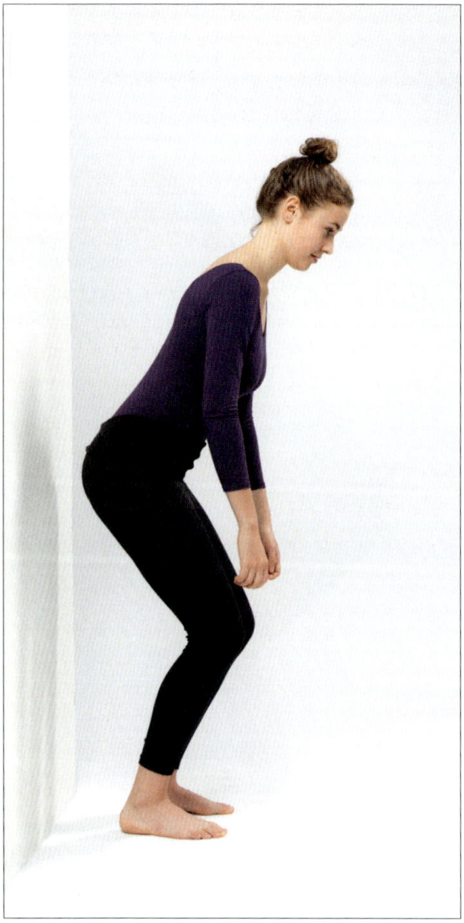

Abbildung 6–6: „Monkey Position", Lösen von der Wand

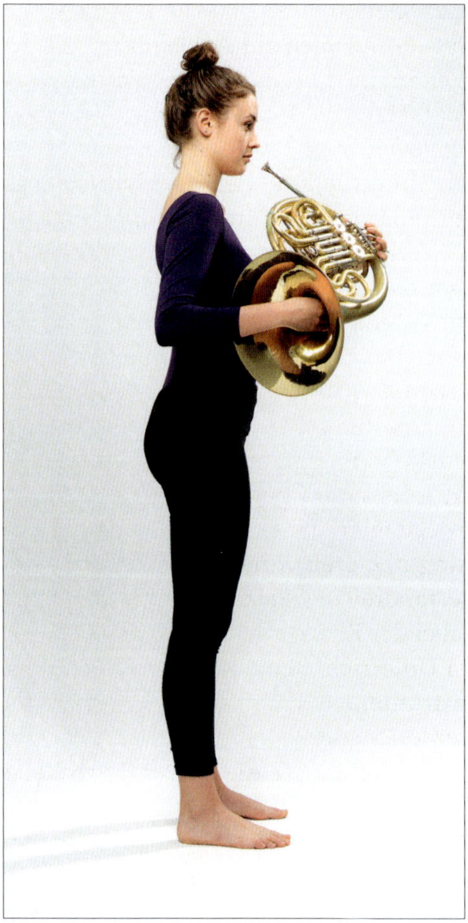

Abbildung 6–7: Dynamisches Stehen am Ende der Übung „Monkey Position", hier mit Instrument

6.5 Fazit für Musiker

Die Alexander-Technik stellt eine pädagogische Methode dar, mit deren Hilfe ungünstige Gewohnheiten von Haltung und Bewegung erkannt und durch bewusste Vorstellungen und verbesserte Körperwahrnehmung korrigiert werden können.

Meist im Rahmen einer Einzelarbeit leitet ein Lehrer den Schüler in bestimmten Positionen – Liegen, Sitzen, Stehen – oder bei Bewegungen – Aufstehen, Hinsetzen oder Gehen – an. Dabei kommen als Grundprinzipien zur Anwendung: (a) die *Primärsteuerung*, das Verhältnis zwischen Kopf, Hals und Rumpf, (b) die Zerlegung der jeweiligen Bewegung in Teilschritte mit Unterbindung des Impulses zur unmittelbaren Ausführung (*Inhibition*), (c) die Verlagerung der Aufmerksamkeit weg vom Ziel hin zur Qualität der Mittel (*Means-Whereby*), mit denen man das gewünschte Ziel am besten erreichen kann. Bewusst formulierte Gedanken, die sogenannten *Direktiven* (*Directions*), sollen die Muskulatur unterstützend zu einer den Erfordernissen angemessenen Aktivität anregen und die Koordination von Bewegungsabläufen verbessern. Ein zentraler Bestandteil des Alexander-Unterrichts ist dabei der Einsatz der Hände des Lehrers. Im Unterricht kann auch direkt mit dem Instrument und der Stimme gearbeitet werden.

Das Ziel in der Alexander-Technik ist eine ungestörte Koordination mit flexiblem Verhältnis zwischen Kopf, Hals und Rumpf unter Vermeidung eines unnötigen Kraftaufwandes. Da übermäßiges Anspannen der Halsmuskulatur den Kopf aus seiner natürlichen Balance heraus nach hinten und unten zieht und hierdurch auch alle anderen Muskelgruppen im Körper beständig mehr Arbeit zu verrichten haben, um die entstandene Dysbalance auszugleichen, soll erreicht werden, dass die Halsmuskulatur bei allen Tätigkeiten nur mit dem nötigen Maß an Spannung arbeitet.

Bisher existieren im Themenfeld der Alexander-Technik nur wenige wissenschaftliche Untersuchungen mit geringen Fallzahlen.

Die Alexander-Technik gehört zu den körperorientierten Methoden, die im Lehrangebot an vielen Musikausbildungsstätten (z. B. Musikhochschulen) und in der Fortbildung bei Musikern (z. B. bei Musikschullehrern und in Orchestern) vertreten sind.

Praktische Hinweise

Auf der Homepage des Alexander-Technik-Verbands Deutschland (ATVD) findet sich eine Fülle weiterführender Informationen zur Alexander-Technik sowie ein Lehrerverzeichnis u. a.

http://www.alexander-technik.org/

Die englischsprachige Website *The Complete Guide to the Alexander Technique* stellt die derzeit umfassendste Quelle für Informationen zur Alexander-Technik dar:

http://www.alexandertechnique.co/

Literatur

Originalliteratur

Alexander, F. M. (1910). *Man's Supreme Inheritance.* London: Methuen.

Alexander, F. M. (1923). *Constructive Conscious Control of the Individual.* New York: E. P. Dutton & Co.

Alexander, F. M. (1932). *The Use of the Self.* London: Methuen.

Alexander, F.M. (1941). *The Universal Constant in Living*. New York: E.P. Dutton & Co.
Alexander, F.M. (1993). *Der Gebrauch des Selbst*. München: Kösel.

Weiterführende Literatur

Brennan, R. (1993). Alexander-Technik. Die Wiederentdeckung der natürlichen Körperhaltung. Braunschweig: Aurum-Verlag.
Brennan, R. (1995). Alexander-Technik. Arbeitsbuch. München: Droemer Knaur.
Gelb, M. (1989). Körperdynamik. Eine Einführung in die Alexander-Technik. Frankfurt a.M. und Berlin: Ullstein-Verlag.
Wehner, R. (2013). Alexander-Technik. Achtsame Übungen für mehr Körperharmonie. Stuttgart: TRIAS-Verlag.

Zusätzlich zitierte Literatur

Alcantara, P.d. (2002). Alexander-Technik für Musiker. Kassel: Gustav-Bosse-Verlag.
Alexander, F.M. (2000). The Use of the Self. Guernsey: Guernsey-Press.
Barlow, W. (1983). Die Alexander-Technik. Gesundheit und Lebensqualität durch richtigen Gebrauch des Körpers. München: Kösel-Verlag.
Fortwängler, M. & Lamprecht, G. (2009). „Die F.M. Alexander-Technik“. In: Steinmüller, W., Schaefer, K. und Fortwängler, M. (Hrsg.): Gesundheit Lernen Kreativität. Alexander-Technik, Eutonie Gerade Alexander und Feldenkrais als Methoden zur Gestaltung somatopsychischer Lernprozesse (S. 11–45). Bern: Huber-Verlag.
Spahn, C. (2012). Lampenfieber. Handbuch für den erfolgreichen Auftritt. Grundlagen Analysen Maßnahmen. Leipzig: Henschel-Verlag.
Stevens, Ch. (1989). Alexander-Technik. Ein Weg zum besseren Umgang mit sich selbst. Basel: Sphinx Verlag.
Vetter, J. (2012) Two Studies in the Affects of Body Awareness Methods on Musicians (Unveröffentlichte Masterarbeit). Freiburg: Hochschule für Musik Freiburg.
Weissenberg, J. (2015). Alexandertechnik und Bühnenpräsenz. Die Wirkung der Alexandertechnik auf Bühnenpräsenz und Podiumssicherheit. München: Utz-Verlag.

7 Das Konzept Schlaffhorst-Andersen

Dorothea Gädeke

Das Konzept Schlaffhorst-Andersen ist nach seinen Gründerinnen, der Sängerin und Gesangspädagogin Clara Schlaffhorst (1863–1945) und der Pianistin und Klavierpädagogin Hedwig Andersen (1866–1957), benannt. Im Mittelpunkt der Methode stehen die bewusste Empfindung der Atmung und ihre Wechselwirkungen mit Haltung, Bewegung, Stimme, Sprache und Psyche.

7.1 Entstehung und Konzept

7.1.1 Entstehung

Clara Schlaffhorst und Hedwig Andersen stammen beide aus ostpreußischen Handwerkerfamilien, die eine Affinität zu den Künsten hatten, in erster Linie zur Musik. Clara Schlaffhorst strebte gegen den Wunsch ihres Vaters eine Karriere als Tänzerin an, Hedwig Andersen wollte Pianistin werden.

Selbst betroffen durch eine Stimmstörung, begann Clara Schlaffhorst, den Zusammenhang zwischen Atem, Bewegung und Stimme eigenständig zu untersuchen. Zwar war sie Schülerin von Julius Hey und Leo Kofler, den beiden damals maßgeblichen Atem- und Stimmlehrern, und übersetzte Koflers Werk „The Art of Breathing" aus dem Englischen ins Deutsche (Kofler. Die Kunst des Atmens, 1897), die wesentlichen Zusammenhänge zwischen Atem- und Stimmfunktion erkannte sie jedoch durch genaue Eigen- und Fremdbeobachtung. Fasziniert von dieser Beschäftigung entschied sie sich, ihr Leben fortan dem Thema der Wechselwirkungen des Atems mit anderen Körperfunktionen, hauptsächlich der Stimme, zu widmen. Obwohl die Schwerpunkte ihrer Kollegin und Freundin Hedwig Andersen eher auf dem Klavierspiel lagen, teilten sie doch beide das Interesse am Zusammenhang von Atmung, Haltung sowie Kontakt zu Raum und Partner. Beide sahen in der Atmung den „goldenen Schlüssel" für das Zusammenspiel sämtlicher Aspekte. Die von ihnen entwickelten Methoden und Übungen sollten kein Selbstzweck sein, sondern den gesamten Menschen auf körperlicher, seelischer und geistiger Ebene erreichen und jede Person unter Berücksichtigung ihrer individuellen Bedürfnisse und Lebensumstände in ihrer persönlichen Entwicklung fördern. Clara Schlaffhorst und Hedwig Andersen waren ihr Leben lang bereit, Neues zu lernen und verkörperten in diesem Sinne das Prinzip des „Life-Long-Learning".

Im Umfeld der reformpädagogischen Strömungen der 1920er Jahre gründeten sie seit 1910 mehrere Ausbildungs- und Therapie-Institute: zunächst in Neu-Babelsberg, dann in Rotenburg a. d. Fulda, in

Hustedt/Südheide und in Seefeld/Pommern. Sie lebten hier mit ihren Schülern und Schülerinnen im Stile einer Wohngemeinschaft und konnten in internatsartiger Abgeschiedenheit auch die Verbindungen von Atmung, Bewegung, Stimme und Sprache zur Musik und zu anderen Künsten erforschen. Nach dem Tod von Clara Schlaffhorst im Jahr 1945 und dem von Hedwig Andersen im Jahr 1957 führten Schülerinnen ihr Konzept weiter. Sie gründeten weitere Schulen, bis 1984 der jetzige Standort Bad Nenndorf endgültig bezogen werden konnte. Seit 1977 wird die Schule unter der Trägerschaft des Christlichen Jugenddorfwerks Deutschland e.V. (CJD) geführt.

Clara Schlaffhorst und Hedwig Andersen – Pionierinnen im 19. Jahrhundert

Das sinnliche Erleben der Atmung ins Zentrum zu rücken und das Atemgeschehen zum Thema der Suche nach Freiheit und Expansion zu machen, lässt sich als vitale Reaktion auf das im späten 19. Jahrhundert herrschende Körper- und Menschenbild verstehen. Dieses war stark wilhelminisch – militärisch – geprägt und drückte sich in dem noch heute geflügelten Wort „Brust raus, Bauch rein!“ aus. Frauen verbrachten damals viele Stunden des Tages – nicht selten auch des Nachts – eingeschnürt in enge, harte Korsette, die eine raumgreifende Atembewegung unmöglich machten. Auch Männern wurden, besonders denjenigen im Militärdienst, Korsette verordnet. Der vielzitierte „preußische Offizierston“, der durch eine hohe, „scharfe“ Männerstimme mit geringer Atem- und Klangfülle charakterisiert war, mag auch mit der Behinderung durch das Tragen von Korsetten zu tun gehabt haben. Im Menschenbild des ausgehenden 19. Jahrhunderts stand der „Geist“ über dem „Körper“; Körperbezogenes wurde als minderwertig betrachtet und, im Zusammenhang mit dem weiblichen Körper, häufig dämonisiert oder in verschwommener Weise überhöht. Der „Geist“ hingegen wurde als das männliche, erhabene, höhere Element verstanden. Die Vorstellung einer Verbindung von Körper und Geist, die heute wissenschaftlicher Standard ist (Rapp, 1999) und mit der Psychosomatik ein eigenes Fachgebiet darstellt, war kaum präsent. Auf diesem Hintergrund bedeutete das Konzept des frei atmenden Menschen, das Clara Schlaffhorst und Hedwig Andersen vertraten, Pionierarbeit und gab mit den Anstoß für eine tiefgreifende Veränderung des damaligen Menschenbildes. Besonders für Frauen lag darin die Chance einer Befreiung ihrer Körperlichkeit. Den künstlerisch Tätigen eröffneten sich darüber hinaus neue Räume. Die handwerkliche Annäherung an die sprichwörtliche Erweiterung des Raumes – nämlich konkret des Atemraumes – wurde und wird als Durchbruch in eine größere Freiheit auf mehreren Ebenen empfunden, auch wenn noch nicht alle Frauen bereit waren diese anzunehmen. Clara Schlaffhorst äußert sich 1898 in den „Mitteilungen des Vereins zur Verbesserung der Frauenkleidung“ hierzu entschieden: *„Die Atemmuskeln sind durch jahrhundertelangen Nichtgebrauch erschlafft und verkümmert, haben vollständig die Fähigkeit und das Bedürfnis einer kräftigen Thätigkeit eingebüßt. Den besten Beweis hierfür liefert der Einwand der Frauen, die sich trotz besserer Einsicht nicht entschliessen können, das Korsett abzulegen, weil sie sich, wie sie sagen, ohne dasselbe nicht aufrecht halten können. Bei einem großen Teil dieser Frauen beruht diese Schwäche*

(...) auf vollständiger Verkümmerung der Atemmuskeln, bei dem anderen, nicht minder großen, auf übermäßiger Verfettung. (...) Wir müssen nicht das Korsett ablegen, um richtig atmen zu können, sondern wir müssen richtig atmen lernen, um das Korsett entbehren zu können(...)" (Schlaffhorst, 1898).

Clara Schlaffhorst und Hedwig Andersen können hinsichtlich ihrer Konzepte, die neue Denkweisen psychosomatischer Wechselwirkungen in Therapie und Pädagogik sowie in der Arbeit mit Stimme und Instrument enthielten, als Pionierinnen angesehen werden. Beide arbeiteten als Musikpädagoginnen und als Atem-, Stimm- und Körpertherapeutinnen. Ihr Wissen stützte sich auf Erfahrung und ihre angewandten Lehren wurden weitgehend in mündlicher Überlieferung, „im aufspürenden Tun" (nach mündlicher Mitteilung von Clara Schlaffhorst) weitergegeben. Diese Form entsprach ihrer Überzeugung, alles Wissen solle Erfahrungswissen sein, um von Nutzen zu sein; im Moment der Verschriftlichung einer Erfahrung sei diese nicht mehr frisch und vital, sondern erlebe eine Erstarrung, die der Wirklichkeit organischer Prozesse nicht entspreche. Dieser Einstellung ist geschuldet, dass es außer dem Büchlein „Atem und Stimme" (Schlaffhorst und Andersen, 1928) kaum Schriftliches von den beiden Gründerinnen gibt. Beim Lesen ihrer Originalschriften fällt auf, dass Wortwahl und Stil die Ästhetik des deutschen Expressionismus widerspiegeln; der Ton enthält gelegentlich zeittypische Anklänge an das Pathos des späten 19. Jahrhunderts.

Schülerinnen und Schüler konnten später das Konzept Schlaffhorst-Andersen mit wissenschaftlichen Erkenntnissen der Atem- und Stimmphysiologie, der Pädagogik und der Psychosomatik abgleichen und neu schriftlich niederlegen (z. B. Lang und Saatweber, 2011).

7.1.2 Konzept

Die folgenden Ausführungen benennen in groben Zügen einige wesentliche Kerngedanken und methodische Prinzipien des Konzepts Schlaffhorst-Andersen. Sie erheben keinen Anspruch auf Vollständigkeit und wurden in erster Linie in Hinblick auf ihre Relevanz für Musiker in Übungs- und Auftrittssituationen ausgesucht.

Begrifflichkeit

In der Beschreibung kommen zwei unterschiedliche Terminologien vor: die anatomisch-physiologische und die *Sprache der Empfindung*. Da letztgenannte sich bildhafter Vorstellungen bedient, stimmt sie im wörtlichen Sinn häufig nicht mit den anatomisch-physiologischen Beschreibungen überein. Ein Beispiel hierfür ist die oft gegebene Anleitung „in den Bauch atmen". Natürlich strömt der Atem in die Lunge, die sich im Brustkorb befindet, und nicht in den Bauch, jedoch lässt die Empfindung der Gewebsdehnung im Bauchbereich diese Formulierung ebenfalls zu. Für Clara Schlaffhorst und Hedwig Andersen war eine Klarheit in der Verwendung der Begrifflichkeit entscheidend. Beide Arten der Terminologie sind grundsätzlich gültig und können mit Nutzen angewendet werden.

Atmung als Schlüsselfunktion

Das Konzept Schlaffhorst-Andersen zielt – ausgehend von der Erkenntnis, dass sich psychische Vorgänge, motorische Leistungen und vegetative Reaktionen gegenseitig beeinflussen – auf die Entwicklung eines

Gleichgewichts und eine Harmonisierung zwischen den beteiligten Komponenten ab (Lindner, 2000).

In diesem Kontext nimmt die Atmung als Bindeglied zwischen somatischem und vegetativem Nervensystem eine Schlüsselfunktion ein (Saatweber, 2003). Schlaffhorst sah im Atemgeschehen das Element, welches sämtliche Aspekte menschlicher Gesundheit und Entwicklungsfähigkeit verbindet: *„Wir sind im Laufe der Jahre mit Staunen und wachsender Ehrfurcht gewahr geworden, dass es hier nicht nur eine rein technische Frage zu lösen galt, sondern dass wir uns plötzlich im Mittelpunkt der ganzen menschlichen Wesenheit befanden. Wir erlebten bei uns und unseren Schülern Umsturz auf allen Gebieten; zuerst gesundheitlich, körperlich. Alte eingewurzelte Leiden verschwanden. Anklänge an längst überwunden geglaubte Zustände tauchten auf (...) auch die Körperformen veränderten sich.“* (Schlaffhorst und Andersen, 1928).

Nach Clara Schlaffhorst ist Atmen eine Kunst, die wieder zu erlernen sei, um Flexibilität und Kraft ökonomisch einsetzen zu können. Ein Säugling habe diese noch in vollem Umfang, denn trotz mitunter stundenlangen Schreiens wird er nicht heiser. Im Laufe der verschiedenen biografischen Einflüsse, denen ein Mensch unterliegt, werde bei den Allermeisten die Atmung eingeengt und instrumentalisiert. Deren Vitalität verkümmere, wenn sie nicht in einer Balance aus Absicht und Loslassen wieder freigelegt und damit aus ihrer „Entlebendigung“ gelöst werde (Schlaffhorst und Andersen, 1928).

Die Kunst des Atmens

Unter der *Kunst des Atmens* (Kofler, 1914) wird vor allem das Aufspüren und Zulassen des natürlichen Atemrhythmus' verstanden. Clara Schlaffhorst unterscheidet hierbei *Takt* und *Rhythmus*: *Takt* bedeutet ein willentlich eingesetztes, erfundenes Element, *Rhythmus* den individuellen und natürlichen Grundpuls, der nach Befindlichkeit und Situation variieren kann und sich der Regelhaftigkeit und Normierung des Taktes entzieht. Nach Clara Schlaffhorst soll die Atmung nicht bestimmte Parameter erfüllen, sondern sie soll genügend Raum erhalten, um sich in ihrer vielgestaltigen Lebendigkeit entfalten zu können.

Der dreiteilige Atemrhythmus

Nach Clara Schlaffhorst liegen die größten Ressourcen für menschliche Regenerations- und Leistungsfähigkeit im Zulassen der dreiteiligen Form des Atemrhythmus'. Dieser besteht aus dem Zyklus von Einatem, Ausatem und Ruhephase. Das rhythmische Zusammenspiel der Atemmuskeln – maßgeblich des Zwerchfells und der inneren und äußeren Zwischenrippenmuskeln – in den drei Phasen Kontraktion, Dehnung und Lösung soll dazu führen, dass der atmende Mensch optimal mit Energie versorgt wird.

Der Phase dynamischer Ruhe gegen Ende der Ausatmung, der sog. *Atempause*, werden besonders viele regenerative und vitalisierende Momente zugeschrieben. In der relativen motorischen Ruhe dieser Phase werden wichtige Stoffwechselprozesse angenommen. Hier soll eine regenerative Versorgung von Muskelzellen ablaufen, welche positive Voraussetzungen für eine volle Atem- und Stimmleistung schafft.

Die Atempause wird bei Schlaffhorst und Andersen sehr differenziert betrachtet. Es kann zwischen dem ruhigen, legato-artigen *Ausschwingen in die Pause* und dem schnellen *Abfedern in die Pause* unterschieden werden. Letzteres kann in eine reflexartige Luftergänzung übergehen, die der Körper zur Verfügung stellt, wenn Luft schnell benötigt wird. Bei vermehrter Sauerstoffanforderung verkürzt sich zwar die Dauer der Pause, jedoch soll die Qualität des tiefen, vollständigen Lösens des Zwerchfells bestehen bleiben, auch wenn dieses blitzschnell erfolgt.

Nach Schlaffhorst und Andersen hat jede der drei Atemphasen Auswirkungen auf die Qualität der darauffolgenden. Nach einer wirklichen Atem-Pause erfolgt unwillkürlich die raumgreifende Senkung des Zwerchfells und Luft strömt ein. Clara Schlaffhorst prägte hierfür den Begriff der *unwillkürlichen Einatmung.* Diese soll ungezwungen, in dem ihr eigenen Rhythmus geschehen.

Spannungsausgleich

Für Clara Schlaffhorst und Hedwig Andersen war das Ziel ihrer Arbeit, durch Spannungsausgleich die richtige Spannung, den Eutonus (Griechisch: Eu-wohl, Tonus-Spannung), zu erreichen. Hierunter verstehen sie die flexible, situativ angemessene Bereitschaftsspannung, die auch in Leistungssituationen ausgewogene Vitalität verleiht und es ermöglicht, effizient zu proben, zu spielen und offen zu sein für spontane Ideen. Der Begriff *Entspannung* wird nur mit erklärenden Hinweisen verwendet.

Durchlässigkeit und Schwingungsempfindung

Durchlässigkeit und Schwingungsempfindung sind zentrale Begriffe im Konzept Schlaffhorst-Andersen. *Durchlässigkeit* ist gekennzeichnet durch ein Körperempfinden, bei dem Bewegungen mühelos, leicht und durch den ganzen Körper fließend erlebt werden. Hierbei können Körpergewebe wie Schleimhäute und Faszien stimuliert werden. Im optimalen Fall befindet sich die Muskulatur dann in einem Zustand der *Bereitschaftsspannung.* Besonders für die Muskeln, die an der Atmung und Stimmgebung beteiligt sind, bedeutet dies Ökonomie und Flexibilität der Bewegung. Hiermit verbunden ist nach Schlaffhorst-Andersen die Wahrnehmung von Schwingungen, die sich – in der Sprache der Empfindung – während der Stimmgebung im ganzen Körper ausbreiten und zu dem Gefühl führen, vollständig beteiligt zu sein, was heute auch als Flow (Csíkszentmihályi, 1999) bezeichnet wird.

Über den Aspekt des Körperempfindens hinausgehend, bedeutet Durchlässigkeit nach Schlaffhorst und Andersen auch die Bereitschaft, mentale, emotionale, und soziale Impulse in der Kommunikation mit anderen aufzunehmen und diese weiter zu leiten. Dies stellt insbesondere für das musikalische Zusammenspiel eine wichtige Grundlage dar.

Lautkraft

Der Begriff Lautkraft bezeichnet bei Schlaffhorst und Andersen die einem Laut innewohnende spezifische Kraft und seine Verbindung zur Emotion, welche erkennbar sind an seiner Klangfarbe (Lang und Saatweber, 2011). Voraussetzungen für Lautkraft sind eine optimale Flexibilität der Atemmuskulatur und die Qualität einer raumgreifenden Einatmung. Stimmphysiologisch kann dies so erklärt werden, dass eine tiefe Zwerchfellsenkung – auch durch elastische Züge an der Trachea – eine Absenkung des Kehlkopfs erleichtert. In dem durch die Kehlkopfsenkung vergrößerten supraglottischen

Resonanzraum können insbesondere die für die Tragfähigkeit bzw. Durchschlagkraft der Stimme verantwortlichen Formanten verstärkt werden (Lang und Saatweber, 2011; Richter, 2014).

Die fünf Regenerationswege
Clara Schlaffhorst verwendete eine Sequenz aufeinanderfolgender Bewegungen – die sogenannten Regenerationswege –, um die „*Atem-, Stimm- und Sprechfunktionen zu optimieren und den Menschen in seiner Ganzheit von Körper, Geist und Seele zu rhythmisieren, zu regenerieren und zu vitalisieren.*" (Lang und Saatweber, 2011, S. 263). Folgende fünf Regenerationswege schließen aneinander an:

Kreisende Bewegung
Durch kreisende Bewegungen des ganzen Körpers oder einzelner Körperteile werden Gleichgewichts- und Mechanorezeptoren in den Sehnen und Muskeln angeregt, diese Informationen dem Gehirn zugeleitet und neue Aktivierungsmuster entwickelt, welche zu einer Spannungsbalance der Muskulatur, insbesondere der Halte- und Atemmuskulatur, führen können. Indem überspannte (hypertone) Muskelfasergruppen gelöst und unterspannte (hypotone) Bereiche aktiviert werden, kann eine Eutonisierung des Körpers erreicht werden (Saatweber, 2003).

Schwingende Bewegung
Die schwingende Bewegung, welche im Unterschied zur kreisenden Bewegung zwei Umkehrpunkte hat, soll balancierend wirken.

Rhythmische Bewegung
Wird die schwingende Bewegung im Rhythmus der Atmung durchgeführt, geht sie über in eine – in der Terminologie von Clara Schlaffhorst – rhythmische Bewegung (Lang und Saatweber, 2011, S. 265). Diese nimmt die Dreiteiligkeit des Atemrhythmus' (s. o.) auf und ist gekennzeichnet durch Kontraktion, Dehnung und Lösung.

Atmen
Die natürliche, freie Atmung bildet das Zentrum des Konzeptes (s. o.).

Tönen
Unter Tönen verstand Clara Schlaffhorst den Einsatz der Stimme beim Singen einer oder mehrere Töne sowie kleiner Melodiefolgen. Hierbei sollen sich die inneren und äußeren Spannungszustände der Person in Stimmklang umsetzen und die Körpervibrationen beim Singen sollen wahrgenommen werden (Lang und Saatweber, 2011).

7.2 Anwendungspraxis und Verbreitung

7.2.1 Anwendungsformen

Der Unterricht nach dem Konzept Schlaffhorst-Andersen findet sowohl im Einzel- als auch im Gruppensetting statt. Die therapeutische Anwendung erfolgt meist im Einzelsetting.

Es ist wichtig, ein klares Arbeitsziel für die Stunden zu definieren. In der Regel erweitert sich dieses im Verlauf des Unterrichts um neue Themen.

Häufig wird mit Klavier oder Flügel sowie mit Bewegungsmedien wie z. B. Bällen, Matten, Schwingegurt oder Eutonieholz gearbeitet. Der Unterricht enthält dynamische Bewegungsabläufe mit Klang (Stimme oder Instrument) und sollte deshalb in einem Raum mit guter Akustik stattfinden, in dem freie Bewegung möglich ist.

Das Konzept Schlaffhorst-Andersen ist als Heilmethode in Deutschland staatlich anerkannt – die nach dem Konzept Schlaffhorst-Andersen ausgebildeten Therapeutinnen und Therapeuten sind als Leistungserbringer von Heilmitteln für sprachtherapeutische Leistungen gemäß § 124 SGBV zugelassen – und demzufolge werden die Kosten im Falle von Behandlung nach Rezeptierung durch einen Arzt von den gesetzlichen und privaten Krankenkassen übernommen.

7.2.2 Allgemeine Prinzipien in der Anwendungspraxis

Im Fokus der Arbeit nach dem Konzept Schlaffhorst-Andersen steht grundsätzlich die Anwendbarkeit im künstlerischen Leistungszusammenhang, d.h. für Sänger, Sprecher und Instrumentalisten die Situation auf der Bühne. Im Sinne eines ganzheitlichen Herangehens werden die biografischen Hintergründe des Schülers, seine Lebensumwelt und seine persönlichen Ziele mit einbezogen. Im Unterricht werden dem Schüler Übungsvorschläge unterbreitet, welche häufig in Form von Fragen mitgeteilt werden und damit die Körperwahrnehmung und die Selbstreflexion anregen sollen. So können Gewohnheitsmuster erkannt und um neue Möglichkeiten erweitert werden.

Die Arbeit nach dem Konzept Schlaffhorst-Andersen unterschied sich bereits zu ihrer Entstehungszeit paradigmatisch von der Atem*gymnastik*, wie sie in der ersten Hälfte des 20. Jahrhundert im Zusammenhang mit Leibesertüchtigung aufkam. Diese Unterscheidung ist auch heute noch wichtig, da trainingsorientierte und sportliche Ansätze, z.B. im Fitnessbereich, einen großen Anteil der Bewegungsaktivitäten vieler Menschen ausmachen. Wie oben bereits beschrieben, liegt der Schwerpunkt bei der Methode Schlaffhorst-Andersen jedoch auf der Körperwahrnehmung und der Erforschung der eigenen Atmung ohne gymnastischen Anspruch. Dies erfordert vom Schüler die Bereitschaft zur Selbstkonzentration und zur differenzierten Selbstwahrnehmung.

Die Ausführung der fünf Regenerationswege

In der praktischen Arbeit wird mit Bewegungssequenzen gearbeitet, welche die innere und äußere ganzkörperliche Bewegung in Einklang mit dem natürlichen Atemrhythmus bringen sollen. Die Sequenz der *fünf Regenerationswege* (s.o.) beginnt mit kreisenden Bewegungen, z.B. des Oberkörpers und der Arme, geht über in schwingende Bewegungen und in rhythmische Bewegungen, die sich mit dem natürlichen Rhythmus der Atmung synchronisieren. Schließlich entwickeln sich hieraus spontan gesungene Töne. Im Laufe der Übungssequenz soll sich das Empfinden für die Wechselwirkungen von Atmung, Muskeltonus, Haltung, Bewegung, Stimme und Stimmung vertiefen und eine atemverbundene Aktivität entstehen, die beim Sprechen und Singen flexibel, kraftsparend und wach vorgeht. Teilweise werden hierbei Bewegungsmedien benutzt. Im Folgenden werden einzelne Aspekte zu den Übungen der Sequenz noch genauer erklärt.

Kreisende und schwingende Bewegung

Bestimmte kreisende und schwingende Bewegungsformen fordern dazu heraus, das Gleichgewicht nicht zu verlieren, und wirken auf diese Weise vitalisierend. Sie haben gleichzeitig eine aufheiternde Wirkung. Erinnern Sie sich an ein Kind auf einer Schaukel oder Wippe: es ist nahezu unmöglich, dabei an schlechter Laune festzuhalten. Kreisende Bewegungen können durch das zentrierende Moment zu einem Gefühl tiefer Ausgeglichenheit führen.

Rhythmische Bewegung

Hier werden im Unterricht Bewegungsabläufe angeboten, die direkt den Phasen der Atmung angepasst sind. Diese können zur zweiten Natur werden und in Leistungssituationen unterstützend wirken.

Atmung

Neben einer allgemeinen Tuchfühlung mit dem Atemprozess wird in dieser Übungssequenz der individuelle, dreiteilige Atem- und Bewegungsrhythmus in unterschiedlichen Situationen erfahren. In der Regel wird direkt über die Ausatmung und nur indirekt an der Einatmung gearbeitet, da diese möglichst unwillkürlich erfolgen soll (Lang und Saatweber, 2011, S. 266). Die Vertiefung der Einatmung lässt sich durch verschiedene Atem-Reize hervorlocken: durch Intensivierung von Bodenkontakt und Aufrichtung, durch Berührung, Bewegung, Vorstellungsbilder und Materialien (s. u.) oder durch langsames Ausatmen auf Vokale, auf stimmlose und auf stimmhafte Konsonanten. Das bewusste Zulassen des natürlichen Atemrhythmus' mündet häufig in ein Gefühl von Genuss an der eigenen Atmung und geht einher mit stimmungsausgleichendem Spannungsaufbau und Spannungsabbau.

Tönen

Im fünften Regenerationsweg nach Schlaffhorst-Andersen wird die Stimme eingesetzt in Form von langen Tönen oder Melodiefolgen. Dabei soll der Klang unabhängig von der Tonhöhe intensiv körperlich wahrgenommen werden. In der Vorstellung wird der gesamte Körper als Resonanzkörper erlebt. In dieser resonanzreichen Art des freien, improvisierten Singens werden die Wechselwirkungen der fünf Regenerationswege besonders deutlich spürbar.

Stimme und Sprache

Sämtliche Laute der deutschen Sprache (sog. Phoneme) werden in Übungen verwendet, um bestimmte Funktionen von Atem und Stimme anzuregen. Den Konsonanten wird hierbei eine ebenso große Wirkung zugeschrieben wie den Vokalen. Explosivlaute *p/t/k/b/d/g* werden z. B. zur Anregung der Zwerchfellflexibilität und stimmlose Frikative wie *f/s/sch/* für den Spannungsausgleich und den gleichmäßigen Atemfluss genutzt. Stimmhafte Konsonanten wie *w/l* fördern Kraft und Geschmeidigkeit der Zwerchfellfunktion.

Einsatz von Materialien

Im Unterricht werden Bälle, Stäbe, Seile, elastische Bänder, wie z. B. der Schwingegurt, Reifen, Balancehölzer, Sandsäckchen, Seidentücher und andere Materialien verwendet. Sie dienen zur Sensibilisierung der Wahrnehmung, indem ihre Eigenschaften (beweglich, statisch, hart, weich, zäh, fließend, starr, schwebend, plump, zart, rau, geschmeidig, handlich, sperrig, luftig, sprunghaft, stabil, federnd, elastisch, filigran, schwer, leicht etc.) bei der differenzierten Wahrnehmung von Atem, Klang und Bewegung verwendet werden können. Materialien können auch Spielpartner sein und dem Schüler sinnliches Feedback geben. Die jeweilige Qualität des Widerstands, die das Objekt bietet, ruft soziale Grundmuster wie Greifen/Lösen, Geben/Nehmen, Fordern/Nachgeben, Führen/Folgen, Druck/Sog-Ausüben etc. hervor. Auch mentale Blockaden können sich auf diese Weise lösen, da die Aufmerksamkeit auf ein anderes Objekt gerichtet ist. Die konkrete Erfahrung mit dem Material kann später auch in der Vorstellung wieder in Erinnerung gerufen werden.

7.2.3 Verbreitung

Die Ausbildungsstätte für staatlich geprüfte Atem-, Sprech- und Stimmlehrerinnen ist heute die CJD (Christliches Jugendwerk Deutschland) Schule Schlaffhorst- Andersen in Bad Nenndorf. Nach einer bestandenen Eignungsprüfung in den Fächern Sprechen, Gesang, Klavier und Musiktheorie dauert die Ausbildung drei Jahre und endet mit der staatlichen Prüfung. Unterrichtet werden alle Inhalte der Logopädie/Stimmtherapie, relevante Themen der medizinischen Fachgebiete, Pädagogik und Psychologie. Es findet Einzel- und Gruppenunterricht in Sprechen, Stimmbildung, Liedinterpretation, künstlerischem Klavierspiel, Korrepetition, Musiktheorie und Dirigieren statt. Die Abschlussprüfung beinhaltet auch eine jeweils 30 minütige Solodarbietung in Klavier, Rezitation und Gesang. Regelmäßige Besuche von Gastdozenten, die neue Methoden und neue wissenschaftliche Erkenntnisse vermitteln, gewährleisten die Aktualität der Ausbildung.

Ein wesentlicher Fokus der Ausbildung liegt auf der Verfeinerung der Eigen- und Fremdwahrnehmung sowie der pädagogischen Vermittlung in der Anwendung für verschiedene Arbeitsfelder (z. B. Musikhochschulen). Aufgrund der Eigenerfahrung und des theoretischen Wissens sollen Absolventen fähig werden, individuell mit ihren Klienten und Schülern zu arbeiten und eigene Übungen zu kreieren.

Atem-, Sprech- und Stimmlehrerinnen nach Schlaffhorst-Andersen sind in vielfältigen Arbeitsfeldern und Settings tätig wie in Stimmtherapie- und Logopädiepraxen, in der Kinder- und Jugendarbeit, in Fortbildung und Coaching für Erwachsene, in Ausbildungseinrichtungen wie Musikhochschulen und Schauspielschulen, in künstlerischen Institutionen wie Theatern und Opernhäusern, im Bereich der Chorleitung, in Studios für Stimmbildung, in Rhetorikseminaren sowie als Sprecher und Moderatoren in Rundfunk und Fernsehen.

7.3 Spezifische Aspekte in der Anwendung bei Musikern

Die besondere Eignung des Konzepts Schlaffhorst-Andersen für Musiker – Sänger wie Instrumentalisten – liegt auf der Hand, zumal die Gründerinnen der Methode beide Musikerinnen waren. Ihre Methode stellt den Atem in den Mittelpunkt, der – genau wie Clara Schlaffhorst und Hedwig Andersen es beschrieben haben – eine Schlüsselfunktion für Ton- und Klangbildung bei Sängern und Bläsern sowie für Spielbewegung und Phrasierung bei Streichern, Pianisten und allen anderen Instrumentalisten einnimmt. Besonders interessant an der Methode von Schlaffhorst-Andersen ist darüber hinaus die Orientierung auf die Darbietung auf der Bühne, denn die Methode integriert eine differenzierte Selbstwahrnehmung mit der Umsetzung im künstlerischen Ausdruck. So bietet das Konzept Schlaffhorst-Andersen eine lebensnahe und gut anwendbare Unterstützung für die Anforderungen, die Musiker zu meistern haben.

7.3.1 Anwendung in der Musizierpraxis

Viele der Übungen können direkt in die musikalische Probe- und Spielpraxis integriert werden. Mentale Ansätze wie z. B. die Arbeit mit Vorstellungsbildern wirken auf Atem und Tonus, Stimme und Stimmung. Die Verbindung des Aufführungsraumes mit einem Vorstellungsbild, z. B. „Wie fühle ich mich, wenn ich mein Instrument in einer weiten Ebene stehend spiele?", haben Auswirkungen auf Atem, Tonus, Bewegungsqualität und Klangcharakter. Fragen an das musizierende System wie z. B. „Wieviel Boden spüre ich unter den Füßen/ wieviel Raum im Rücken/ wie ist die Qualität meines Blicks/ das Gewicht meiner Arme/ welche Auswirkung hat das Bild auf meinen Klang" etc. verknüpfen Bild und Empfindung im Bewusstsein. Wird dem Musiker die Veränderung sinnlich bewusst, so steht ihm ein Instrumentarium zur Verfügung, das auf andere Räume und Situationen übertragbar ist.

Die Pädagogik des Fragen-Stellens im Konzept Schlaffhorst-Andersen anstelle des Erwartens bestimmter Resultate führt den ausführenden Musiker von einer abhängigen Position, in der er eine Aufgabe zu erfüllen hat und er ein von außen definiertes Richtig oder Falsch erfährt, zu einer prozesshaften, wachen Auseinandersetzung mit sich selbst. Anstelle vorgegebener Übungen, die es abzuarbeiten gilt, wird die Eigenwahrnehmung angeregt. Es geht darum, den motorischen, vegetativen, emotionalen und intellektuellen Rückmeldungen der eigenen momentanen Befindlichkeit zu lauschen und auf die Spur zu kommen.

Nachhaltiges Lernen findet insbesondere aber auch im Nachspüren einer als angenehm erlebten Bewegung, beispielsweise einer Spielbewegung, statt. Musiker können hierdurch lernen, positive Erfahrungen bewusst wahrzunehmen und Lernprozesse zu ermöglichen. Daher ist das sogenannte *Nachspüren* ebenso wichtig wie die äußerlich aktive Phase der Übung.

Auftrittsvorbereitung

Im Umgang mit Lampenfieber und Stress im weiteren Sinne erweisen sich verschiedene Ansätze der Methode als besonders hilfreich (Spahn, 2012).

Die Beschäftigung mit dem natürlichen Atemrhythmus macht sich in Leistungssituationen positiv bemerkbar. So kann beim Musizieren das Gefühl von größtmöglicher Freiheit der Atmung als umfassendes Wohlgefühl entstehen und auch psychologisch Sicherheit vermitteln. Insbesondere das Zulassen der Atempause ist verbunden mit stresslösenden Vorstellungen wie Gelassenheit, Loslassen und dynamischer Ruhe. Der freie, rhythmische Ablauf der Atembewegung hat positive Auswirkungen auf die

Qualität der Motorik und auf die mentale Wachheit.

Stress und Auftrittsangst können sich so in „Eu-Stress“ umwandeln – in jene Spannung, die dem Spieler und der Spielerin die lustvolle Bereitschaftsspannung verleiht.

Klavierspiel als integraler Bestandteil des Unterrichts

Das Klavier spielt in der Arbeit nach Schlaffhorst-Andersen eine wichtige Rolle. Neben seiner Rolle als Soloinstrument ist es Begleiter beim Finden von Tonhöhen und Melodien sowie beim Einsingen und Singen. Die Qualität der Berührung mit den Klaviertasten wird auch als Hilfsmittel zur Selbstwahrnehmung verwendet. Auch Nicht-Instrumentalisten werden ermutigt, mit dem Klavier in Kontakt zu treten.

Stimmeinsatz auch in der Arbeit mit Instrumentalisten: Singen macht glücklich

Hedwig Andersen bezog die Sprech- und Singstimme in die Instrumentalarbeit ein und legte besonderen Wert auf sämtliche stimmhaften und stimmlosen Konsonanten der deutschen Sprache. Durch den Stimmeinsatz von Lauten, Silben und gesprochenen Worten versuchte sie auch für Instrumentalisten das spannungsausgleichende, zentrierende und flexibilisierende Potenzial dieser Übungen nutzbar zu machen. Clara Schlaffhorst riet ihren Schülern *„innerlich Bedrückendes auszusingen!“* (Clara Schlaffhorst und Hedwig Andersen, 1928). Sie wusste um die universelle Wirkung des Singens in allen Lebenslagen, denn es wird gesungen um aus tiefster Not seine Stimme zu erheben, es wird aus Freude und Dankbarkeit, aus Verbindung zu einem höheren Prinzip, aus Angst und Zweifel und Einsamkeit gesungen; es wird allein, im Duo, Terzett, Quartett, im Chor gesungen; es wird gesungen, um die Identität einer Gruppe klanglich klarzumachen, um als Individuum oder als Gruppe Macht zu manifestieren, es wird gesungen um Kräfte zu mobilisieren, bevor man in den Kampf zieht, es gibt Sieges- und Niederlagengesänge und es wird gesungen zu den existenziellen Momenten Geburt, Liebe und Tod. Beim Singen werden die körperliche, die geistige, die emotionale und die soziale Ebene gleichzeitig angerührt – unabhängig davon, ob es sich um frei improvisiertes Singen, um Grölen oder um Kunstgesang, um einfache Töne oder um Geräusche handelt. Clara Schlaffhorst, Hedwig Andersen und ihre Schüler praktizierten Singen mit Instrumentalisten, um die Trennung zwischen Instrumentalist und Sänger aufzuheben und an das primäre Musizieren mit dem angeborenen Musikinstrument „Stimme“ zu rühren.

Wissenschaftliche Untersuchungen

Nachfolgerinnen von Clara Schlaffhorst und Hedwig Andersen haben die Konzepte der Gründerinnen weitergeführt und mit wissenschaftlichen Erkenntnissen abgeglichen. Margarete Saatweber (1944–2009) hat die Methode in wissenschaftlichen Zeitschriften bekannt gemacht (Saatweber, 2003, 2008).

Als Standardwerk erschien 2010 das Buch „Stimme und Atmung“ der Autorinnen Antoni Lang und Margarete Saatweber, in dem das Konzept Schlaffhorst-Andersen umfangreich und präzise hinsichtlich der Methodik und der medizinischen Hintergründe dargelegt wird; bereits 2011 erschien die aktuelle, 2. überarbeitete Auflage dieses Buches. Empirische Studien zum Wirkungsnachweis der Methode sind bisher noch nicht bekannt.

Erfahrungsberichte von Musikern

Im Folgenden sind die persönlichen Erfahrungen zweier Musiker mit der Methode Schlaffhorst-Andersen wiedergegeben.

Rockmusiker, Schlagzeuger und Sänger: *„Es ist für mich etwas völlig Neues, mich so intensiv mit meiner Stimme und meiner Atmung zu befassen. Das habe ich vorher noch nie getan, obwohl ich seit fast 20 Jahren als Rockmusiker auf der Bühne stehe. Die Übungen nach Schlaffhorst-Andersen haben aber schon nach kurzer Zeit meine Atmung verbessert. Ich fühle mich dadurch beim Singen sehr viel wohler, auch im Alltag spüre ich weniger Stress."*

Hornist: *„Am interessantesten finde ich, dass ich erfahren habe, wie ich konsequent auf meine Artikulationsmöglichkeiten achten kann, beispielsweise dass ich genau studiere, was die Zunge, der Gaumen oder der Kehlkopf an welcher Stelle machen. Dies tue ich beim Sprechen und beim Singen. Als Hornist vergleiche ich all dies mit den Aktivitäten, die beim Hornspiel erforderlich sind, um einen schönen Klang zu erzeugen. Auch beim Musizieren achte ich jetzt viel bewusster auf die Vorgänge im Mund- und Rachenraum. So ergibt sich ein Synergieeffekt, da ich auf der einen Seite bewusster und effektiver musizieren kann, auf der anderen Seite Sprechen und Singen differenzierter gestalten kann."*

7.4 Übungen

Da es sich bei den folgenden Übungen um Wahrnehmungs-Übungen handelt, gibt es weder „richtig" noch „falsch". Es geht darum, die Sinne zu befragen, die momentane Empfindung wahrzunehmen, das Wohlgefühl zu suchen und sich der Inspiration zu überlassen. Die Übungen müssen nicht besonders lange dauern. Man kann sie verlassen, sobald man eine Reaktion spürt. Die Phase des „Nachspürens" ist ebenso wichtig wie die Phase des aktiven Tuns, denn bei Ruhe nach der Übung kann das Gehirn die neuen Informationen nachhaltiger speichern.

Übungen

Die Trilogie Bodenkontakt, Aufrichtung und Atemwahrnehmung

Übung

Bodenkontakt – Stehen

Nehmen Sie eine stehende Position ein und stellen Sie sich die folgenden Fragen zur Wahrnehmung. Empfangen Sie alle Antworten darauf mit einer freundlichen und neutralen Haltung.

Wahrnehmungsfragen: Wie stehe ich? Fühle ich mich eher schwer oder eher luftig? Stehe ich eher „in den Boden hinein" oder wachse ich eher „aus dem Boden heraus"? Oder empfinde ich beides gleichzeitig, oder keines von beiden? Sind meine Knie „verriegelt" oder „entriegelt"? Wie ist mein Kontakt zum gesamten Raum – auch hinter/über mir? Wie bin ich in diesem konkreten Raum „verankert"? Wieviel Raum empfinde ich in den Hohlräumen meines Körpers? Wie ist in diesem Augenblick mein psycho-physischer Spannungszustand? Gibt es Bereiche in meinem Körper, die sich besonders beladen oder besonders leicht anfühlen oder die gar keine Rückmeldung geben?

Fahren Sie dann mit der nächsten Übung fort.

Übung

Aufrichtung – Fliegende Arme

Geben Sie einen kleinen Impuls, indem Sie die Knie leicht beugen und dabei abwechselnd die rechte und linke Seite betonen. Wenn Sie diesem Bewegungsimpuls nachgeben, entsteht eine natürliche Drehung des ganzen Körpers, welcher die Arme ohne Zutun folgen **(Abbildung 7–1)**. Folgen Sie mit Ihrem Blick den fliegenden Bewegungen der Arme und lassen Sie allmählich die Armschwünge höher werden. Bringen Sie den ganzen Körper in eine größere Seitdrehung. Atmen Sie dabei auf fließendes *f*, *s* oder *sch* aus. Spannen Sie am höchsten Punkt des Armschwungs die Hand an, so dass sich die Finger kurz spreizen, und lö-

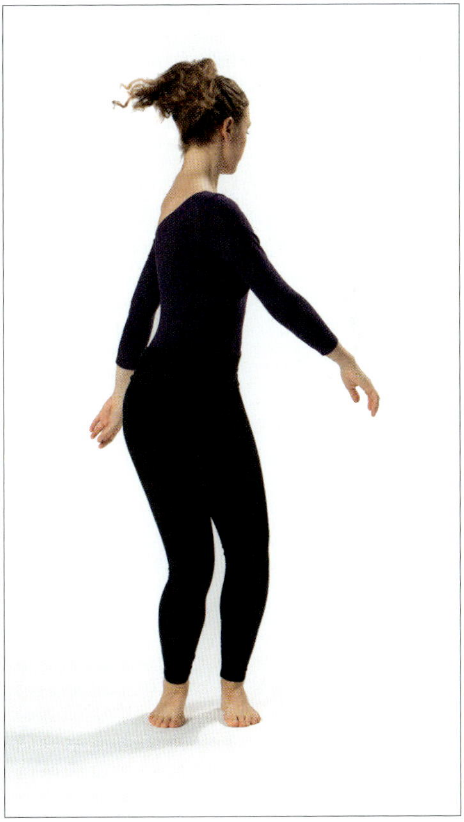

Abbildung 7–1: Fliegende Arme – Ausatmung und natürliche Drehung nach links

sen Sie die Spannung jeweils wieder, wenn Sie zur Seite kommen. Artikulieren Sie in der Mitte ein knappes, kräftiges *t*. Hierdurch erhöht sich der Flug der Arme und eine automatische schnelle Einatmung erfolgt ohne Zutun. Lassen Sie an der Seite die Luft wieder ausströmen und genießen Sie den dynamischen Flug und den deutlich spürbaren Luftzug um Sie herum. Lassen Sie allmählich die Bewegung kleiner werden und bis zum äußerlichen Stillstand abebben. Spüren Sie das Echo der Bewegung. Gehen Sie dann zur nächsten Übung weiter.

Übung

Atemwahrnehmung

Legen Sie Ihre Hände auf die Stellen Ihres Körpers, an denen Sie Atembewegungen spüren – es können mehrere und unterschiedliche Stellen sein. Können Sie Atembewegungen auch im Rücken spüren? Richten Sie Ihre Konzentration darauf, deutlich die leichte Dehnung in der Einatmung, das elastische Zusammenziehen in der Ausatmung und die dynamische Ruhe in der Atempause zu empfinden. Vielleicht fällt Ihnen die leichte Unregelmäßigkeit der Atmung auf. Dies ist vollkommen natürlich, denn die Atmung folgt keinem Takt, sondern sie hat ihren eigenen Rhythmus.

Wenden Sie Ihre Wahrnehmung abschließend nochmals dem Stehen und der Aufrichtung zu.

Wahrnehmungsfragen: Wie stehe ich jetzt? Wie ist meine Verbindung zum Raum über und hinter mir? Wie ist meine Stimmung? Was hat sich verändert im Vergleich zum Anfang?

Sie können die Übung zur Atemwahrnehmung auch unabhängig von den ersten beiden Übungen und im Sitzen durchführen **(Abbildung 7–2)**. Für Sänger und Instrumentalisten bietet sie sich auch während Pausen an.

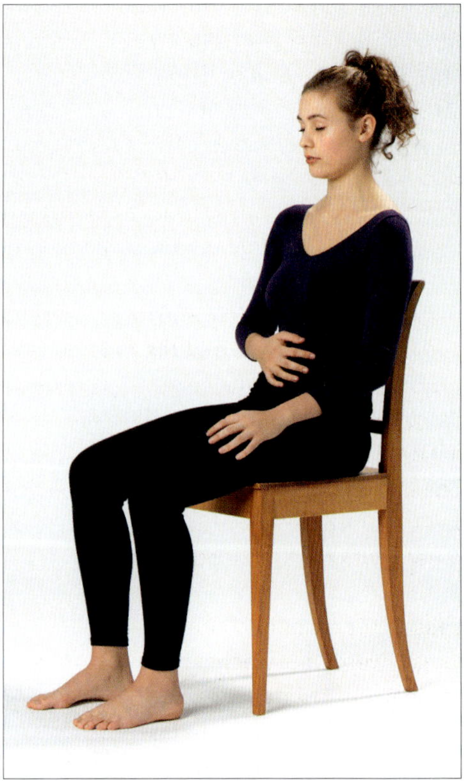

Abbildung 7–2: Atemwahrnehmung im Sitzen

Übung

Atemrhythmische Eutonisierung mithilfe eines Tennisballs

Diese Übung ist gut geeignet im Anschluss an die vorherige.

Legen Sie einen Tennisball vor sich auf den Boden und rollen Sie auf dem Tennisball die gesamte Fußfläche mit leichtem Druck ab. Bleiben Sie zunächst beim selben Fuß, ohne zu wechseln. Nehmen Sie wahr, ob Sie unterschiedliche Reaktionen an verschiedenen Stellen Ihrer Fußsohle spüren, vergleichen Sie beispielsweise die Innenkanten – sie sind oft empfindlicher – mit den Außenkanten. Gehen Sie mit Interesse vor, verursachen Sie jedoch auf keinen Fall Schmerzen. Versuchen Sie, überflüssige Spannungen, etwa in Gesicht, Händen oder Kiefergelenken, loszulassen.

Geben Sie dann mit dem Fuß mehr Gewicht auf den Tennisball **(Abbildung 7–3)** – so als würden Sie eine Luftmatratze mit einem Blasebalg aufblasen – und üben Sie dabei mit dem Fuß kurze kräftige Impulse auf den Ball aus. Begleiten Sie die rhythmische Bewegung mit dem Ausatmen auf ein geräuschhaftes *ffft, ssst* oder *scht.*

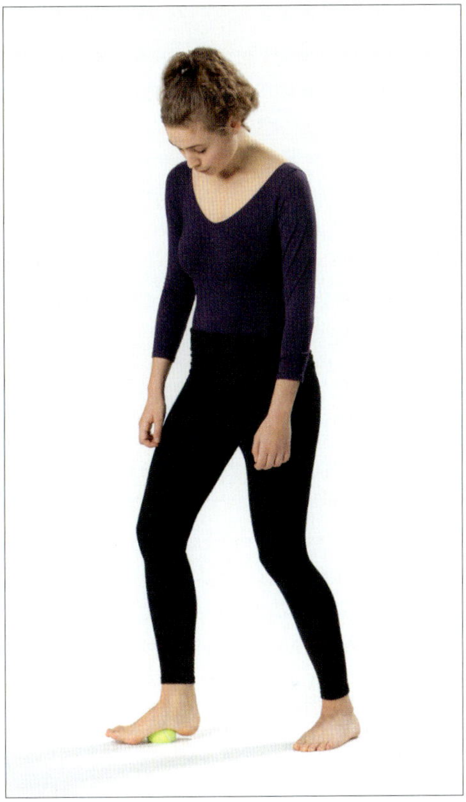

Abbildung 7–3: Eutonisierung mit Tennisball – mit der Ausatmung Gewicht auf den Ball geben

Lassen Sie allmählich den Ausatemstrom länger werden – wechseln Sie quasi vom staccato ins legato – und atmen Sie auf *fff, sss* oder *sch* aus (das *t* fällt weg). Sie können auch die Stimme einsetzen, indem Sie Vokale oder stimmhafte Konsonanten in die Ausatmung geben.

Kommen Sie schließlich am Ende einer langen, geführten Ausatmung mit dem Fuß auf dem Ball zur Ruhe und nehmen Sie die Atempause wahr. Vertrauen Sie darauf, dass sich die Einatmung danach von selbst einstellen wird – nach ihrem eigenen Timing. Sie können die drei Phasen der natürlichen Atmung spüren, indem Sie bei der Einatmung durch die Nase den Fuß leicht und mühelos hochheben, bei der Ausatmung auf ein Geräusch (s. o.) Gewicht in den Ball hineingeben und danach die Atempause genießen – unabhängig davon, wie lang oder kurz sie sein mag.

Sie können Ihre Wahrnehmung des dreiteiligen Atemrhythmus' vertiefen, indem Sie folgenden *Wahrnehmungsfragen* nachgehen:

Zur Ausatmung: *Gleicht mein Atem eher einem Strom, einem Bach, oder einem Rinnsal? Wie ist die Energieverteilung/Dynamik? Können meine Schultern und Arme Spannung an den Boden abgeben? Darf mein Brustbein sinken?*

Zur Atempause am Ende der Ausatmung: *Wie lange dauert die Pause jeweils? Gestatte ich ihr ein Eigenleben? Gestehe ich mir die Pause überhaupt zu? Oder bin ich innerlich gegen Ende der Ausatmung bereits schon „auf dem Sprung", gleich wieder einzuatmen – atme ich also zweitaktig?*

Zur Einatmung: *Wie zeigt sie sich? Wie fühlt sich die Öffnungsbewegung im Bauchraum an? Eher wie eine allmähliche Dehnung – „Hefeteig-artig"? Oder eher impulshaft wie ein Feuerwerkkörper, der sich am Himmel öffnet? Oder eher nach und nach wie Ringe um einen Kieselstein, der ins Wasser fällt? Oder noch anders?*
Wie weit spüre ich den Einatem-Impuls in Bauch, Beckenboden und Rücken?

Zum Übergang der Einatmung zu Ton oder Geräusch: *Setze ich übergangslos in die Phonation ein oder empfinde ich vor der Ausatmung ein kleines auftaktartiges Innehalten? Falls ja, ist es angenehm oder hemmt es mich eher? Wann genau empfinde ich den Einstieg in die mühelose Stimmgebung als optimal?*

Indem Sie durch die Konzentration auf die Wahrnehmung äußerlich ruhig, aber innerlich wach und aufmerksam vorgehen, können Sie die Erfahrungen mit beiden Füßen vergleichen und eventuelle Unterschiede zwischen rechts und links feststellen. Nach der Übung auf einer Seite werden Sie wahrscheinlich Ihre Körperhälften unterschiedlich empfinden. Schaffen Sie einen Ausgleich, indem Sie dieselbe Übung auf dem anderen Fuß machen.

Übung

Die Froschübung

Ziel der Übung ist es, ganzkörperliche Durchlässigkeit mit Atem-Bewegung-Stimme zu erreichen.

Legen Sie sich auf den Rücken und strecken Sie die Beine gerade aus. Vertrauen Sie die Dynamik der im Folgenden beschriebenen Bewegung dem natürlichen Atemrhythmus an.

Lassen Sie den Einatem-Impuls ein Knie seitlich schleifend nach oben ziehen, so dass der Fuß vor dem Gesäß zu stehen kommt. Das Knie blickt zur Zimmerdecke. Mit der Ausatmung führen Sie das aufgestellte Bein mit sanftem Druck in gerader Linie wieder in die Ausgangslage zurück, dabei „bügelt" der Fuß den Boden. Geben Sie dazu die Konsonanten *f/s/sch* in den Atemstrom, pro Atemzug einen Konsonanten, bis genau mit Ende des Atemstroms der Fuß wieder neben dem andern zu liegen kommt. Hierauf stellt sich die Atempause ein. Überlassen Sie der Atempause die Möglichkeit, so lange in der Ruhelage zu sein bis sich der Einatem-Impuls von selbst ergibt. Überlassen Sie Tempo und Rhythmus dieser Bewegungsfolge ganz der Atmung und sehen Sie davon ab, die Bewegungssequenz in einem bestimmten Takt machen zu wollen. Vermutlich werden Sie feststellen, dass Länge, Tempo und Energie der verschiedenen Bewegungen und Atmungsphasen von Mal zu Mal variieren.

Eine Variationsmöglichkeit besteht darin, statt der präzisen Führung des Fußes auf dem Boden in der Ausatmung das letzte Drittel der Strecke das Bein aus der Spur laufen und es locker mit dem Rest der Ausatmung zusammen in seine Ausgangslage fallen zu lassen.

Nach einigen Durchläufen legen Sie eine längere Bewegungspause ein, in der Sie die rechte und linke Körperhälfte hinsichtlich Lage, Form, Gewicht, Temperatur, Bodenkontakt, Gefühl von Ausdehnung und Volumen und Öffnungswinkel der Hüftgelenke vergleichen. Wechseln Sie dann zum anderen Bein.

Dieselbe Übung können Sie nun mit Stimme kombinieren: Geben Sie lange Töne auf *www*, dann auf *www* plus Vokal in einer mühelosen Tonlage, zunächst in der Bruststimme.

Richten Sie dabei Ihre Aufmerksamkeit auf Ihre Vibrationsempfindung und fragen Sie sich, wo Sie im Körper Schwingung empfinden? Sie können dann auch Melodien singen oder improvisieren. Achten Sie hierbei darauf, dass Kopf, Schultern, Arme und Hände locker bleiben. Wichtig ist das Zusammenspiel von Atem-Bewegung-Stimme: Bewegungspause ist gleich Atempause und daher natürlicher Weise auch Stimmpause.

Übung

Gefährdung des Gleichgewichts zur Eutonisierung

Positionen und Bewegungen, welche das Gleichgewicht herausfordern, wirken aktivierend und regen den Atem an.
Stellen Sie sich beim Singen oder Spielen (soweit das jeweilige Instrument es zulässt) auf ein Bein, auf die Zehenspitzen, auf ein bewegliches Objekt oder auf einen Stuhl. Sie können auch in extremer Zeitlupe gehen oder singend bzw. spielend auf der Bordsteinkante balancieren.

Übung

Atem-Vorstellungsbilder

Vorstellungsbilder zum Atem sind sehr wirkungsvoll und können im Sitzen, im Stehen, im Liegen, im Gehen, während des Spielens und Singens, in einer Pause etc. angewandt werden. Hier finden Sie einige Beispiele, Sie können aber auch selbst erfinderisch sein und Ihre Phantasie spielen lassen.

- Die Atmung gleicht Wellen im Ozean
- Dünne Luft einatmen
- Feuchte Luft einatmen
- Die Nase befindet sich am Hinterkopf/am Brustbein/im Becken/am Kreuzbein
- Feucht-warme Luft aushauchen
- Zu einem weit entfernten Punkt im Raum hin ausatmen
- Farbe der Atemluft visualisieren
- Durch die Poren der Haut atmen
- Der Raum um mich herum atmet, ich werde durch ihn beatmet

7.5 Fazit für Musiker

Im Mittelpunkt des Konzepts Schlaffhorst-Andersen steht die bewusste Empfindung der Atmung und ihrer Wechselwirkungen mit Haltung, Bewegung, Stimme, Sprache und Psyche. Der Unterricht findet sowohl im Einzel- als auch im Gruppensetting statt.

In der praktischen Arbeit wird – unter Einbeziehung der fünf Regenerationswege (kreisende/schwingende/rhythmische Bewegung, Atmen, Tönen) – mit Bewegungssequenzen gearbeitet, welche die innere und äußere ganzkörperliche Bewegung in Einklang mit dem natürlichen Atemrhythmus bringen sollen. Dieser ist dreiteilig und besteht aus Einatem, Ausatem und Atempause.

Das Konzept Schlaffhorst-Andersen zielt, ausgehend von der Erkenntnis, dass sich psychische Vorgänge, motorische Leistungen und vegetative Reaktionen gegenseitig beeinflussen, auf die Entwicklung eines Gleichgewichts und eine Harmonisierung zwischen den beteiligten Komponenten ab. Dabei nimmt die Atmung als Bindeglied zwischen somatischem und vegetativem Nervensystem eine Schlüsselfunktion ein. Durchlässigkeit und Schwingungsempfindung sind im Konzept Schlaffhorst-Andersen zentrale Begriffe.

Empirische Studien zum Wirkungsnachweis der Methode sind bisher noch nicht bekannt. Das Konzept wird unter Heranziehung medizinisch wissenschaftlicher Erkenntnisse weiterentwickelt und vermittelt.

Atem-, Sprech- und Stimmlehrerinnen nach Schlaffhorst-Andersen sind in mehreren deutschen Ausbildungseinrichtungen wie Musikhochschulen und Schauspielschulen sowie in der Fortbildung für Musikschullehrer, Sänger und Schauspieler als Lehrende tätig.

Praktische Hinweise

Unter dieser Internetadresse finden Sie Adressen von Atem-, Sprech- und Stimmlehrerinnen in Ihrer Nähe:

http://www.dba-ev.de/
Deutscher Bundesverband der Atem-, Sprech- und Stimmlehrerinnen (dba), Lehrervereinigung Schlaffhorst-Andersen e.V.

Informationen über die Ausbildung zur staatlich geprüften Atem-, Sprech- und Stimmlehrerin und -therapeutin sowie zu Fortbildung im Stimm- und Sprechtraining finden Sie hier:

CJD Schule Schlaffhorst-Andersen Bad Nenndorf
http://www.stimmprofis.de

Literatur

Originalliteratur

Schlaffhorst, C. (1898). *Das Atmen mit und ohne Korsett und die Atemgymnastik.* Mitteilungen des Vereins für Verbesserung der Frauenkleidung, 2, Nr. 2 (Februar), S. 16f. & Nr. 3 (März) S. 21–24.

Schlaffhorst, C. & Andersen, H. (1928). *Atmung und Stimme.* Wolfenbüttel: Möseler.

Kofler, L. (1897). *Die Kunst des Atmens.* Kassel: Bärenreiter.

Kofler, L. (1914). *Die Kunst des Atmens. Als Grundlage der Tonerzeugung für Sänger, Schauspieler, Redner, Lehrer* (9. Aufl.) Leipzig: Breitkopf & Härtel.

Weiterführende Literatur

Lang, A. & Saatweber, M. (2011). *Stimme und Atmung.* Idstein: Schulze Kircher Verlag.

Lang, A. (1999). Das Konzept Schlaffhorst-Andersen zur gezielten Prävention und Behandlung der Aufführungsangst. Musikphysiologie und Musikermedizin 6 (3), 78–82.

Lindner, T. (2000). Zitat aus verschiedenen Schülerskripten, Bad Nenndorf.
Saatweber, M. (2003). Das Konzept Schlaffhorst-Andersen – ein ganzheitlicher Ansatz in der Stimm- und Sprachtherapie. Forum Logopädie 1 (17), S. 20.
Saatweber, M. (2008). How to help teachers' voices. Folia Phoniatr Logop. 60 (6), 288–90.

Zusätzlich zitierte Literatur

Csíkszentmihályi, M. (1999). Das Flow-Erleben. Stuttgart: Klett-Cotta.
Rapp, W. (1999). Ganzheitliche Körperarbeit in der Physiotherapie als Beitrag zur Psychosomatischen Medizin. Krankengymnastik 51, S. 776.
Richter, B. (2014). Die Stimme. Leipzig: Henschel.
Spahn, C. (2012). Lampenfieber. Handbuch für den erfolgreichen Auftritt. Leipzig: Henschel.

8 Ilse Middendorf – Der Erfahrbare Atem

Sabine Seidel

Der Erfahrbare Atem ist eine von Ilse Middendorf (1910–2009) entwickelte Methode zur Förderung der Körperwahrnehmung und der Selbstbewusstheit. Ziel der Methode ist es, durch bewusste Beobachtung des Atemvorgangs das eigene Potenzial zu erkennen und es weiter zu entwickeln. Dem *Erfahrbaren Atem* liegt ein holistischer Ansatz zugrunde, der den Menschen als psychophysische Einheit von Körper, Geist und Seele betrachtet.

8.1 Entstehung und Konzept

8.1.1 Entstehung

Ilse Middendorf gilt als bedeutende Persönlichkeit und Wegbereiterin auf dem Gebiet der Atemarbeit. Als ausgebildete Gymnastiklehrerin suchte sie nach der „Essenz in der Bewegung", nach einem natürlichen, dem Körper und Wesen des Menschen gemäßen Zugang zu Bewegung und Ausdruck. Beeinflusst durch die Reformpädagogik zu Beginn des 20. Jahrhunderts und inspiriert durch östliche Traditionen und die Psychologie C.G. Jungs erkannte sie die Bedeutung des autonomen Atems als verbindenden Elements von Körper, Bewegung, Bewusstsein und Emotion. Durch empirisches Forschen entwickelte sie eine Methodik, Menschen durch Atemarbeit zur Selbsterfahrung und Selbsterforschung zu führen und die daraus entstehenden körperlichen und persönlichen Entwicklungsprozesse zu begleiten. Auf dieser Basis begründete sie die Lehre des *Erfahrbaren Atems.*

Biografie Ilse Middendorf

Ilse Middendorf wurde 1910 in Frankenberg (Sachsen) als Tochter der Kaufleute Karl und Johanna Kullrich unter dem Namen Ilse Kullrich geboren. Die Eltern besaßen ein Textilwarengeschäft. Drei Generationen lebten unter einem Dach: die Eltern, Ilse und ihre beiden Geschwister Heinz und Ruth sowie die Großeltern. Das Elternhaus wird als weltoffen, tolerant und liebevoll beschrieben und bot somit einen Rahmen, mit den Ereignissen des ersten Weltkriegs zurechtzukommen.

Ilse Middendorf galt als gute Schülerin und war offenbar schon früh außerordentlich wissbegierig. Mit fünf Jahren spielte sie Klavier und liebte das Tanzen. Sie erhielt Gymnastikunterricht nach Dora Menzler, einer tänzerischen Bewegungslehre, die ihre Entwicklung prägte und die ihr das innere Gespür für Bewegung und Atem nahe brachte. Nach der Schule lernte sie weiter Gymnastik bei Dorothee Günther und Bertha Trümpy. Im Jahr 1932 entschloss sie sich, diesen Weg der Bewegung auch beruflich weiterzugehen und absolvierte eine Ausbildung am *Institut für Atem- und Nervenpflege* bei Emil Aurelius-Baeuerle in Baden-Baden.

Hier lernte sie die auf tibetanischen Bewegungsformen basierende Mazdaznan-Methode kennen, von der sie jedoch, wie auch von anderen damals verbreiteten Bewegungslehren, nicht ganz überzeugt war: *„Ich suchte mehr Unmittelbarkeit und mehr Anschluss an die menschliche Wirklichkeit."* (Middendorf, 1984, S. 14) *„Ich fand, dass die Bewegungen, die ich lernte, der natürlichen Bewegung des Atems entgegenliefen. Meinem Empfinden nach hatte die Atembewegung eine andere Form."* (Johnson, 2012, S. 108) *„Für mein Empfinden musste die Gymnastik durch den Atem vertieft werden, auf eine Weise, die den Menschen von innen heraus verwandelt."* (Heinel, 1990, S. 22)

Im Alter von fünfundzwanzig Jahren eröffnete sie ihre erste Praxis für Atem- und Bewegungsunterricht in Berlin-Lichterfelde. Jahrzehntelang übte und experimentierte sie Tag für Tag und fand so zu ihrer Arbeitsweise.

Zwei Personen waren für die Entwicklung ihrer Arbeit außerordentlich prägend. Dies war zunächst die Tänzerin Ewe Warren, *„eine hervorragende Lehrerin (...), die mir durch Bewegung, Atem und Meditation die Einheit unserer menschlichen Erscheinung deutlich machte: (...) eine Tänzerin von großer menschlicher Reife. Sie gab mir die wahre Vorbereitung für die Erfahrungen am Atem. Herzlich und immer sei ihr gedankt!"* (Middendorf, 1984, S. 14). Später traf sie auf Cornelis Veening, einen Sänger, Atemtherapeuten und jungianischen Psychologen, der Schüler der Atemlehrerinnen Clara Schlaffhorst und Hedwig Andersen gewesen war. Veening unterstützte Ilse Middendorf in ihrer Forschung und ermutigte sie, ihre eigene Methode auszuarbeiten. *„Damals hatte ich niemanden, der die Richtigkeit meiner Entdeckungen bestätigte. (...) Dann lernte ich Cornelis Veening kennen, und das war eine Offenbarung. (...) Veening hatte Verbindungen zu Jung und zu Heyer, einem Schüler von Jung. Durch ihn wurde es mir möglich, meine eigene Arbeit zu unterrichten. Diese Arbeit, die ich bisher im Stillen getan hatte, erfuhr durch ihn die nötige Bestätigung und entfaltete sich mit einem Male wie eine Blume"* (Johnson, 2012, S. 109). *„Ich danke dem großen Lehrmeister viel, am meisten aber für die Freigabe an meine eigene Entwicklung, die Freiheit zu mir selbst"* (Middendorf, 1984, S. 14).

1940 heiratete Ilse Middendorf den Musiker Jost Langguth, der wenige Wochen nach der Hochzeit in den Krieg eingezogen wurde und 1945 in Riga fiel. Sie ging vorübergehend zurück nach Frankenberg in ihr Elternhaus, wo 1941 ihr Sohn Helge Langguth geboren wurde, und übersiedelte im Mai 1945 mit ihrem Sohn nach Berlin. 1950 heiratete sie den Fotografen Erich T. Middendorf.

1965 eröffnete Ilse Middendorf das erste Ausbildungsinstitut für den *Erfahrbaren Atem* am Viktoria-Luise-Platz in Berlin, wo sie eine neue Generation von Atemlehrerinnen ausbildete. Die organisatorische Leitung des Berliner Instituts übertrug sie 1988 ihrem Sohn Helge Langguth, der bereits 1982 ein weiteres Ausbildungsinstitut in Beerfelden gegründet hatte. 1971 erhielt Ilse Middendorf eine Professur an der Hochschule für Musik und darstellende Kunst in Berlin und unterrichtete Schauspieler und Sänger im Fach „Atem- und Körperbildung". 1984 erschien ihr Lebenswerk *„Der Erfahrbare Atem. Eine Atemlehre"*. Bis 2004 unterrichtete sie am Berliner Institut und gab weltweit Seminare. Ilse Middendorf starb 2009 im Alter von 99 Jahren und ist in Berlin-Lichterfelde begraben.

Weiterentwicklung der Methode

In direkter Nachfolge von Ilse Middendorf stehen die von ihr persönlich ausgebildeten Atemtherapeuten und -pädagogen, welche die Lehre des *Erfahrbaren Atems* durch ihre eigene Persönlichkeit und berufliche Ausrichtung ihrerseits geprägt und weiterentwickelt haben.

In Deutschland führt Ilse Middendorfs Sohn Helge Langguth die *Ilse-Middendorf-Institute für den Erfahrbaren Atem* in Beerfelden und Berlin. Ebenfalls in Berlin leitet Erika Kemmann-Huber ihr *Institut für Atemlehre*. Stefan Bischof hat den Bereich der Körper- bzw. Atempsychotherapie ausgearbeitet und leitet ein *Institut für Atempsychotherapie* in Freiburg i. Br. Maria Höller-Zangenfeind hat den *Erfahrbaren Atem* um die Aspekte Stimme, Kommunikation und Präsentation erweitert und eine Ergänzungsausbildung *Atem-Tonus-Ton* entwickelt. Barbara Karst bildete bis 2012 in ihrem *Institut für ganzheitliche Entwicklung auf der Grundlage des Erfahrbaren Atems Methode Ilse Middendorf* in Müllheim aus. Juerg Ruffler hat die Atemarbeit um künstlerische Performances erweitert und leitet Ausbildungen in seinem *mibe – institute for breathexperience Berkeley-Berlin*.

In der Schweiz bilden Ursula Schwendimann in ihrer *Atemschule* und Yvonne Zehnder in ihrem *Institut für Atem, Bewegung und Therapie* BerufskollegInnen aus, in Österreich hat Norbert Faller einen Lehrgang zum *Akademischen Atempädagogen* etabliert.

Einige Schüler von Ilse Middendorf haben die psychotherapeutische Seite der Atemarbeit weiter intensiviert, u.a. Erika Kemmann-Huber, Stefan Bischof und Maria Höller-Zangenfeind in Deutschland sowie Edgar Meier in der Schweiz. Sie haben den theoretischen Hintergrund geklärt und beschrieben und unter der Perspektive des Atems definiert, Erkenntnisse der Neurowissenschaften sowie der Körperpsychotherapie integriert und neue Therapiekonzepte entwickelt (Fischer und Kemmann-Huber, 1999; Bischof, 2008). Rega Rutte und Sabine Sturm haben den physio- und atemtherapeutischen Kontext im Zusammenhang mit dem *Erfahrbaren Atem* beleuchtet (Rutte und Sturm, 2003).

Mittlerweile gibt es Enkel- und Urenkelgenrationen Ilse Middendorfs, die den *Erfahrbaren Atem* lehren und in ihre pädagogische, therapeutische oder künstlerische Arbeit integrieren.

8.1.2 Konzept

Der *Erfahrbare Atem* ist eine übungszentrierte Arbeitsweise, bei der durch Schulung der Wahrnehmung und des Empfindungsbewusstseins Körper- und Selbstbewusstheit erlangt werden sollen. Durch kinästhetische Wahrnehmung und Intensivierung der Propriozeption soll eine größere Bewusstheit für den eigenen Körper, auch in seiner Verbindung zum Außenraum, entstehen. Indem körperliche Zusammenhänge strukturell und räumlich fokussiert werden, sollen Transparenz, Klarheit und Ordnung hinsichtlich der physiologischen Abläufe verbessert werden.

Ziel des Konzepts ist es, durch Empfindung und Bewusstwerdung des persönlichen Atemverhaltens Haltungs- und Atmungsfehlformen zu regulieren und damit gleichzeitig die gesamtkörperliche

Disposition zu optimieren. In diesem Sinne versteht sich die Arbeit mit dem *Erfahrbaren Atem* als salutogenetische Methode zur Entfaltung des individuellen leib-seelisch-geistigen Potenzials und zur Aktivierung der Selbstregulierungs- und Selbstheilungskräfte. Insgesamt sollen so Selbstbewusstheit, Selbstkompetenz und Souveränität weit über das Atem- und Körperbewusstsein hinaus gestärkt werden.

Insbesondere in der Pädagogik wird die Methode ressourcenorientiert angewandt und hat das Ziel, die Gesundheit und Persönlichkeitsentwicklung ihrer Schüler zu fördern. Die Entwicklung des persönlichen Potenzials in körperlicher und psychologischer Hinsicht steht im Vordergrund.

Die Durchführung der Methode erfolgt unter bestimmten Prinzipien und ist mit einer eigenen Begrifflichkeit verbunden, die im Folgenden erklärt wird.

Prinzipien und Begriffe der Methode

Atmung – Atem – Erfahrbarer Atem

Der Atem besitzt im Konzept von Ilse Middendorf die zentrale und integrierende Funktion, Körper, Geist und Seele zu verbinden. Ilse Middendorf verwendet die Begriffe Atmung und Atem in unterschiedlicher Bedeutung: unter *Atmung* versteht sie die physiologische Körperfunktion und unter *Atem* den ganzheitlichen Vorgang, der zusätzlich emotionale und geistige Aspekte mit einschließt. Die Methode geht von den Grundcharakteristika der Atmung aus. So ist diese einesteils vegetativ und unwillkürlich gesteuert, kann jedoch gleichzeitig auch durch Aktivierung willkürlich erreichbarer Muskeln beeinflusst werden. Der Atem unterliegt zudem emotionalen Einflüssen und stellt gleichzeitig deren Indikator dar. Außerdem ist der Atem direkt an der Stimmproduktion beteiligt und bildet selbst ein wichtiges Kommunikations- und Ausdrucksmedium.

Die Methode *Der Erfahrbare Atem* vermittelt den Ausführenden, das autonome Atemgeschehen zuzulassen und es bewusst zu erleben. Dabei soll der Atem wahrgenommen, jedoch nicht willentlich beeinflusst werden. Diese Erfahrung soll tiefgreifendere Informationen über Lebenskonzepte und Verhaltensmuster zugänglich machen. *„Zwischen unbewusstem Atmen und willkürlichem Atmen gibt es nun eine dritte Möglichkeit, die Atembewegung kennenzulernen und ihrer inne zu werden: das ist der Erfahrbare Atem. Der Schüssel dazu heißt: Wir lassen unseren Atem kommen, wir lassen ihn gehen und warten, bis er von selbst wiederkommt"* (Middendorf, 1984, S. 19). Durch Bewegungs- und Haltungsübungen, durch Schulung der Wahrnehmung und Arbeit mit der Stimme wird die Atembewegung erfahrbar gemacht. Dabei wird jedoch keine Atemtechnik vermittelt, die von außen über willentlich gesteuerte Muskeln ansetzt, gleichzeitig bleibt der Atem jedoch auch nicht unbewusst. Die seelischen Grundhaltungen für die Atemarbeit nach Ilse Middendorf sind Sammlung, Hingabe und Achtsamkeit.

Sammeln – Empfinden – Atmen

Unter *Sammlung* versteht Ilse Middendorf die achtsame Zuwendung zum eigenen Körper und die *innere Anwesenheit* in einem gewählten Körperbereich. Hierdurch soll eine vermehrte *Empfindung* im Sinne einer wertfreien Körperwahrnehmung und eine erweiterte, lebendigere *Atem*bewegung entstehen. Die Fähigkeiten *Sammeln – Empfinden – Atmen* stehen in Wechselbeziehung zueinander und sollen sich gegenseitig bereichern.

Atembewegung
In der Methode von Ilse Middendorf erfolgt die Wahrnehmung der Atembewegung hauptsächlich durch eine Hinwendung zur Innenbewegung der Körperwände, Organe und empfundener Atem- und Bewegungsräume beim *Einatem* und *Ausatem*. Dem liegt die Erfahrung zugrunde, dass sich der Atem mit der Bewegung von Zwerchfell, Lunge und Brustkorb als Druckwelle über die beteiligten Muskeln und benachbarten bindegewebigen und knöchernen Strukturen ausbreitet und beim *Einatem* als Weiten, beim *Ausatem* als Zurückschwingen spürbar wird. Um eine freie Atembewegung zu erreichen, wird an der Entwicklung von körperlicher und seelischer Durchlässigkeit gearbeitet.

Atemrhythmus
Der Atemrhythmus, d.h. Länge, Weite und Intensität der Ein- und Ausatemphase sowie der Atempause bei der Atembewegung, wird als Ausdruck der Befindlichkeit einer Person verstanden. An ihm sollen die Ausführenden wahrnehmen, wie sie mit Einflüssen aus ihrem Leben umgehen. Gleichzeitig bietet der Atemrhythmus einen Ansatz zur Selbstregulation, weshalb in der Methode an den einzelnen Atemphasen und ihrem Verhältnis zueinander gearbeitet wird.

Atemräume
Ilse Middendorf unterscheidet entsprechend der anatomischen Bereiche einen unteren, oberen und mittleren Atemraum, die zusammen den Körper-Innenraum bilden. Sie definiert *Atemräume* anhand der Innen- und Außenkontur der Körperwände, die durch Atembewegung oder Schwingung in ihrer Gestalt spürbar werden. Insbesondere die Vokalatemräume sollen durch den Gebrauch der Stimme und den gezielten Einsatz von Konsonanten sehr differenziert erfahrbar werden. Die über die Atembewegung erlebten Innenräume sollen Aufschluss über den persönlichen Raum geben, der im Leben eingenommen wird. Als Ergänzung zu den inneren Atemräumen ist der *Außenraum* zu verstehen, der sowohl eine konkrete räumliche Dimension als auch die lebendige Umwelt der Person und ihr kommunikatives Umfeld repräsentiert.

Atemqualitäten
Den *Atemräumen* werden spezifische körperliche und psychische *Atemqualitäten* bzw. Ausatemkräfte zugeordnet: dem unteren Atemraum eine vitale, *aufsteigende Kraft*, dem oberen Atemraum eine lösende, nach unten fließende *absteigende Kraft* und dem mittleren Atemraum eine sowohl weitende als auch zentrierende *horizontale Kraft*. Jede der *Atemqualitäten* soll spezifische körperliche und psychologische Verhaltensweisen fördern, und gemeinsam sollen diese zu einer Balance der Kräfte führen.

8.2 Anwendungspraxis und Verbreitung

8.2.1 Anwendungsformen

Der *Erfahrbare Atem* wird pädagogisch und therapeutisch im Einzel- und Gruppensetting angewandt.

In der pädagogischen, übungszentrierten Einzel- oder Gruppenarbeit werden

Bewegungs- und Wahrnehmungsübungen angeleitet, welche die Fähigkeit fördern sollen, den Atem, und mit ihm den eigenen Körper und die eigene Person, bewusster wahrzunehmen. Im Gruppenunterricht arbeiten die Teilnehmenden entweder für sich, zu zweit oder in Kleingruppen.

8.2.2 Allgemeine Prinzipien in der Anwendungspraxis

Die Unterrichtseinheiten beginnen meist mit Dehnübungen, bei denen Flexibilität und Durchlässigkeit entstehen sollen und die Atembewegung anregt wird. Im weiteren Verlauf wird an ausgewählten Themen gearbeitet. Durch gezielt eingesetzte Bewegungsabläufe wird die Verbindung von Atem und Bewegung erlebbar gemacht, und es entstehen Empfindungsbewusstheit und „Bewegungen aus dem Atem". Der Einsatz der Stimme soll ermöglichen, Körperinnenräume als Atembewegungsräume mit ihren spezifischen Eigenschaften und Atemqualitäten zu spüren.

Nach jeder Übungssequenz wird Zeit für das Nachspüren gegeben. Die Erfahrungen gelangen so ins Bewusstsein und werden im anschließenden Gespräch in der Gruppe oder mit dem Atempädagogen verbalisiert und reflektiert.

In der Atembehandlung im Einzelsetting arbeitet der Atemtherapeut mit seinen Händen und versucht, den Atem des Klienten durch Berührung, durch Dehnung von Muskulatur und bindegewebigen Strukturen oder durch manuellen Druck zu lösen oder zu beleben. Der Klient liegt dabei angekleidet auf einer Liege. Ilse Middendorf verstand ihre Methode als atem- und körperzentrierten Weg der Persönlichkeitsentwicklung. Therapeutisch wird der *Erfahrbare Atem* hauptsächlich bei Erkrankungen des Atemsystems und bei Stimmstörungen, bei funktionellen und organischen Störungen des Bewegungssystems sowie bei psychosomatischen Störungsbildern eingesetzt. Therapeutische Anwendungen bestehen darüber hinaus auch in der Onkologie und Palliativmedizin (Bischof, 2008).

8.2.3 Verbreitung

Atempädagogen und Atemtherapeuten der Methode *Der Erfahrbare Atem* arbeiten in unterschiedlichen Bereichen des Bildungs- und Gesundheitssystems sowie in verschiedenen Settings wie Institutionen, freien Praxen, in freier Unterrichtstätigkeit und im Fortbildungsbereich. Im Bereich von Ausbildungsinstitutionen wie Kunsthochschulen sind die Ziele der Methode im Bereich der Persönlichkeitsbildung sowie der bewusstseinsfördernden Körperarbeit zur Prävention und Gesundheitsförderung angesiedelt. Therapeutisch findet die Methode Anwendung in medizinischen Einrichtungen wie Krankenhäusern und Praxen. Hierbei ergeben sich enge Verbindungen und Überschneidungen zu den Disziplinen Physiotherapie, Logopädie und Atem-, Sprech- und Stimmtherapie (vgl. Kap. 7, S. 103ff.).

Ausbildung

In Deutschland gibt es heute fünf Schulen, welche eine Ausbildung in der Atemlehre *Der Erfahrbare Atem* anbieten. Seit 2013 ist die Atemarbeit außerdem in den Studiengang zum Bachelor of Science für Komplementäre Methoden an der Steinbeis Universität in Frankfurt a.M. integriert. In

Österreich hat Norbert Faller einen Lehrgang zum Akademischen Atempädagogen an der Fachhochschule in Wien ins Leben gerufen.

Die Ausbildung zum Atempädagogen/Atemtherapeuten schließt oft an eine bereits erlangte Berufsqualifikation oder an ein Studium an. Sie dauert in der Regel dreieinhalb Jahre und ist meistens berufsbegleitend organisiert. Die berufliche Anwendung der Methode ist entsprechend den beruflichen Voraussetzungen, welche die jeweilige Person mitbringt, pädagogisch oder therapeutisch ausgerichtet.

1992 hat Helge Langguth die Berufsvereinigung der Atemtherapeuten und Atempädagogen des *Erfahrbaren Atems* nach Ilse Middendorf (BEAM e. V.) gegründet. Die BEAM verfolgt das Ziel, die Prinzipien des *Erfahrbaren Atems* zu erhalten, zu verbreiten und sie weiter zu entwickeln.

In der Schweiz sind die Atemtherapeuten und -pädagogen im Schweizerischen Berufsverband für Atemtherapie nach Middendorf (sbam) organisiert. In Österreich besteht der *atem austria*, der Berufsverband der Atempädagogen Österreichs.

Die größte Berufsorganisation im deutschsprachigen Raum für Atempädagogik und Atemtherapie ist der BVA, Berufsverband für Atempädagogik und Atemtherapie e. V., der seit 2017 auch die ehemalige AFA (Arbeits- und Forschungsgemeinschaft für Atempädagogik und Atemtherapie e. V.) unter seinem Dach führt. Ihr gehören ca. 1000 Mitglieder unterschiedlicher Atemmethoden an. Ilse Middendorf war Mitbegründerin und viele Jahre als Vorsitzende in der AFA tätig.

Die Anerkennung im Berufsverband garantiert die Einheitlichkeit in der Berufsausbildung sowie im Berufsbild und in der Berufsordnung. Klare Zulassungskriterien und regelmäßige Überprüfung der Schulen sichern die Ausbildungsstandards und deren Qualität. Der Verband hat derzeit 12 Fachschulen akkreditiert, die sieben verschiedene atempädagogische und atemtherapeutische Richtungen repräsentieren und entsprechende Ausbildungen anbieten.

Der Erfahrbare Atem nach Ilse Middendorf sowie die Berufsbezeichnungen *Atempädagoge*, *Atemtherapeut* und *Atempsychotherapie* sind eingetragene Warenzeichen, und die Ausübenden sind damit hinsichtlich ihres Qualitätsstandards geschützt.

8.3 Spezifische Aspekte in der Anwendung bei Musikern

Wie an der Biographie von Ilse Middendorf abzulesen ist, liegen die Wurzeln ihrer Methode im Künstlerischen und stehen dem Musizieren sehr nahe. Als Jugendliche spielte sie Klavier und tanzte – nach langen Jahren der Arbeit und Entwicklung ihrer Methode wurde sie im Alter von 61 Jahren Professorin an der Hochschule für Musik und darstellende Kunst in Berlin, wo sie Sänger, Instrumentalisten und Schauspieler in Atem- und Körperbildung unterrichtete. Die direkte Anwendung ihrer Methode bei Musikern hat Ilse Middendorf damit bereits selbst ausgeübt und vollzogen. In ihrer Nachfolge entstanden jedoch – wie oben bereits beschrieben – Weiterentwicklungen, unter denen insbesondere *Atem-Tonus-Ton* wegen der Fokussierung auf die Stimme für Musiker besonders interessant ist.

8.3.1 Atem-Tonus-Ton

Ilse Middendorfs Schülerin und Mitarbeiterin Maria Höller-Zangenfeind hat die Methode *Der Erfahrbare Atem* weiter entwickelt und dabei das Anliegen verfolgt, der Stimme hinsichtlich ihres Ausdrucks unter künstlerischem und performativem Aspekt mehr Bedeutung zu geben. 1997 hat sie dieses Ausbildungskonzept unter dem Namen *Atem-Tonus-Ton (ATT)* in ihrem *Institut für Atemlehre* in Oberstdorf institutionalisiert. *ATT* versteht sich als körperorientierte Stimmpädagogik und steht damit in enger Verbindung zur Gesangs- und Instrumentalpädagogik.

In der Methode bildet das Erleben der Körperinnenräume – durch die Atem- und Klangbewegung des zugelassenen Atems – und des Außenraums – durch die Motorik und Gestik – die Basis für das Verständnis der Ein- und Ausatembewegung und der Phonation. Wahrgenommene Atemräume werden als Klangräume erfahren und genutzt. Auf diese Weise erarbeiten sich die Lernenden eine muskuläre, räumliche und seelische Durchlässigkeit für Bewegung, Atem und Stimme und entwickeln ihre Stimme hinsichtlich Klangentfaltung, Selbstausdruck, Kommunikation und Präsenz.

Der Zugang zum sängerischen und blasinstrumentalen Atem geschieht über den *Widerstand* und durch die Arbeit mit wahrgenommenen Körperräumen und Schwingungen. Die Gesetzmäßigkeiten der Statik, der Umgang mit Schwerkraft und Balance bilden dabei den Ausgangspunkt für eine physiologische Aufrichtungsdynamik und einen differenzierten Umgang mit dem Körpertonus. Dies ist die Voraussetzung für die Entfaltung von Innenräumen und wird in *Atem-Tonus-Ton* als polarer Bewegungsverlauf in der zentralen Übung *Einlassen und Widerstehen* (vgl. Übungen am Ende dieses Kapitels) erarbeitet. So sollen Musiker lernen, Atem-, Körper- und Klangbewegung zu koordinieren sowie die Gleichzeitigkeit verschiedener Tonuszustände während des Singens und Spielens zu steuern. Diese Arbeit an den Atemräumen der Vokalbildung lässt sich positiv kombinieren mit der stimmbildnerischen Arbeit an Laut- und Resonanzbildung im Vokaltrakt.

Von besonderer Bedeutung in *ATT* ist das Fach *Improvisation*. Hier und in anderen interaktiven Übungen und Bühnensituationen entwickeln die Lernenden Selbständigkeit und Präsenz, Anpassungsfähigkeit und Spielfreude, was beim Musizieren v. a. im kammermusikalischen Kontext gewinnbringend ist.

Sänger und Blasinstrumentalisten können durch die Methode einen Zugang zum komplexen, meist vorher unbewussten Atemgeschehen gewinnen und lernen, auf Basis des *Erfahrbaren Atems* die vegetativen Abläufe des Atems bewusst und geplant zu gestalten und als Handwerk für die Atmung beim Singen und für die Gestaltung der klingenden Ausatemphase auszubilden. Sänger haben die Möglichkeit, sich durch *Atem-Tonus-Ton* für sehr kleine Innenbewegungen der Phonations- und Resonanzvibrationen zu sensibilisieren, Bläser darüber hinaus für Artikulationsbewegungen und für die Koordination der feinen Spielbewegungen.

Methodisch beginnt *Atem-Tonus-Ton* mit der Vermittlung einfacher Zusammenhänge von Atem, Körper und Stimme. Anhand von Übungen wird sukzessiv die Komplexität dieser Zusammenhänge gesteigert: Klänge werden zu Vokalisen, dann zu kleinen Melodien, schließlich zu

Liedern. Die erlernten Prinzipien sollen mit der Zeit abrufbar werden und in die eigene Atem-, Gesangs- und Musizierpraxis oder als angewandte *ATT*-Arbeit in Stimmbildung, Gesangs- und Instrumentalunterricht integriert werden.

Atem-Tonus-Ton wird international in Einzel- und Gruppenunterricht, in Seminaren und als Weiterbildung für künstlerische, pädagogische und therapeutische Berufe gelehrt.

Wissenschaftliche Untersuchungen

Dem Anliegen der Berufsorganisation BVA entsprechend wurden in den letzten zehn Jahren wissenschaftliche Studien durchgeführt, welche die Wirksamkeit atemtherapeutischer Ansätze bei verschiedenen Störungsbildern nachzuweisen versuchten (vgl. auch http://www.bvatem.de/forschung/). Im Bereich der Atempädagogik bei Musikern liegen bislang zwei Arbeiten vor.

Lisa Malin hat in einer Vergleichsstudie mit atemtherapeutischer und osteopathischer Behandlung den positiven Einfluss der Atemtherapie auf die menschliche Stimme bei 14 Gesangsstudierenden an der Musikuniversität Wien untersucht (Malin, 2009). Die Probanden durchliefen zweimal den gleichen Test, in welchem sie einen Einzelton sowie einen Dreiklang vor und nach der Atembehandlung singen mussten. Für die Dokumentation und Auswertung wurden ein Spektralanalyse-Programm sowie das persönliche Feedback zum eigenen Befinden der Probanden verwendet. Im Ergebnis zeigte sich eine signifikante Verbesserung des Stimmvolumens, der Qualität der Stimme, der Tonhaltedauer sowie der Gemütslage der Probanden.

Der Phoniater Dr. Fumiaki Yoneyama aus Tokio versuchte gezielt, die positive Wirkung von Atem-Tonus-Ton auf die Stimme zu untersuchen. Mittels Thermografie und mittels einer Klangkamera konnte er Veränderungen der Körpervibrationen und Knochenleitfähigkeit der Stimme dokumentieren (Yoneyama, 2008).

Erfahrungsberichte von Musikern

Im Folgenden sind Erfahrungen von Musikern mit der Atemlehre *Der Erfahrbare Atem* und *Atem-Tonus-Ton* wiedergegeben.

Eine erfahrene 56jährige Sängerin und Gesangspädagogin: *„In der Atemarbeit habe ich wirklich erfahren, dass mein Körper mein Instrument ist und ich von den Füßen an bis über den Kopf hinaus singend bin; eine ganzheitliche Erfahrung, wie sie mir früher nie möglich gewesen wäre. Das über die Atemarbeit entstandene Körperwissen und das Körperbewusstsein beim Singen nimmt Nervosität und eine zu starke Fokussierung auf technische Details – ich bin geerdet und vertraue mir.“*

Eine 57jährige Flötistin: *„Die lange, intensive Auseinandersetzung mit Atem-Tonus-Ton hat mein Spiel verändert. Es entsteht Leichtigkeit, weil wir dort körperliche Kraft und willentlichen Einsatz leisten, wo es natürlicherweise passt und mehr lassen können, wo Durchlässigkeit und Resonanz nötig sind. Diese Erfahrungen sind nicht nur beglückend, sondern Grundlage für ein freies Musizieren und für das Spielen im Flow. Ich erlebe mich dadurch kreativer, und die durch die Atem- und Bewegungsübungen erworbene Flexibilität, Ausdauer und Sammlungsfähigkeit wirken sich direkt auf das Musizieren aus.“*

Eine 51jährige Chorleiterin und Cellistin: *„Durch meine Ausbildung zur Atem-Tonus-Ton-Lehrerin wurde mir in meiner Arbeit als Chorleiterin bewusst, wie sehr die Stimme durch unsere Vorstellungen beflügelt, aber auch blockiert werden kann. Es schiebt sich ein unbewusster Vorstellungsfilter zwischen Körper und Seele, wie ein bestimmter Ton, eine Melodiephrasierung usw. zu klingen hat, der in der Folge die Stimme oft nicht mehr frei schwingen lässt. Atem-Tonus-Ton kann eine ganz konkrete Hilfestellung geben, die Atem-Bewegung, welche eine bestimmte musikalische Phrase erfordert, bewusst mit dem Körper zu verbinden."*

8.4 Übungen

Im Folgenden werden einige der „Klassiker" aus den Methoden *Der erfahrbare Atem* und *Atem-Tonus-Ton* vorgestellt.

Übung

Sammeln – Empfinden – Atmen

Bleiben Sie in der Körperposition, in der Sie gerade dieses Buch lesen, und machen Sie es sich möglichst bequem.

Spüren Sie die Bereiche Ihres Körpers, die Kontakt zum Möbelstück oder zum Boden haben, auf dem Sie sitzen oder liegen. Spüren Sie Ihr Körpergewicht und das Material, das Ihnen von außen begegnet.

Lesen Sie den folgenden Abschnitt durch und versuchen Sie, sich die Abläufe zu merken. Nachdem Sie den Textabschnitt gelesen haben, legen Sie bitte das Buch zur Seite, um sich ganz auf sich selbst zu konzentrieren.

Versuchen Sie ganz bei sich anzukommen – in Ihrem Körper und in diesem Moment. Lassen Sie Gedanken und Gefühle zu und lassen Sie sie vorüberziehen. Vielleicht spüren Sie, wie der Atem Ihre Körperwände aus dem Innern heraus bewegt. Nehmen Sie diese feine Atembewegung wahr: *In welcher Region spüren Sie sie deutlich, wo weniger deutlich?* Seien Sie wach und interessiert für das, was Sie in Ihrem Körper wahrnehmen. Sie können hierzu Ihre Hände als Empfindungshilfe auf Ihre Bauchdecke oder Ihren Brustkorb legen **(Abbildung 8–1)**. *Wie ist der Atemrhythmus? Ist der Einatem zart oder stark, der Ausatem fließend oder stockend? Gibt es einen Moment der Ruhe nach dem Ausatem?* Nehmen Sie dies nur „wahr“, bewerten und korrigieren Sie nicht. Gehen Sie innerlich mit Ihrer Atembewegung mit, lassen Sie sich von ihr bewegen.

Nehmen Sie Ihr Buch nun wieder zur Hand und führen Sie die Anleitung nochmals aus, während Sie den Textabschnitt lesen. Ist es Ihnen möglich, gleichzeitig zu lesen UND in der Körperempfindung zu sein?

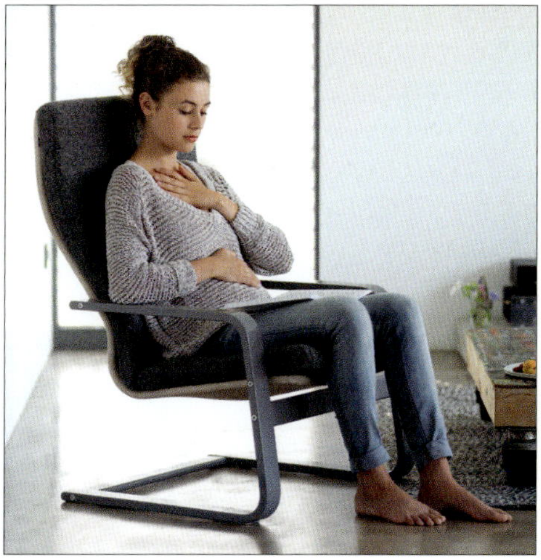

Abbildung 8–1: Sammeln – Empfinden – Atmen: Atem empfinden beim Sitzen und Lesen, Empfindungshilfe durch Auflegen der Hände

Bei der Durchführung können Sie noch folgende Varianten einbeziehen:

- Nehmen Sie unterschiedliche Körperhaltungen ein: aufrecht oder angelehnt sitzend, liegend, stehend.
- Wenden Sie sich in Ihrer Wahrnehmung auch noch anderen Körperbereichen zu: Ihrer Mundhöhle und Ihrem Rachen, der Stelle zwischen den Schulterblättern, dem unteren Rücken, dem Beckenraum.
- Integrieren Sie die Übung in Ihren Alltag: Üben Sie in der Straßenbahn, auf dem Sofa beim Fernsehen, am Familientisch, im Unterricht, während der Vorlesung oder im Konzert. Erhöhen Sie Ihre Präsenz, indem Sie gleichzeitig sich selbst und die Außenwelt wahrnehmen.

Übung

Dehnen

Ausgangsposition: Setzen Sie sich auf einen Stuhl mit möglichst gerader Sitzfläche. Bringen Sie Ihre Fußsohlen in Kontakt zum Boden. Nehmen Sie wahr, wie Ihr Körpergewicht auf den Sitzhöckern ruht und der Schultergürtel vom Becken getragen wird. Die Hände liegen bequem auf Ihren Oberschenkeln, Bauchdecke, Unterkiefer und Zunge sind gelöst. Wirbelsäule und Kopf sind aufgerichtet. Sammeln Sie sich, nehmen Sie das Innere Ihres Körpers wahr, spüren Sie Ihre Atembewegung und respektieren Sie diese so, wie sie in diesem Moment ist.

Durchführung: Beginnen Sie nun, kleine Bewegungen auszuführen – sich nach hinten, seitlich, nach vorne, ganz intuitiv den Bedürfnissen Ihres Körpers in diesem Moment folgend, zu dehnen –, als ob sie sich damit in Ihre eigenen Körperwände schmiegen wollten. Kommen Sie dazwischen immer wieder in die Ausgangsposition zurück. Die Arme dürfen sich nach oben und zur Seite in den Raum hinein öffnen, und die Füße den Boden als Unterstützungsfläche nutzen. Wenn Sie sich ganz geschmeidig bewegen, wird der Einatem der Dehnung folgen. Spannen Sie sich elastisch auf **(Abbildung 8–2)** und lösen Sie diese Aufspannung jedes Mal wieder auf **(Abbildung 8–3)**. Beobachten Sie, wie in diesem Moment auch der Ausatem loslässt. Bleiben Sie ganz verbunden mit der Bewegung – in einer Verfassung zwischen Hingabe und Achtsamkeit. In dem Moment, in dem sich Ihr Atem der Größe, Geschwindigkeit und dem Tempo der Bewegung ganz organisch

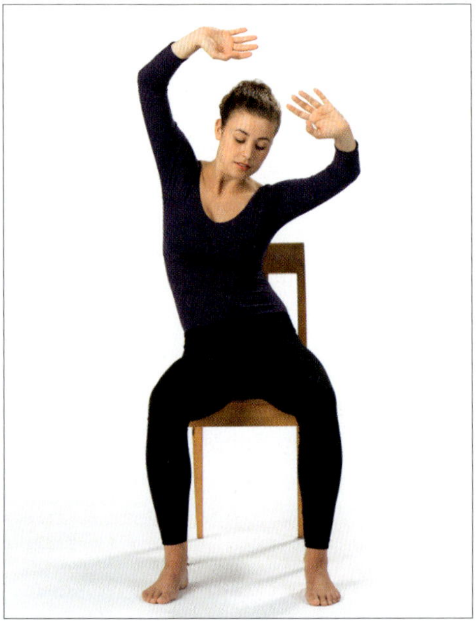

Abbildung 8–2: sitzend dehnen

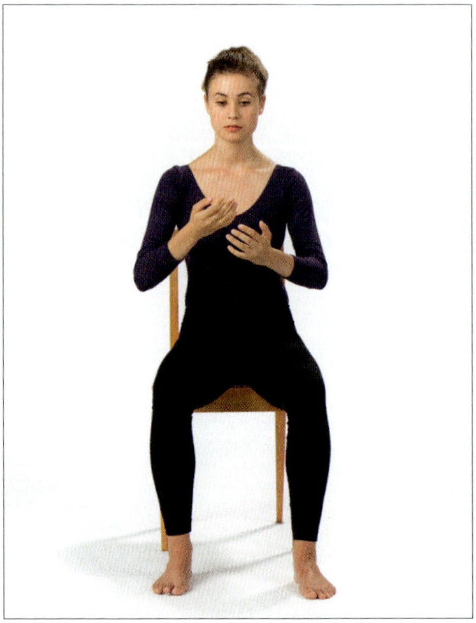

Abbildung 8–3: zurückschwingen

anpasst, erfahren Sie die Qualität des zugelassenen Atems. Versuchen Sie, nichts verbessern zu wollen.

Lassen Sie die Bewegungen allmählich größer und lebendiger werden, kommen Sie dabei auch zum Stehen. Nutzen Sie Ihre ganze Spannweite in den Raum um Sie herum, und dehnen Sie sich von innen heraus in den Raum, der Sie umgibt **(Abbildung 8–4)**.

Nachspüren und Integrieren: Lassen Sie die Bewegungen wieder kleiner werden, kommen Sie zur Ruhe und spüren Sie im Stehen oder Sitzen den Auswirkungen dieser Übung nach. Registrieren Sie mögliche Veränderungen. Vielleicht nehmen Sie eine Vertiefung des Atems, vielleicht mehr Weichheit in der Beweglichkeit wahr, mehr Offenheit für die Atembewegung und den Innenraum, mehr Präsenz?

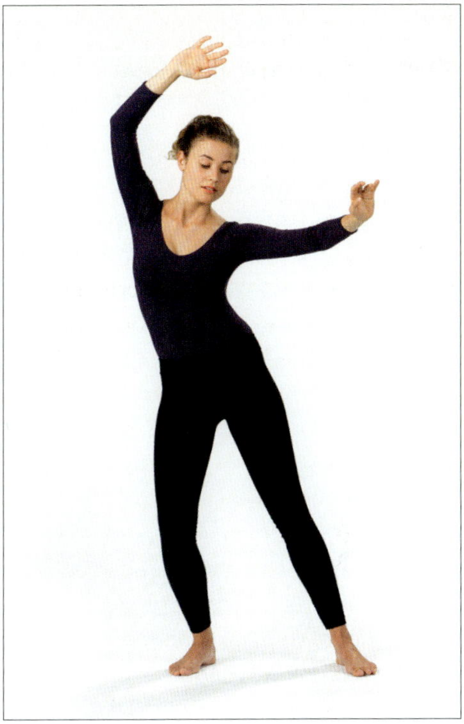

Abbildung 8–4: stehend dehnen

Übung

Einlassen und Widerstehen

Ausgangsposition: Nehmen Sie eine stehende Position ein, bei der sich Ihre Füße im Parallelstand befinden – etwas weiter geöffnet als hüftbreit. Spüren Sie den Boden unter Ihren Fußsohlen als Kontaktfläche wie ein Gegenüber und lassen Sie sich vom Boden tragen. Nehmen Sie wahr, wie die Schwerkraft Ihr Körpergewicht leicht nach unten zieht. Realisieren Sie auch die entgegengesetzte Kraft nach oben, die Ihnen die Aufrichtung ermöglicht.

Durchführung: Beginnen Sie, aus den Fußgelenken heraus zu federn; zunächst leicht, dann etwas stärker. Sie können mit beiden Füßen gleichzeitig federn oder Ihr Gewicht abwechselnd auf den rechten und den linken Fuß verlagern. Die Fersen dürfen Sie dabei leicht vom Boden abheben. Spüren Sie hierbei die Elastizität in Ihrer aufgerichteten Wirbelsäule vom Lendenbereich bis zum Kopf. Die Schultern sind gelöst und wippen mit, ebenso die Kehle. Um dies zu überprüfen, lassen Sie ein stimmhaftes [m] erklingen.

Halten Sie einen Moment inne und nehmen Sie die Nachwirkungen des Federns wahr.

Verlangsamen Sie nun Ihr Tempo. Aus dem Parallelstand heraus verlagern Sie das Gewicht Ihres Körpers auf einen Fuß. Geben Sie Ihrem Gewicht in diesem Bein nach und lassen Sie zu, dass sich Sprung-, Knie-, Hüftgelenke und die Lendenwirbelsäule leicht beugen. Das Becken hängt, der Rücken rundet sich leicht, der Kopf bleibt aufgerichtet. Überlassen Sie sich der Schwerkraft. Unten angekommen, richten Sie sich wieder auf, indem Sie mit dem Fuß einen leichten Druck in den Boden hinein geben. Lassen Sie dabei in Ihrer Vorstellung den Ausatem in den Boden hineinfließen und erleben Sie dies als Gegenrichtung zur Aufrichtung. Diese verläuft fließend von den Fußsohlen über Becken und Wirbelsäule bis zur Schädeldecke. Wenn Sie am höchsten Punkt Ihrer Aufrichtung angekommen und mit Ihrem Gewicht wieder in der Mitte zwischen beiden Füßen angelangt sind, verlagern Sie Ihr Körpergewicht erneut auf den gleichen Fuß, lassen Sie wieder spontan Ihr Gewicht herunter, lösen Sie dabei auch Beckenboden, Kiefer und Zunge. Der Einatem folgt reflektorisch dieser Bewegung. Wechseln Sie spielerisch ab zwischen Herunterlassen im Einatem („Einlassen") **(Abbildung 8–5)** und Aufrichten im Ausatem („Widerstehen") **(Abbildung 8–6)**. Verbinden Sie den Ausatem zunächst mit einem fließenden [f] oder einem [sch]. Nehmen Sie dann die Stimme dazu, zunächst mit einem klingenden [l] oder [s], später mit Silben wie [lu] oder [lo].

Nachspüren: Bleiben Sie einen Moment stehen. Beobachten Sie ihren Stand, Ihre Aufrichtung, Ihre Sicherheit. Beobachten Sie Ihre Atembewegung **(Abbildung 8–7)**. Vielleicht erscheint sie Ihnen tiefer als vorher, bis in den Beckengrund? Spüren Sie einen Unterschied zwischen rechter und linker Körperhälfte?

Führen Sie die Übung entsprechend auf der anderen Seite durch.

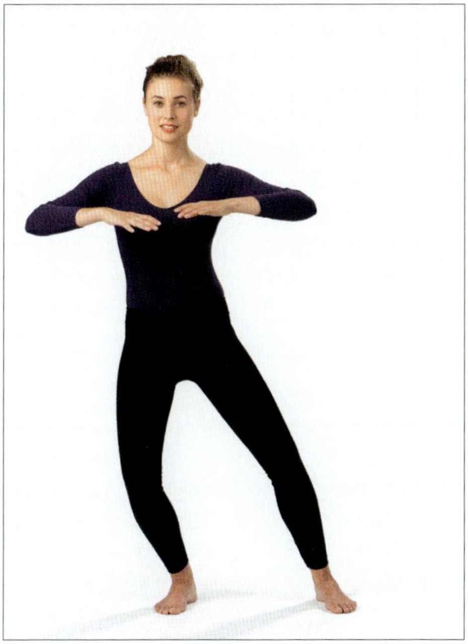

Abbildung 8–5: stehend einlassen (mit Armen)

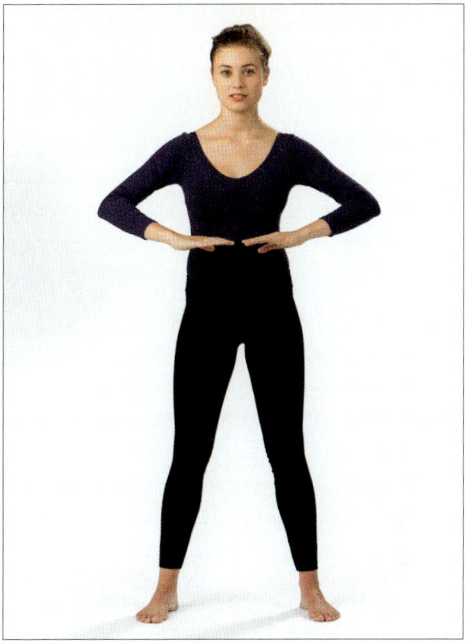

Abbildung 8–6: Stehend widerstehen und aufrichten. Hände nach unten

Bei der Durchführung können Sie noch folgende Varianten einbeziehen:

- Wechseln Sie die Seite bei jedem Herunterlassen des Gewichts.
- Integrieren Sie die Hände in die Bewegung: beim Aufrichten im Ausatem bewegen sich die nach unten gerichteten Handflächen zum Boden und spannen sich in der Streckung etwas auf. Im Einatem lösen sie sich in der Beugung, die Arme schweben nach oben und werden leicht.
- Erhöhen Sie das Tempo beim Aufrichten: Stoßen Sie sich leicht und impulsiv mit einem Fuß vom Boden ab. Tönen Sie dabei kurze Silben wie [hu], [ho], [schu], [scho] oder kurze Wörter wie [hey], [so], [jetzt], [hier], [ich] etc. Hierbei dürfen die Arme in den Raum fliegen. So erfahren Sie die Kraft des aufsteigenden Ausatems.

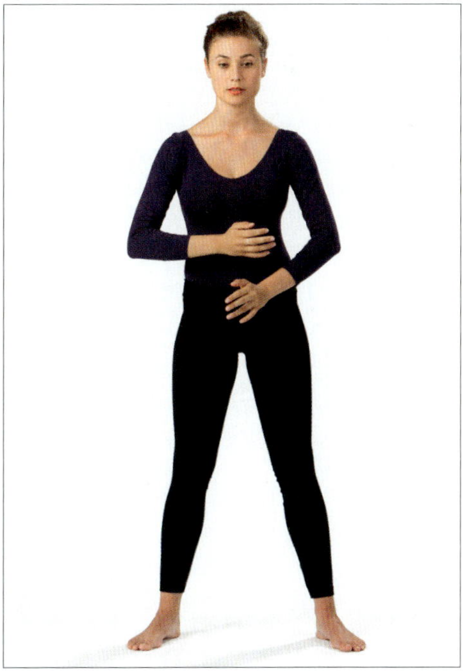

Abbildung 8–7: Atembewegung spüren

8.5 Fazit für Musiker

Der Erfahrbare Atem nach Ilse Middendorf ist eine Methode zur Förderung der Körperwahrnehmung und der Selbstbewusstheit, bei welcher dem Atem eine zentrale Funktion zukommt. Der Methode liegt ein holistischer Ansatz zugrunde, der den Menschen als psychophysische Einheit von Körper, Geist und Seele betrachtet.

In der pädagogischen, übungszentrierten Einzel- oder Gruppenarbeit werden Bewegungs- und Wahrnehmungsübungen angeleitet. Im Gruppenunterricht arbeiten die Teilnehmenden entweder für sich, zu zweit oder in Kleingruppen.

Der Atem besitzt in diesem Konzept die zentrale und integrierende Funktion Körper, Geist und Seele zu verbinden. Die Begriffe Atmung und Atem werden in unterschiedlicher Bedeutung verwendet: *Atmung* ist die physiologische Körperfunktion und *Atem* der ganzheitliche Vorgang, der zusätzlich emotionale und geistige Aspekte mit einschließt. Die Methode geht von den Grundcharakteristika der Atmung aus. So ist diese einesteils vegetativ und unwillkürlich gesteuert, kann jedoch gleichzeitig auch durch Aktivierung willkürlich erreichbarer Muskeln beeinflusst werden. Der Atem unterliegt zudem emotionalen Einflüssen und stellt gleichzeitig deren Indikator dar. Außerdem ist der Atem direkt an der Stimmproduktion beteiligt und bildet selbst ein wichtiges Kommunikations- und Ausdrucksmedium. Die Methode *Der Erfahrbare Atem* vermittelt den Ausführenden, das autonome Atemgeschehen zuzulassen und es bewusst zu erleben. Dabei soll der Atem wahrgenommen, jedoch nicht willentlich beeinflusst werden. Diese Erfahrung soll tiefgreifendere Informationen über Lebenskonzepte und Verhaltensmuster zugänglich machen.

Ziel der Methode ist es, durch bewusste Beobachtung des Atemvorgangs das eigene Potenzial zu erkennen und es weiter zu entwickeln. In der Weiterentwicklung des Ansatzes bildeten sich Spezialisierungen heraus, unter denen sich die Methode *Atem-Tonus-Ton (ATT)* an Musiker wendet. Sie versteht sich als körperorientierte Stimmpädagogik und steht in enger Verbindung zur Gesangs- und Instrumentalpädagogik.

Im Bereich der Atempädagogik bei Musikern sind bislang nur wenige wissenschaftliche Arbeiten durchgeführt worden.

Pädagogen der Methode *Der Erfahrbare Atem* sind an Ausbildungsinstitutionen wie Musikhochschulen im Bereich der Körper- und Stimmbildung, der Persönlichkeitsentwicklung sowie in der Prävention und Gesundheitsförderung tätig.

Praktische Hinweise

Im Folgenden sind Internetadressen der im Text erwähnten Ilse Middendorf-Institute und Berufsverbände aufgeführt. Atempädagogen und Atemtherapeuten, deren Ausbildung durch die AFA anerkannt sind, finden Sie auf der Homepage der AFA.

Ilse Middendorf-Institute für den Erfahrbaren Atem http://www.erfahrbarer-atem.de/

BEAM e.V., Berufsvereinigung der Atemtherapeuten und Atempädagogen des Erfahrbaren Atems nach Prof. Ilse Middendorf e.V. http://www.atem-beam.de/

Atem-Tonus-Ton http://www.atem-tonus-ton.com/

bva – Berufsverband für Atempädagogik und Atemtherapie e.V. http://www.bvatem.de/

atem austria, Berufsverband der AtempädagogInnen Österreichs
http://www.atemaustria.at/
sbam, Schweizer Berufsverband für Atemtherapie und Atempädagogik Middendorf
http://www.sbam.ch/

Literatur

Originalliteratur

Middendorf, I. (1984). *Der Erfahrbare Atem. Eine Atemlehre.* Paderborn: Junfermann.

Middendorf, I. (1995). *Der Atem und seine Bedeutung für den Menschen.* Berlin: Eigenverlag.

Middendorf, I. (2000). *Der Erfahrbare Atem in seiner Substanz.* Paderborn: Junfermann.

Höller-Zangenfeind, M. (2004) *Stimme von Fuß bis Kopf. Ein Lehr- und Übungsbuch für Atmung und Stimme nach der Methode Atem-Tonus-Ton.* Innsbruck: StudienVerlag.

Weiterführende Literatur

AFA Arbeits- und Forschungsgemeinschaft für Atempädagogik/Atemtherapie e.V. (2016). http://www.bvatem.de/forschung/, Zugriff am 8.11.2016

Biferale, S. La Terapia del Respiro. Dall' esperienza all' espressione musicale. Astrolibro Ubaldini Edizione Bellaria.

Bischof, S. (Hrsg.) (2008). Atemwege. Arbeitsgebiete der Atemtherapie. Norderstedt: BoD.

Faller, N. (2009). Atem und Bewegung. Theorie und 111 Übungen. Wien [u.a.]: Springer.

Fischer, K. & Kemmann-Huber, E. (1999). Der bewusste zugelassene Atem. Theorie und Praxis der Atemlehre. München [u.a.]: Urban & Fischer.

Langguth, H. (2000). Philosophische Standortbetrachtung des Erfahrbaren Atems nach Prof. Ilse Middendorf. Beerfelden: Eigenverlag.

Malin, L. (2009). Der Einfluss der Atemtherapie auf die menschliche Stimme. Vergleichsstudie anhand der technischen Stimmmessung bei GesangsstudentInnen. Wien: LitVerlag.

Rutte, R. & Sturm, S. (2003). Atemtherapie ...Sehen...Verstehen... Üben... Anwenden. Berlin [u.a.]: Springer.

Schwarzenbach, R. (2007). Höhenflüge mit Bodenhaftung: Die Methode Atem-Tonus-Ton für Flötistinnen und Flötisten. Ein Übungsbuch für Neugierige. Frankfurt am Main: Musikverlag Zimmermann.

Schwarzenbach, R. (2016). Höhenflüge mit Bodenhaftung 2. Die Methode Atem-Tonus-Ton® in der Praxis mit Blasinstrumenten. Frankfurt am Main: Musikverlag Zimmermann.

Schwendimann, U. & Fiorenza, L. (2004). Atem-Ratgeber. Atem und Bewegung – Haltung und Beweglichkeit für den Alltag. Eigenverlag Fiorenza Uster.

Seidel, S. (2015). Den Atem der Stimme erfahren. Atem-Tonus-Ton® in der Gesangsausbildung. Vox Humana, Fachzeitschrift für Gesangspädagogik 11(3), 26–28.

Seidel, S. (2014). ATEM – für Stimme, Sprache und Gesang. Die Methode Atem-Tonus-Ton® in der Stimmbildung. In Fuchs, M. (Hrsg.) Singen und Sprechen. Band 9 der Schriftenreihe Kinder- und Jugendstimme, S. 159–176. Berlin: Logos-Verlag.

Unger, M. (2008). Atem. Stressabbau und -bewältigung im beruflichen Alltag. Berlin: Pro Business GmbH.

Weber, U. (2013). Singen mit Leib und Seele. Körperwissen und Atemkunst für SängerInnen. Berlin: Books on Demand GmbH.

Yoneyama, F. (2008). Relation between breathing and phonation. Vortrag April 2008 beim Kongress für Atemtherapie und Atempädagogik München. www.dvd-wissen.com

Zusätzlich zitierte Literatur

Johnson, D.h. (Hrsg.) (2012). Klassiker der Körperwahrnehmung. Erfahrungen und Methoden des Embodiment. Bern: Huber.

Heinel, J. (1990). Ilse Middendorf. Aus ihrem Leben und Werk. Otterbach: Verlag F. Arbogast.

9 Qigong

Evemarie Haupt

Qigong ist eine über viertausend Jahre alte Lehre aus China. Sie entstammt der Naturphilosophie des Taoismus und fördert die Einheit von Körper, Seele und Geist. Die Lebensenergie (*Qi*) wird gestärkt durch Bewegung, Atmung und Vorstellungskraft. Langsam und bewusst ausgeführte Qigong-Übungen können bis zur Meditation führen oder aktiv eingesetzt werden, auch für die Stimmkraft.

9.1 Entstehung und Konzept

9.1.1 Entstehung

Qigong ist seit etwa einem halben Jahrhundert als „Schatz aus dem alten China" in die westliche Welt gekommen und hat sich in Europa rasch ausgebreitet. Um 1980 publizierte die deutsche Ärztin Josephine Zöller in ihrem Buch „Das Tao der Gesundheit" (Zöller, 1984) erstmals sogenannte „Qigong-Übungen". Bald danach erschien das Buch des französischen Arztes Ives Requena mit dem Titel „Qigong" (Requena, 1992).

Qigong ist ursprünglich Teil eines mindestens 4000 Jahre alten Systems der taoistischen Naturphilosophie, bei welcher es den aktiven Bereich darstellt, den jeder Mensch selbst durchführen kann. Aus dem Wahrnehmen und Beobachten der natürlichen Gegebenheiten, der Polaritäten und Kreisläufe – wie Tag und Nacht, Mann und Frau, Tages- und Jahreslauf – entstand das heute allgemein bekannte Symbol der Yin/Yang-Monade **(Abbildung 9-1)**.

Diese symbolisiert das „TAO" – das unfassbare EINE, welches in sich zwei Polaritäten vereinigt, die sich ständig im Wandel befinden. Eines der grundlegenden Prinzipien der taoistischen Naturphilosophie lautet: *„Nichts ist beständiger als der Wandel"*. Yin und Yang manifestieren sich in den „Fünf Elementen oder Wandlungs-

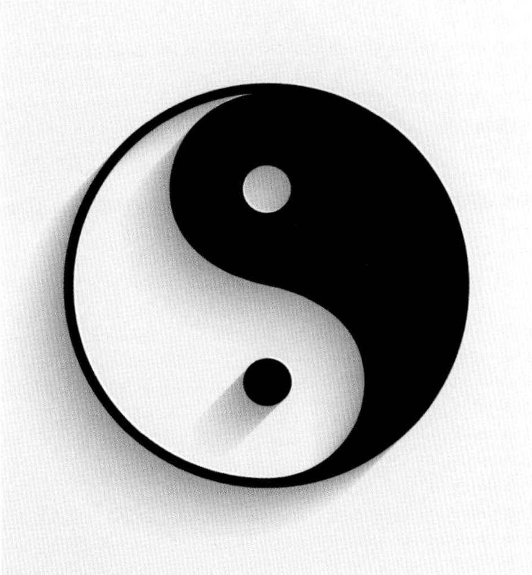

Abbildung 9–1: Die Yin/Yang – Monade[3]

3 Quelle: Sergii88/shutterstock.com

phasen“, aus denen sich die „Zehntausend Dinge“ unseres Universums bilden und denen alle Kreisläufe des Lebens zugrunde liegen. Im Zyklus der Jahreszeiten vollziehen sich die Wandlungsphasen der Elemente Holz, Feuer, Metall und Wasser, zwischen denen das Element Erde als verbindendes Element eingebettet ist. Dem System der fünf Elemente werden alle Phänomene wie Organfunktionen, Emotionen, Zahlen, Töne und Klimafaktoren bis hin zu den Planeten zugeordnet. Besonders interessant dabei ist auch die ursprüngliche Verbindung zur Stimme mit den sogenannten „primal sounds“, den elementaren Stimmäußerungen wie beispielsweise Seufzen und Lachen. Diese psychophysischen Verbindungen können sowohl pädagogisch als auch therapeutisch genutzt werden. (Chapman, 2006; Haupt und Weber, 2010).

Die fünf Wandlungsphasen entstammen der taoistischen Philosophie und erklären Vorgänge des Wandels in der Natur und im menschlichen Dasein. So durchlaufen wir als Menschen die Lebenszyklen Empfängnis, Geburt, Jugend, Erwachsensein, Alter und Tod und werden in ihnen mit Aufgaben konfrontiert, die uns in den Qualitäten der Elemente gegenübertreten.

Qigong wurde im Rahmen der chinesischen Heilkunst praktiziert, die im Westen seit den 1950er Jahren als „Traditionelle Chinesische Medizin“ (TCM) bekannt geworden ist. Qigong und TCM basieren – ebenso wie Tai-Chi-Chuan – auf denselben philosophischen Prinzipien und zeigen – insbesondere in der heutigen westlichen Praxis – viele Gemeinsamkeiten. Im Unterschied zu Qigong war Tai-Chi-Chuan jedoch ursprünglich eine Kampfform und hat seine Wurzeln im chinesischen „Schattenboxen“. Etwa 1970 wurde Tai-Chi-Chuan in Europa bekannt und wird heute unter dem Namen Tai Chi häufig gemeinsam mit Qigong unterrichtet. Neben dem gesundheitlichen und meditativen Aspekt enthält Tai Chi auch einen kämpferischen Anteil und wird in längeren Formen geübt (Daiker und Kirschbaum, 2002).

9.1.2 Konzept

Der Begriff „Qi“ wird meist mit „Lebens-Energie“ übersetzt und „Gong“ bedeutet Arbeit, Üben, Training.

Qigong umfasst die drei Säulen Bewegung, Atmung und Bewusstheit/Vorstellungskraft sowie die zwei Wege „Ruhe in der Bewegung“ und „Bewegung in der Ruhe“. Die drei wesentlichen Grundprinzipien sind „Wohlbefinden“, „unten fest und stabil – oben leicht und frei“ sowie „Inneres Lächeln“.

Das Ziel von Qigong liegt darin, die Lebensenergie Qi zu stärken und sie durch den Ausgleich von Yin und Yang in Fluss zu halten. Hierbei soll die lebendige Balance der Kräfte und Energien in der eigenen Person und im gesamten Lebenskontext unterstützt und die Verbindung von Körper und Geist gestärkt werden. Auf dieser Grundlage beruhen alle Qigong-Übungen. Qigong kann sich positiv auf die gesamte Lebenssituation auswirken, indem der Umgang mit täglichen Anforderungen flexibler wird und eine Sensibilität für Energieflüsse entsteht. Qigong soll insgesamt die physische und psychische Gesundheit sowie die mentale Stärke bis ins hohe Alter erhalten.

9.2 Anwendungspraxis und Verbreitung

9.2.1 Anwendungsformen

Wie bereits seit alters her in China wird Qigong auch heute sowohl gesundheitsfördernd und präventiv zur Kräfteentfaltung und zur Stärkung als auch therapeutisch zur Regeneration angewandt. Qigong wird umfassend eingesetzt und praktiziert – es liegen vom Kleinkind- bis zum Seniorenalter positive Erfahrungen vor.

In der Regel werden Kurse für Gruppen im wöchentlichen Turnus oder als Wochenend-Workshops angeboten. Einzelunterricht ist ebenso möglich und bei besonderem Interesse auch zu empfehlen. Darüber hinaus gibt es spezifische Kursangebote wie beispielsweise „Qigong und Stimme" (vgl. Abschnitt 9.3).

9.2.2 Allgemeine Prinzipien in der Anwendungspraxis

Es existiert eine Vielzahl an Übungsfolgen und an differenzierten Formen des Qigong. Bei der Durchführung ist die Vorstellungskraft wesentlich für die Wirksamkeit der Übungen. Die bewegten und stillen Momente des Qigong werden mit geistiger Bewusstheit vollzogen. Es bildet sich ein Denken in „Vernetzten Systemen" heraus, das uns heute als systemische Sichtweise vertraut ist (Hackl, 1991). „Stilles Qigong" führt zur Meditation. Es arbeitet ebenso mit dem System der „5 Elemente/Wandlungsphasen" und verstärkt die Wirkungen des Qigong, da es die Meridiane und Organfunktionen einbezieht.

Die Voraussetzung für eine bessere Balance der Kräfte und Energien ist das regelmäßige tägliche Training. Unabhängig davon, ob täglich zehn Minuten oder mehr investiert werden können, die Kontinuität ist entscheidend.

9.2.3 Verbreitung

Lehrer für Qigong und unterschiedliche Gruppierungen sind in der „Deutschen Qigong-Gesellschaft" (DQGG) zusammengeschlossen. Qigong Meister aus China haben in den westlichen Ländern eigene Institute aufgebaut, in welchen sie die verschiedenen Möglichkeiten des Qigong vermitteln.

In diesen Instituten werden auch Ausbildungen zum Qigong-Kursleiter oder -lehrer angeboten, ebenso an den Universitäten Bonn und Oldenburg.

Von der Deutschen Gesellschaft für Qigong und Taijiyuan (DDQT) sind Ausbildungsstandards zur Qualitätssicherung festgelegt worden (vgl. Abschnitt 10.6).

9.3 Spezifische Aspekte in der Anwendung bei Musikern

Qigong ist für Musiker sehr gut geeignet, da es die Balance der Kräfte fördert und damit eine grundlegende Voraussetzung für die positive Bewältigung des Musikerberufs schafft.

Musiker sind vor die Aufgabe gestellt, viele Arten von Balancen wahrzunehmen und im Einklang zu halten – sei es die Beziehung zwischen Musiker und Instrument bzw. Sänger und Stimme, seien es die innerkörperlichen und seelischen Vorgänge und die Balance in der Beziehung mit anderen beim Spielen und Singen. Qigong fördert auch die beim Musizieren notwendige Verbindung von Körper und Geist, welche ebenfalls emotionale Kraft einschließt.

Im Alltag des Musikers stellt Qigong eine Chance dar, durch wenige tägliche Übungen das Verständnis für die eigene persönliche Balance kontinuierlich zu stärken. Dies erfolgt sowohl körperlich – vertikal und horizontal mit Aufrichte-Impuls und seitlichen Bewegungen – als auch mental und emotional. Bei Instrumentalisten können Qigong-Übungen für einen Bewegungsausgleich der instrumentenspezifischen Abläufe sorgen. Dies unterstützt die von Yehudi Menuhin (1973) beschriebene Fähigkeit, „ständig Bewegungen auszugleichen", worin das „Geheimnis des Violinspiels" liege. Menuhin empfiehlt, dass „die Bereitschaft des Körpers zum Mitschwingen zur Gewohnheit werden sollte" und formuliert damit ein zentrales Grundprinzip von Qigong. Aber nicht nur Instrumentalisten, sondern ganz besonders auch Sänger können mit Qigong ihren „Klangkörper" optimal vorbereiten und ihren Stimmklang entfalten. Bei den Sängern spielt besonders die Ausbalancierung des Stimmorgans, d.h. von Luftdruck und Muskelspannung, sowie die emotionale Balance im Ausdruck eine Rolle.

Das Grundprinzip „Unten fest und stabil – oben leicht und frei" gilt in besonderem Maße für Musiker – Sänger eingeschlossen –, um physisch beim Musizieren in der Balance zu bleiben. Gerade bei Orchestermusikern, die viele Jahre ähnliche Bewegungsmuster repetieren, entstehen nicht selten Dysbalancen, die letztlich zu gesundheitlichen und spielbezogenen Beeinträchtigungen führen können. Qigong beinhaltet die Möglichkeit, „dass die Körperwahrnehmung verbessert wird und gleichzeitig Möglichkeiten zur Lösung von Spannungen erlernt werden." (De Bruyn, 1998). Durch frühes Erkennen des notwendigen Ausgleichs kann Stabilität im Gesamten und Agilität im Einzelnen gepflegt und erhalten werden. Daraus resultiert „Wohlbefinden", das Wohlklang erzeugen kann.

9.3.1 Wirkungsnachweise

Wirkungsnachweise von Qigong bei Musikern entsprechen wissenschaftlich dem Level von Experten-Erfahrungen. Der persönliche Kontakt der Verfasserin dieses Artikels mit Qigong wurde angeregt durch einen Artikel im Yangsheng-Journal (Möhler, 1993). Die darauhin begonnene regelmäßige Praxis der Tai-Chi und Qigong-Übungen brachten für die sängerische Praxis neue Erkenntnisse darüber, wie man den eigenen Körper als Instrument, also den eigenen „Klangkörper", vorbereiten und aufbauen kann. Dies führte schließlich zu einer direkten Verbindung der Übungen mit der Musik. Dass die Autorin bis heute im vorgerückten Alter noch sehr aktiv mit Seminaren und im Einzelunterricht arbeiten kann, verdankt sie – aus ihrer eigenen Wahrnehmung – zum großen Teil den Qigong-Erfahrungen.

Im Buch „Stimmt's – Stimmtherapie in Theorie und Praxis" (Haupt, 2010) sind die aus langjähriger Erfahrung im Unterrichten und Praktizieren von Qigong erlebten Wirkungen von Qigong zusammengefasst:

Förderung folgender grundlegender Haltungen und Fähigkeiten:
- Übernahme eigener Verantwortung für die Gesundheit
- Bewusstsein für Energie-Balance
- Achtsamkeit für Körper und Geist
- Vorstellungskraft

Spezifische gesundheitsförderliche Wirkungen:
- Psychische Stabilität und Ausgeglichenheit
- Aktivierung der Selbstheilungskräfte und Krankheitsvorbeugung, z. B. Erkältungskrankheiten, Unfälle
- Körperliches und seelisches Wohlbefinden
- Durchlässigkeit im Körper und Vorbeugung von Gelenkblockaden

Spezifische zusätzliche, wichtige Wirkungen für Musiker:
- Der Wirbelsäulen-Aufbau und die aufrechte Haltung werden gefördert
- Der Beckenraum wird bewusster wahrgenommen und die Basis im Kreuzbein kann besser aktiviert werden für die Entfaltung der Stimmkraft und die Klangentwicklung beim Instrumentalspiel
- Die künstlerische und sängerische Leistungsfähigkeit nimmt zu

Zur weiteren Veranschaulichung der Wirkungen von Qigong sind im Folgenden persönliche Erfahrungen dargelegt.

Erfahrungsberichte von Musikern

Verschiedene Sänger und Instrumentalisten haben intensive Erfahrungen mit dem Praktizieren von Qigong gemacht. Auszüge aus ihrem Erleben, über das sie im Rahmen der Seminare und Unterrichtsstunden berichteten, sind im Folgenden wiedergegeben.

Eine Konzertflötistin, Instrumentalpädagogin und Wissenschaftlerin: *„Bereits seit 2000 kenne und praktiziere ich Tai-Chi/Qigong. Die regelmäßige Praxis dieser Disziplinen bringt mir ein größeres Bewusstsein für die enge Verbindung von Atmung, Haltung, Tonqualität einerseits sowie für musikalischen Stil, Ausdruckskraft, Qualität, Intensität und das gesamte ‚energetische Niveau' einer musikalischen Performance andererseits. Insbesondere die Tai-Chi/Qigong-Praxis hilft dabei, größte Konzentration, mentale Fokussierung und ‚körperliche Zentrierung', verbesserte Kontrolle über die Atmung, die Instrumentaltechnik und die eigenen Emotionen beim Musizieren zu gewinnen, um sich mit Geist und Seele in der Musik voll auszudrücken und mit größerer Bühnenpräsenz aufzutreten. In meiner persönlichen Erfahrung hat mir Qigong auch bemerkenswert geholfen, Lampenfieber-Probleme zu überwinden und mir so zu ermöglichen, unter sehr stressigen Bedingungen zu spielen und große Musikwettbewerbe, Prüfungen und solistische Konzerte erfolgreich zu bewältigen. Als Instrumentalpädagogin (Flöte) praktiziere ich auch mit meinen Schülern und Studenten Tai-Chi/Qigong Übungen und kann seit mehr als 15 Jahren ständig die beachtenswerten Vorteile und Erfolge dieses Ansatzes feststellen."*

Eine Rock-Sängerin (Heavy-Metal): *„Der Morgenbeginn mit Qigong ist für mich erfrischender als eine Sitzmeditation. Danach fühle ich mich entspannt und gleichzeitig präsent im Körper. Man könnte auch sagen, besser mit der Erde verbunden. Die Übungen erzeugen eine wahrnehmbare Wohlspannung, der Körper wird zwischen*

Himmel und Erde ausgerichtet, wodurch spürbar auch die Resonanzräume miteinander verbunden werden. Folglich ist ein freieres Schwingen von Muskeln, Knochen, Körperflüssigkeiten etc. im Körper möglich und die erzeugten Töne werden von diesen Schwingungen getragen bzw. sie resonieren. Die Stimme klingt vermutlich aus diesem Grund auch obertonreicher."

Eine Dirigentin/Stimmcoach: „*Seit 1994 praktiziere ich Qigong und Tai-Chi, 2007 habe ich die Ausbildung zur Qigong-Kursleiterin abgeschlossen. Durch Qigong habe ich eine Methode erlernt, die das Instrument ‚Stimme' ganzheitlich vorbereitet: Körperliche Stärkung und Beweglichkeit, mentale Achtsamkeit und Intensivierung der emotionalen Ausdruckskraft beim Singen.*

Als Dirigentin profitiere ich sehr von der differenzierten Wahrnehmungsschulung durch Qigong: Mein Empfinden für das musikalisch-energetische Geschehen in Bezug zur dirigentischen Gestik hat sich durch intensives Qigong-Üben sichtlich weiterentwickelt. Ich übe inzwischen Qigong vor jeder Chor- oder Orchesterprobe zur eigenen Vorbereitung, weil es mich körperlich und seelisch auf das Dirigieren, mit all seinen vielfältigen Anforderungen, optimal vorbereitet."

Eine Konzertgeigerin und Musikwissenschaftlerin: „*Was gleich zu Beginn des Qigong-Praktizierens spürbar ist, ist die Verwurzelung in der Mitte des eigenen Seins durch Körperübungen. Sehr positiv finde ich die leichte Praktizierbarkeit von Qigong in jeder Situation. Für einen Geiger sind drei physische Aspekte des Geigenspiels zentral, die durch Qigong erleichtert werden können:*

Erstens, die Achtsamkeit auf richtiges Stehen und Sitzen in der Qigong-Haltung hilft durch die Vorstellung von Verwurzelung mit lockeren Knien Stabilität, ohne unnötige Anspannung zu erlangen.

Zweitens, das Halten der Geige wird flexibel und dies ist ein Resultat der neuen ‚mobilen' Balance. Die Geige wird nicht mehr aktiv gehalten, sondern liegt auf dem Körper (Schlüsselbein und Brustkorb) auf. Dadurch bleibt auch die linke Greifhand locker.

Drittens, die Mobilität des Bogenarms folgt der Natürlichkeit der Atmung und der Schwerkraft. Bewegungen der Handgelenke und der Greiffinger der Bogenhand resultieren passiv aus den Bewegungen der großen Gelenke wie Schulter und Ellenbogen. Abgesehen davon ist die Balance zwischen der Musik und dem eigenen Atem sehr wertvoll."

Eine Opern- und Konzert-Sängerin, Gesangspädagogin: „*Es geschah bei meinem ersten Qigong-Seminar: wir arbeiteten die Wandlungsphasen durch und spätestens am zweiten Tag bekam ich unbändige Lust zu singen und wollte das, was ich erfahren hatte, für mich ausprobieren. Und da habe schon bei den ersten Tönen meine Stimme fast nicht mehr wiedererkannt. Da war eine Öffnung nach unten, eine nie gekannte Durchlässigkeit und ich konnte in die Tiefe singen, wie nie zuvor in meinem Leben. Es klingt kitschig – aber ich wusste instinktiv dass ich jetzt bei meiner Stimme angekommen war: open end!!!! Qigong übe ich seither jeden Tag. Mit und ohne Stimmgebung. Ich werde dieses Erlebnis nicht vergessen.*"

Eine Opern- und Konzertsängerin, Professorin für klassischen Gesang: „*Qigong ist einfach praktisch: Das Üben ist für mich der unerlässliche Anfang eines jeden Tages, bringt mich in Schwung und in meine Mitte, bereitet mich innerlich auf den Tag mit seinen Begegnungen und Herausforderungen vor, und garantiert abends den guten Schlaf. Beim eigenen Singen sowie beim Unterrichten ist Qigong eine wichtige Hilfe für die stabile Haltung (auch innerlich), zur Intensivierung des Legatos, um punktuell Kraft zu sichern für schwierige vokale Aufgaben und zur Vorbereitung und Stärkung des Nervenkostüms vor dem Auftritt. Die täglichen 40–60 Minuten – wenn es schnell gehen muss, dann eben nur 10 – geben eine gute Rendite an Lebensenergie, Widerstandsfähigkeit und Gelassenheit. Insofern ist das Üben keine lästige Pflicht, sondern ein aufbauender Genuss.*"

Ein klassisch ausgebildeter Pianist: „*Ich finde, dass sich meine Fähigkeit sinnvoll am Klavier zu üben steigert, wenn ich Qigong-Yiquan (Qigong im Stehen) regelmäßig praktiziere. Ich kann dann mit größerer Geduld und Fantasie arbeiten und vor allem kann ich subtile muskuläre Zusammenhänge besser erkennen und erforschen. Und gutes Üben ist ja doch der Schlüssel zu allem Anderen.*"

Eine Gitarristin im Fach klassische Gitarre: „*Durch das ständige Training von Qigong-Yiquan spielt man mit viel mehr Sicherheit und wesentlich leichter. Schwierige Stellen spielen sich besser, man ist mehr fokussiert und hat mehr Konzentration und Kraft. Auch Musikalität und Klang werden reicher und schöner.*"

9.4 Übungen

Die folgenden Übungsbeispiele wurden ausgewählt, um den für Musiker so wesentlichen Begriff der Balance in verschiedener Weise zu verdeutlichen.

Die Qigong-Übungen erfordern keine besonderen Vorkehrungen, sie können in jeder Kleidung durchgeführt werden, lockere Qigong-Hosen und Shirts sind allerdings vorteilhaft. Wie die Abbildungen zeigen, empfiehlt es sich besonders, in der freien Natur zu üben. Hierbei stört auch sommerliche Kleidung nicht.

Übung

Die Lebensschaukel

Die *Lebensschaukel* (Schoefer et al., 2004, S. 86) vermittelt Balance im Stehen zwischen vorn und hinten über die wechselnde Belastung der Füße und die Gegenbewegung der Arme. Aus chinesischer Sicht dient diese Übung der Lebensverlängerung. Sie ist sowohl körperlich sinnvoll, um einen balancierten und sicheren Stand zu erreichen, als auch interessant unter psychologischen Gesichtspunkten. Im Fersenstand beispielsweise spüre ich meine Kraft im Rücken und bin gleichzeitig mit den Armen vorn, meinem Gegenüber zugewendet – sei es dem Publikum oder einer anderen Person im direkten Gespräch. Ebenso erlebe ich dies in der Gegenbewegung. Auch hier bin ich voll zugewendet, doch haben die Hände hinten einen „unsichtbaren" Halt. Die *Lebensschaukel* kann überall, auch in kleiner Form, durchgeführt werden, zum Beispiel beim Warten am Bahnsteig oder in anderen Situationen.

Durchführung: Nehmen Sie in der Aufrichtung den Qigong-Stand ein. Hierbei sind die Füße parallel am Boden und wurzeln in Ihrer Vorstellung tief in der Erde. Geben Sie das Gewicht Ihres Körpers ganz nach unten ab, richten Sie die Wirbelsäule auf mit leicht nach vorn gekipptem Becken, sodass der Lenden-Wirbelsäulen-Bereich etwas gedehnt ist. Stellen Sie sich vor, Sie würden eine Krone auf dem Kopf tragen.

Verlagern Sie nun das Gewicht von der Ferse auf die Fußballen und zurück. Pendeln Sie zwischen diesen beiden Positionen und schwingen Sie die Arme dazu leicht in der Gegenbewegung, d.h. die Hände sind vorn beim Gewicht auf der Ferse und hinten beim Gewicht auf den Fußballen **(Abbildung 9–2)**.

Wiederholen Sie die Bewegung jeweils 8–12mal mit leichtem Lächeln.

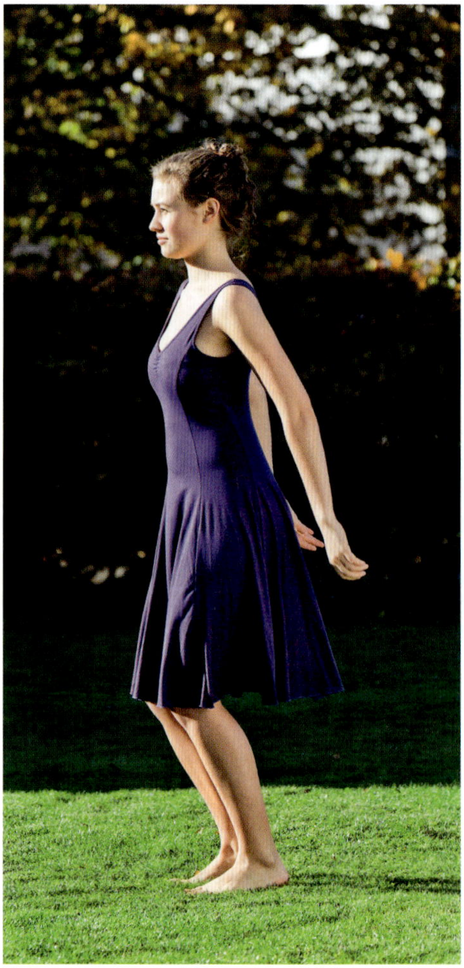

Abbildung 9–2: Die Lebensschaukel: Gewicht auf den Fußballen und Arme nach hinten

Übung

Der Vogel Rock fliegt

Der Vogel Rock fliegt (Hackl, 1991, S. 38) dient vornehmlich der Balance zwischen rechts und links durch den ständigen Belastungswechsel der Füße. Die Form der liegenden Acht, welche dieser Übung unterliegt, ist eine auseinandergezogene TAO-Monade und stellt in vielen Kulturen das Zeichen für Unendlichkeit dar. Durch die Übung sollen Ausgeglichenheit und die Fähigkeit, die Dinge von zwei Seiten zu betrachten, gefördert werden. Die Blickorientierung, welche in die gegensätzliche Richtung zur Gewichtsverlagerung geht, löst die Hals-Nacken-Muskulatur – u.a. besonders wichtig für die hohen Streicher – und lässt gleichzeitiges Sehen und Hören nach rechts und links zu. Ursache und Wirkung des Grundprinzips „unten fest und stabil – oben leicht und frei“ werden deutlich: der Wechsel der Seitenbelastung unten lässt oben die Arme frei „fliegen“. Diese Übung können v.a. Sänger gut mit Stimmgebung verbinden – vom wohligen Seufzerton bis zu Song, Lied oder Arie. Bei Blasinstrumentalisten unterstützt diese Übung die fließende Atemphrasierung. Die Übung ist sehr komplex und trainiert auch die koordinatorischen Fähigkeiten. Die Vorstellung des freien Fliegens lässt die Vorstellung entstehen, dass Geist und Seele schweben.

Durchführung: Nehmen Sie den Qigong-Stand ein wie in der vorigen Übung. Reiben Sie die Hände leicht und ziehen Sie sie so weit auseinander bis dazwischen ein Luftballon Platz haben könnte. Halten Sie den imaginären „Energieball“ an das linke Ohr – dabei ist der linke Arm oben, der rechte Arm unten, das Gewicht liegt auf dem linken Bein, Kopf und Blick gehen nach rechts.

Verlagern Sie dann das Gewicht auf das rechte Bein, die Arme schwingen in Form einer liegenden Acht nach rechts, so dass der „Energieball“ vor das rechte Ohr kommt. Kopf und Blick gehen dabei nach links **(Abbildung 9–3)**.

Wiederholen Sie die Bewegung jeweils 4–8 mal mit leichtem Lächeln.

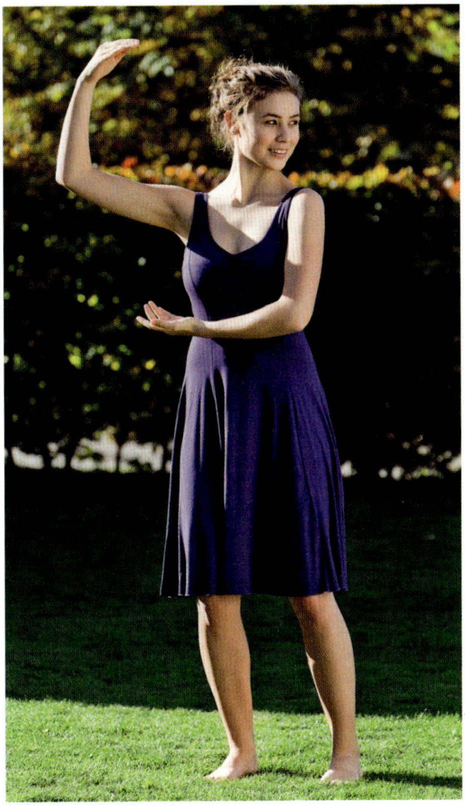

Abbildung 9–3: Der Vogel Rock fliegt: den Energieball vor dem rechten Ohr halten

Übung

Die Atemblume

Die Atemblume (Schoefer et al., 2004, S. 34) vollzieht den dauernden Wandel im Laufe der Jahreszeiten nach. Vom Samen, der im Herbst eingesetzt wird und im Winter ruht, zur Knospe im Frühling, zur Blüte im Sommer, die schließlich zur Reife kommt und mit den abfallenden Blättern im Herbst wieder zur Erde und zurück in die Mitte unserer Kraft führt. Die Übung unterstützt die Wahrnehmung der Wandlungen unseres Lebens, bringt Atem und Balance von unten und oben, Aufblühen und Zurücknehmen in ständigem Wechsel. Strukturierung und Phrasierung sowie dynamische Differenzierung gewinnen dadurch an Intensität.

Die Übung ist auch ein Beispiel für „Stilles Qigong", wenn sie meditativ nur mit der Vorstellungskraft geschieht. Besonders für die Gesundheitsförderung bei Musikern ergeben sich hieraus positive Wirkungen und Möglichkeiten.

Durchführung: Die Atmung folgt in natürlichem Fluss den Bewegungen. Zum genauen Verständnis werden hier Hinweise für Einatmung (EA) und Ausatmung (AA) gegeben.

Nehmen Sie den Qigong-Stand ein wie in den vorherigen Übungen. Umkreisen Sie mit Ihren Händen die Körpermitte von vorn nach hinten und zurück, sodass die Handrücken aneinander liegen; die Atmung fließt ruhig. Senken Sie den Samen in die Erde, indem Sie mit der AA leicht nach unten sinken (nicht beugen!) **(Abbildung 9–4)**. Lassen Sie die Knospe mit der EA nach oben wachsen, indem Sie die Hände mit den Handrücken aneinander vor dem Körper nach oben ziehen und sich die Hände über dem Kopf berühren lassen **(Abbildung 9–5)**. Öffnen Sie die Blüte, indem Sie die Hände in einem großen Kreis auseinander ziehen

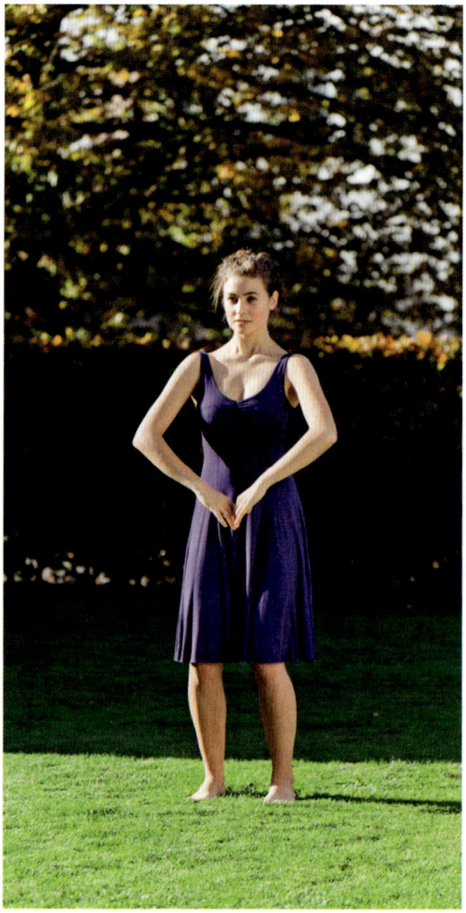

Abbildung 9–4: Die Atemblume: Samen in die Erde senken

(Abbildung 9–6) und sie in der Körpermitte zusammen kommen lassen, AA.

Kommen Sie dann in der Blüte nach oben , indem Sie die Hände mit den Handflächen nach oben bis zur Brust heben, EA, und in der Blüte wieder nach unten, indem Sie die Hände sanft drehen und absenken, AA. Lassen Sie die Blätter fallen, indem Sie die Hände seitlich an den Hüften auseinander gleiten lassen, EA. Gelangen Sie zu den Wurzeln und lassen Sie die Hände außen an den Beinen abwärts und um die Füße herum gleiten, AA.

Kommen Sie zurück zum Zentrum, wobei die Hände innen an den Beinen nach oben gleiten, EA, und vor dem „Xia dantian“ (im Taoismus Bezeichnung des vorderen energetischen Zentrums), etwas unterhalb des Nabels, schließen, AA. Dann weiter ruhig den Atem fließen lassen.

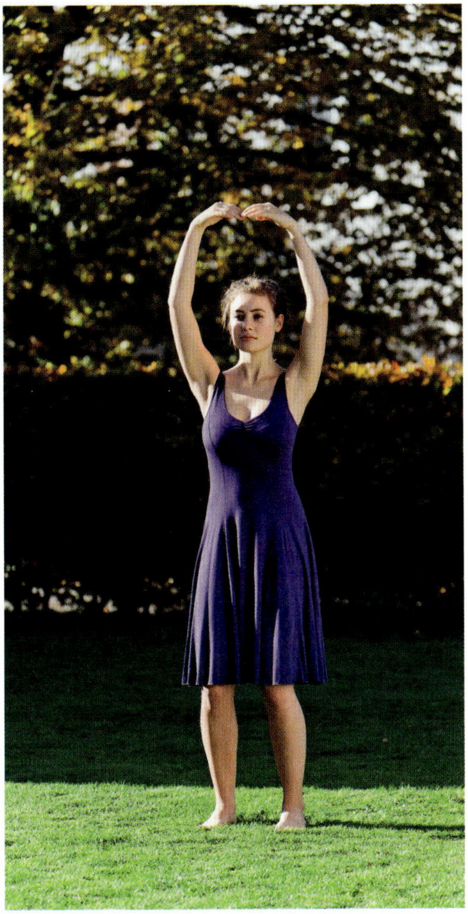

Abbildung 9–5: Die Atemblume: Knospe bilden

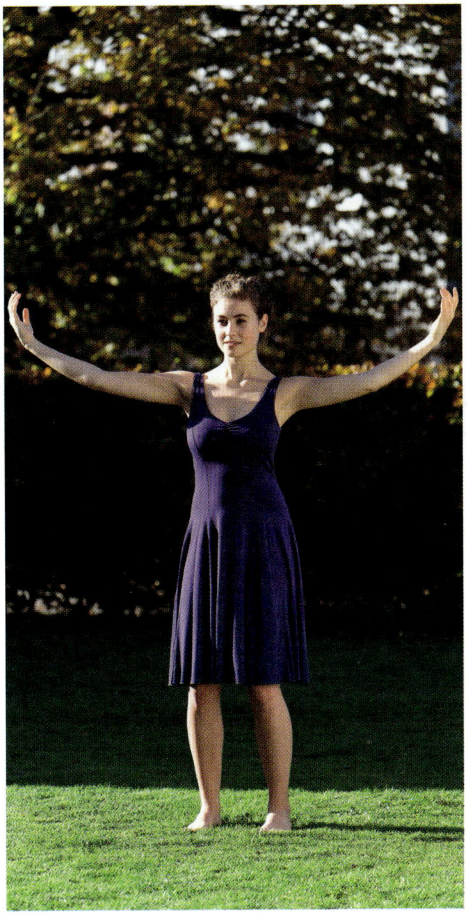

Abbildung 9–6: Die Atemblume: Blüte öffnet sich

9.5 Fazit für Musiker

Qigong ist eine etwa viertausend Jahre alte Lehre aus China und stellt einen Teil der traditionellen chinesischen Heilkunst (TCM) dar. Der Begriff „Qi" wird meist mit „Lebens-Energie" übersetzt und „Gong" bedeutet Arbeit, Üben, Training. Qigong fördert den einzelnen Menschen in seiner Einheit von Körper, Seele und Geist und stärkt seine Lebensenergie. Es gründet auf denselben philosophischen Prinzipien wie Tai-Chi-Chuan, weshalb beide Formen in der westlichen Praxis häufig gemeinsam unterrichtet werden.

Als Formen der Vermittlung sind Gruppen- und Einzelunterricht möglich. Qigong umfasst die drei Säulen Bewegung, Atmung und Bewusstheit/Vorstellungskraft sowie die zwei Wege „Ruhe in der Bewegung" und „Bewegung in der Ruhe". Die drei wesentlichen Grundprinzipien sind „Wohlbefinden", „unten fest und stabil – oben leicht und frei" sowie „Inneres Lächeln". Die Übungen im Qigong beziehen Atem, langsam und bewusst ausgeführte körperliche Bewegungen und Konzentration bis hin zur Meditation mit ein.

Qigong kann Musikern dabei helfen, die Balance in unterschiedlichen Anforderungssituationen wahrzunehmen und im Einklang zu halten – sei es in der Beziehung zwischen Musiker und Instrument bzw. Sänger und Stimme, sei es bei innerkörperlichen und seelischen Vorgängen oder in der Beziehung mit anderen beim Spielen und Singen.

Zur Wirkung von Qigong liegen umfangreiche Erfahrungen von Experten in schriftlicher Form vor.

Qigong wird an Musikausbildungsinstitutionen sowie in freien Praxen und in Kursen unterrichtet. Ein Schwerpunkt liegt im Stimmunterricht bei Sängern.

Praktische Hinweise

Unter den folgenden Internetadressen finden Sie weiterführende Informationen zu Qigong:

http://www.ddqt.de/ (Deutscher Dachverband für Qigong und Taijiquan e.V., DDQT)
http://www.qigong-gesellschaft.de/ (Deutsche Qigong-Gesellschaft)

Unter den folgenden Internetadressen sind Verzeichnisse qualifizierter Lehrer sowie Ausbildungsangebote mit Zertifizierung zu finden:

http://www.lebenspflege.de/ (Laoshan Union, Vereinigung für TCM und Lebenspflege e.V.
http://www.qigong-yangsheng.de/ (Medizinische Gesellschaft für Qigong Yangsheng e.V.)
http://www.uni-oldenburg.de/ (Traditionelle chinesische Heilmethoden, Zentrum für Wissenschaftliche Weiterbildung, Universität Oldenburg)
verwaltung@ass-institut.de (ASS-Institut München)
http://www.chen-akademie.at/ (Chen-Akademie Österreich)

Literatur

Originalliteratur

Daiker, I., & Kirschbaum, B. (2003). *Die Heilkunst der Chinesen: Qigong, Akupunktur, Massage, Ernährung, Heilkräuter.* Reinbek bei Hamburg: Rowohlt.

De Bruyn, E. (1998). *Über die Wirkungsweise von Qigong Yangsheng bei ausübenden Musikern und Musikerinnen.* In: Medizinische Gesellschaft für Qigong Yangsheng e.V. Bonn (Hrsg.) *Das Qi kultivieren* (S. 215–220). Uelzen: Medizinisch-Literarische Verlagsgesellschaft.

Hackl, M. (1991). *Hui Chun Gong.* München: Hugendubel.

Haupt, E. (2004). *Integrative Stimmtherapie und Qigong.* logoTHEMA, 1, 8–15.

Haupt, E. (2009). *Singen und Stimme.* Idstein: Schulz-Kirchner.

Haupt, E. & Weber, M. (2010). Qigong und Stimme. In: Böhme G. (Hrsg.) *Komplementäre Verfahren bei Kommunikationsstörungen*. Stuttgart: Georg Thieme Verlag.
Möhler, H. (1993). *Der positive Einfluss von Qigong auf die menschliche Stimme*. Zeitschrift für Qigong Yangsheng, 38–41.
Requena, Y. (1992). *Qigong*. München: Goldmann.
Zöller, J. (1984). *Das Tao der Selbstheilung*. München: O.W. Barth.

Weiterführende Literatur

Bock-Möbius, I. (2010). Qigong meets Quantenphysik. Oberstdorf: Windpferd.
Chapman, J.L. (2006). Singing and Teaching Singing. San Diego: Plural Publishing.
Hartmann, F. (2005). Qigong für Musiker. Die ganzheitliche Methode für entspanntes und gesundes Musizieren. Mainz: Schott.
Haupt, E. (2010). Stimmt's – Stimmtherapie in Theorie und Praxis (5. Aufl.). Idstein: Schulz-Kirchner.
Shen, Y. (2008). Medizinisches Qigong. Salzburg: Residenzverlag.
Shen, Y. (2009). Yiquan, Der Weg zur Gesundheit. Wien: Verlagshaus der Ärzte.
Schoefer, L. et al. (2004). Qigong, Akupressur und Selbstmassage. Stuttgart: Klett.

Zusätzlich zitierte Literatur

Menuhin, Y. (1973). Sechs Violinstunden. Rüschlikon-Zürich: Albert Müller.

10 Autogenes Training

Claudia Spahn

Das Autogene Training ist ein von dem Arzt Johannes Heinrich Schultz (1884–1970) entwickeltes Übungsverfahren, mit dem ein Zustand körperlicher und seelischer Entspannung erreicht werden soll. Die Wortbildung *autogen* (auto aus dem Griechischen selbsttätig, genere aus dem Lateinischen hervorbringen) drückt aus, dass es sich um eine selbstinduzierte Form der Entspannung handelt, die Schultz als „Konzentrative Selbstentspannung“ bezeichnete. Das Autogene Training findet heute vielfältigen Einsatz in der Stressreduktion und Stressprophylaxe.

10.1 Entstehung und Konzept

10.1.1 Entstehung

Das Autogene Training wurde von Johannes Heinrich Schultz zu Beginn des letzten Jahrhunderts entwickelt.

Johannes Heinrich Schultz wurde 1884 in Göttingen geboren und wuchs in einem bürgerlichen und gebildeten Elternhaus auf. Sein Vater war Professor der evangelischen Theologie an der Universität Göttingen, seine Mutter war französisch-schweizerischer Abstammung. Das Interesse für Naturwissenschaften und der Beginn seines Medizinstudiums im Jahr 1902 fielen in eine Zeit, als Conrad Röntgen den Nobel-Preis für Physik für die nach ihm benannten Röntgen-Strahlen erhielt (1901) und Albert Einstein seine Relativitätstheorie entwickelte (1905). Einer der Kommilitonen von Johann Heinrich Schultz war der spätere Psychiater und Philosoph Karl Jaspers (1883–1969). Während des Medizinstudiums absolvierte Johannes Heinrich Schultz ein sechsmonatiges Praktikum an der Psychiatrischen Universitätsklinik in Breslau, die damals unter der Leitung von Karl Bonhoeffer – dem Vater des berühmten Theologen und Widerstandskämpfers im Nationalsozialismus Dietrich Bonhoeffer – stand. Hier machte er erste Erfahrungen mit der ärztlichen Hypnose. Diese Behandlungsform spielte seit dem Ende des 19. Jahrhunderts eine wichtige Rolle, da vermehrt Neurosen – insbesondere bei jungen Frauen – als Krankheitsbild auftraten. Bei der Hypnose wird der Patient vom Arzt in einen Zustand der Trance, vergleichbar einem entspannten Wachzustand, versetzt – sog. Fremdhypnose – und es werden ihm verbale Anweisungen – Suggestionen – gegeben, die auf das Unbewusste wirken und eine Veränderung außerhalb der Hypnose erreichen sollen. Im deutschen Sprachgebiet beschäftigte sich im 20. Jahrhundert maßgeblich der Psychiater Oskar Vogt (1870–1959) mit der Hypnose. Aus seinen Studien berichtete er, dass Personen in der Lage waren, sich selbst in einen hypnotischen Zustand zu versetzen (Vogt, 1916). Johannes Heinrich Schultz, der sich als junger Arzt für das Fachgebiet der Psychiatrie und Psychotherapie entschieden hatte, begann sich für diese Sachverhalte zu interessieren. Durch Befragung von Klienten nach deren körperlichen Empfindungen im Zustand der Hypnose kam er zu dem Ergebnis, dass während der suggestiven Umstellung bestimmte charakteristische Veränderungen wie Schwere- und Wärmegefühl im Körper auftreten (Schultz, 1991). Auf diesen Erkenntnissen aufbauend, begann er ein Training zu entwickeln, mit dem es gelingen sollte, sich selbst aktiv in einen hypnoseähnlichen Zustand der Entspannung zu versetzen. Schultz arbeitete mittlerweile an der Universitätsklinik Jena, an der er sich im Fach Psychiatrie habilitiert hatte und führte von dort aus im Sanatorium „Weißer Hirsch" in Dresden zahlreiche klinische Versuche mit dem Autogenen Training durch. Darüber hinaus sammelte er auch Beobachtungen an gesunden Versuchspersonen in Kursen an der Lessing-Hochschule in Berlin, an denen zu dieser Zeit in einer Gruppe bis zu dreihundert Personen teilnahmen. Die Möglichkeit, mithilfe des Autogenen Trainings viele Menschen gleichzeitig zu erreichen, spielte nach dem ersten Weltkrieg angesichts der hohen Anzahl an Patienten mit posttraumatischen Belastungsstörungen eine wichtige Rolle.

1926 verwendete Johannes Heinrich Schultz in einem wissenschaftlichen Artikel erstmals die Bezeichnung *Autogenes Training* (Schultz, 1926). Die offizielle Bekanntmachung der Methode erforderte seiner Auffassung nach jedoch einen naturwissenschaftlich-experimentellen Nachweis. Mehr als zehn Jahre arbeitete er daran, die Wirkungen des Autogenen Trainings auch physikalisch zu erfassen. Erst 1932, als sich physiologische Veränderungen, wie beispielsweise die Erwärmung der Hände und Finger, messen ließen (Langen, 2005), veröffentlichte Johannes Heinrich Schultz sein Verfahren in der Monografie „Das autogene Training" (Schultz, 1932).

Er beschäftigte sich auch in den folgenden Jahren weiter intensiv mit seiner Methode und mit der Entwicklung der Psychotherapie, zu deren Förderung er bereits 1926 als Mitbegründer der Allgemeinen Ärztlichen Gesellschaft für Psychotherapie (AÄGP) beigetragen hatte. Sein Verhalten während der Zeit des Nationalsozialismus wird seit einigen Jahren kritisch diskutiert, diese Frage steht jedoch nicht in direktem Zusammenhang mit der Entwicklung des Autogenen Trainings. Nach dem zweiten Weltkrieg ließ sich Johannes Heinrich Schultz in Berlin in eigener Praxis als Nervenarzt nieder und übte daneben eine rege Vortrags- und Unterrichtstätigkeit zur Verbreitung des Autogenen Trainings aus. Johannes Heinrich Schultz starb 1970 im Alter von 86 Jahren in Berlin.

10.1.2 Weiterentwicklung

Das Autogene Training wurde von vielen ärztlichen Vertretern der Psychotherapie wie u. a. Klaus Thomas (1915–1992; Thomas, 1967), Dietrich Langen (1914–1980; Langen, 2005), Bernt Hoffmann (1911–1994; Hoffmann, 1977[1], 2004[14]), Sven Olaf Hoffmann (geb. 1939), Claus Derra (geb. 1953) und Friedhelm Stetter (geb. 1959; Stetter, 1996) fortgeführt und weiterentwickelt. Heute stellt es als Entspannungsverfahren einen festen Bestandteil in der Behandlung psychosomatischer Erkrankungen dar und hat sich auch im Bereich der Stressprophylaxe und Gesundheitsförderung fest etabliert.

10.1.3 Konzept

Die von Johannes Heinrich Schultz beobachteten körperlichen Veränderungen beim Übergang vom Wachzustand in den hypnotischen Zustand – bei der sog. *Umschaltung* – lassen sich auf Körperreaktionen des vegetativen Nervensystems zurückführen. Das vegetative – oder auch autonome oder unwillkürliche – Nervensystem steuert die inneren Vorgänge des Körpers, wie u.a. Herzfrequenz, Blutdruck, Atemfrequenz, Durchblutung, Muskeltonus und Hautwiderstand. Im Unterschied zum somatischen oder willkürlichen Nervensystem, welches die aktiven Bewegungen – beispielsweise Spielbewegungen – steuert, entzieht sich das vegetative Nervensystem normalerweise unserer willentlichen Kontrolle. Eine Ansammlung autonomer Nervenknoten befindet sich beispielsweise im Bereich der Magengrube und ist an der Steuerung der inneren Vorgänge des Körpers beteiligt. Wegen der strahlenförmigen Nerven ergibt diese Nervenansammlung das Bild einer Sonne und wird deshalb als Sonnengeflecht – auch Solarplexus – bezeichnet.

Wenn wir unter Stress stehen, wird der sympathische Anteil des vegetativen Nervensystems aktiviert und es kommt zur Ausschüttung der Stresshormone Adrenalin und Noradrenalin. Die Auswirkungen manifestieren sich u. a. in einem schnelleren Puls, in einer schnelleren und oberflächlicheren Atmung, in einer Kontraktion der peripheren Blutgefäße (kalte Hände) sowie in einer erhöhten Muskelgrundspannung (weniger geschmeidige Bewegungen). Diese Anzeichen kennen wir auch als Erscheinungen des Lampenfiebers vor einem Auftritt (Spahn, 2012).

Das autonome Nervensystem besitzt neben dem Sympathikus noch einen gegenläufigen Anteil, den Parasympathikus, der dämpfende Effekte auf Herzfrequenz und Atmung hat und der in Ruhephasen überwiegt. Hier regt er beispielsweise die Verdauung an. Sympathikus und Parasympathikus stehen in einer Balance, deren Gewichtung sich situationsabhängig verändern kann.

Autogenes Training wirkt mittels der Vorstellung von Körperempfindungen wie Schwere und Wärme in Armen und Beinen, fließendem Atem, ruhigem Herzschlag und Durchblutung des Sonnengeflechts den durch die Aktivierung des Sympathikus vermittelten Phänomenen entgegen und kann so zu einem Zustand der Entspannung führen (Schultz, 1991). Hierbei muss berücksichtigt werden, in welcher Ausgangssituation das Autogene Training angewandt wird und welches Ausmaß an Entspannung angestrebt wird. So gesehen übernimmt das Autogene Training auf einem Kontinuum zwischen Spannung und Entspannung die Aufgabe der Spannungsregulierung und des Abbaus unnötiger Spannungen. Gerade deshalb erscheint das Verfahren auch für Musiker besonders gut geeignet (siehe 10.3). Die körperlichen Effekte des Autogenen Trainings wirken sich auch auf das psychische Befinden aus und sollen zu mehr Gelassenheit – von Schultz als *Resonanzdämpfung der Affekte* bezeichnet –, zu einem höheren Selbstwertgefühl, zum

Gefühl der Selbstbestimmung sowie zu einer intensiveren Selbstwahrnehmung führen.

Insgesamt kann das Autogene Training durch seine Erholungseffekte eine Leistungssteigerung begünstigen. Die hier genannten vielfältigen Wirkungen des Autogenen Trainings konnten wissenschaftlich nachgewiesen werden (siehe 10.3.1).

Das Autogene Training gliedert sich in eine Grund-, Mittel- und Oberstufe.

Die *Grundstufe* besteht aus den sechs Grundformeln Empfinden von Schwere, Empfinden von Wärme, Herzregulierung, Atemregulierung, Bauchwärme und Stirnkühlung. Durch die autosuggestive Vorstellungskraft soll eine Umschaltung des gesamten Organismus in einen Zustand tiefer Entspannung erreicht werden.

In der *Mittelstufe* wird die psychologische Wirkung des Verfahrens durch den Einsatz von individuellen Leitsätzen, den sog. *formelhaften Vorsatzbildungen*, intensiviert. Diese Formeln dienen der Selbstbekräftigung oder zielen ab auf gewünschte Verhaltensänderungen. Sie werden in das Üben der Grundstufe integriert und sollen zu einer Veränderung von Verhaltensweisen außerhalb des Autogenen Trainings führen.

Die *Oberstufe* des Autogenen Trainings erfordert die Beherrschung der Grund- und Mittelstufe. Nach Schultz beinhaltete das Oberstufenkonzept sieben vorgegebene Motive, die u. a. Fragen an das eigene Gefühl und an das Unbewusste beinhalten. Die Oberstufe wurde in der Nachfolge von Schultz in unterschiedlichen Versionen weiterentwickelt und wird überwiegend als Teil der psychoanalytischen Behandlung angewandt. Nach der Methode der Oberstufe von Kraft (1996) werden durch bildnerisches und plastisches Gestalten vor und nach der Übung die individuellen Erfahrungen festgehalten und im Gespräch mit dem Therapeuten analysiert.

10.2 Anwendungspraxis und Verbreitung

10.2.1 Anwendungsformen

Das Autogene Training wird zur Gesundheitsförderung und Stressprophylaxe und therapeutisch bei der Behandlung psychosomatischer Erkrankungen eingesetzt. Überwiegend wird dabei die Grundstufe vermittelt, bei weiterführender Anwendung kann die Mittelstufe hinzugefügt werden.

Meist wird das Autogene Training in Gruppen von 12 bis 15 Teilnehmern unterrichtet. Gruppenkurse umfassen in der Regel 6–10 Termine à 30–45 Minuten. Im Einzelsetting wird Autogenes Training oft mit anderen Methoden kombiniert. Die Oberstufe des Autogenen Trainings wird hauptsächlich im psychotherapeutischen Rahmen vermittelt und erfordert ein individuelles Vorgehen in Einzelsitzungen.

Entscheidend für das Erlernen der Methode und für deren erfolgreiche Anwendung ist das eigenständige regelmäßige Üben.

Beim Gruppenunterricht im Autogenen Training sitzen die Teilnehmer auf bequemen Stühlen oder liegen auf Matten auf dem Boden. Die Lehrperson leitet die Übung an, indem sie für die Teilnehmer hörbar die Grundformeln des Autogenen Trainings langsam und melodisch getragen vorspricht. Dies fördert die Umschaltung und die Tiefe der Entspannung. Anders als beim eigenständigen Üben, muss sich der Teilnehmer an das vorgesprochene Tempo anpassen.

Für das Üben alleine stehen heute zahlreiche kommerziell erhältliche Tonträger zur Verfügung, auf denen die Formelsätze meist mit Musik im Hintergrund zu hören sind. Ein Nachteil des Übens mit CD kann darin bestehen, dass das Autogene Training nur mit dieser Form der Anleitung gelingt und nicht in der bloßen Vorstellung durch den Übenden. Dies schränkt die Anwendungsmöglichkeiten unnötig ein, zumal ein großer Vorteil des Verfahrens gerade darin besteht, dass es in fast allen Situationen durchgeführt werden kann.

10.2.2 Allgemeine Prinzipien in der Anwendungspraxis

Die Anwendungsmöglichkeiten des Autogenen Trainings sind sehr vielfältig. Es kann als Basisübung für mehr Gelassenheit im Alltag, zur Erholung und Konzentrationssteigerung, zur Vorbereitung auf Stress erzeugende Situationen (siehe 10.3) oder als Einschlafhilfe genutzt werden.

Bei der Durchführung sollten einige grundsätzliche Aspekte beachtet werden.

Autogenes Training kann in verschiedenen Sitzhaltungen – in der „Droschkenkutscherhaltung" nach Schultz mit vorgebeugtem Oberkörper oder mit dem Rücken an der Stuhllehne oder in freier, aufrechter Sitzhaltung – sowie im Liegen auf dem Rücken praktiziert werden. Vorrangig ist hierbei, dass die Position bequem ist. Wird das Autogene Training als Einschlafhilfe durchgeführt, ist erwünscht, dass der Übende währenddessen einschläft. Im Unterschied hierzu muss in allen anderen Übungssituationen der Übergang vom Zustand der Entspannung in den Zustand der Wachheit aktiv gestaltet werden. Schultz spricht hier von *Rücknahme* der Übung. Dies geschieht durch die bewusste Wendung der Aufmerksamkeit nach außen und durch aktives Bewegen (siehe 10.4 Übungen).

Die Dauer der Übung kann selbst gewählt werden, sie sollte in der Regel jedoch 20 Minuten nicht überschreiten. Beim Erlernen des Autogenen Trainings sollten die Übungsphasen zunächst eher kurz, d.h. 2–3 Minuten, dauern, um konzentriert bleiben zu können.

Für das Üben alleine empfiehlt es sich, das Autogene Training zeitlich an einen festen Bestandteil des Tagesablaufs anzugliedern. Je nach Situation kann die Durchführung unterschiedliche Ziele verfolgen und sollte hieran angepasst werden (siehe Tabelle 10-1).

10.2.3 Verbreitung

Das Autogene Training wird heute zur Stressprophylaxe und Gesundheitsförderung im Gesundheitsbereich sowohl als präventives Angebot der Krankenkassen als auch beispielsweise an Volkshochschulen und in Fitnesszentren angeboten. In der therapeutischen Anwendung stellt es einen integralen Bestandteil der Behandlung in psychotherapeutischen Einrichtungen, sowohl im stationären als auch im ambulanten Setting, dar. Laut einer Umfrage aus dem Jahr 2016 bei 1063 Personen der Allgemeinbevölkerung, die älter als 18 Jahre waren, hatten 23% schon Erfahrungen mit dem Autogenen Training (statista, 2016).

Die Vermittlung des Autogenen Trainings erfolgt in der Regel durch hierfür qualifizierte Diplom-PsychologInnen und ÄrztInnen. Es gibt mehrere Fachgesellschaften, die als Ziel die Verbreitung, Fort- und Weiterbildung des Autogenen Trainings haben, wie beispielsweise die Deutsche Gesellschaft für Entspannungsverfahren (DG-E e.V.) und die Deutsche Gesellschaft für Ärztliche Hypnose und Autogenes Training (DGÄHAT), welche bereits 1955 von H.J. Schultz gegründet wurde. Neben anderen Fachgesellschaften hat die DGÄHAT sowohl Weiterbildungsrichtlinien als auch ein Curriculum „Autogenes Training" formuliert. Sie vergibt Zertifikate als Nachweis qualifizierter Weiterbildung entsprechend den Weiterbildungsrichtlinien der DGÄHAT im Autogenen Training (AT-Therapeut) und bei entsprechender Qualifizierung als Dozent für Autogenes Training. Nähere Informationen sind über die Homepage der jeweiligen Fachgesellschaften abrufbar.

10.3 Spezifische Aspekte in der Anwendung bei Musikern

Das Autogene Training lässt sich für Musiker in verschiedenen Situationen gewinnbringend einsetzen. Mögliche Situationen und Anwendungsarten für Musiker sind in **Tabelle 10-1** beispielhaft zusammengestellt.

Einen wichtigen Baustein bilden die Grund- und Mittelstufe des Autogenen Trainings in der Vorbereitung auf musikalische Auftritte wie Konzerte, Probespiele und Prüfungen im Rahmen der Ausbildung. Wird einige Wochen vor einem Auftritt mit der Einübung der Grundstufe des Autogenen Trainings begonnen, so kann dies helfen, das Lampenfieber mit seinen typischen vegetativen Erscheinungen zu regulieren und optimal einzustellen (Spahn, 2012). Da Musiker auf eine hohe Konzentration und Wachheit in der Bühnensituation angewiesen sind, sollten sie – mehr als andere Personen – die Wirkung der Übung hinsichtlich Zeitpunkt, Länge und Ausführung genau planen (siehe 10.4 Übungen). Besonders hilfreich ist es für Musiker, mit Hilfe des Autogenen Trainings die Hände zu erwärmen, die Atmung zu beruhigen und die allgemeine Muskelspannung zu lösen. Diese körperlichen Effekte führen auch zu positiven Veränderungen der Selbstwahrnehmung sowie zu mehr Selbstvertrauen und Mut beim Auftritt.

Hier kann auch die Mittelstufe des Autogenen Trainings mit der Bildung individueller Formeln zum Einsatz kommen. Besonders bewährt haben sich Formeln, die eher von der eigenen Person ablenken und die Tätigkeit auf der Bühne in einen größeren Zusammenhang stellen, z.B. „Publikum, Musik und ich sind eins", „Es singt in mir", „Ich bleibe ganz ruhig, die Musik ist wichtig" (Hoffmann, 2004, S. 392).

Das Autogene Training bildet einen festen Bestandteil des mentalen Auftrittstrainings für Musiker. Hierbei wird zunächst ein entspannter Zustand hergestellt und in diesem der künftige Auftritt in der Vorstellung positiv durchlebt. Durch Wiederholung dieser mental induzierten Erfahrung kann die Auftrittssituation positiv konditioniert werden und dies in der Echtsituation Sicherheit vermitteln (Spahn, 2012).

Kurz vor dem Auftritt oder auf der Bühne kann die *Schnellentspannung* (vgl. Übungen 10.4) eingesetzt werden. Sie

Tabelle 10–1: Spezifische Einsatzmöglichkeiten des Autogenen Trainings für Musiker; die hier genannten Übungsvarianten sind in den Abschnitten 10.3 und 10.4 beschrieben

Situation	Ziele	Anwendungsform und Durchführung
vor, während und nach Auftritten	• Optimierung von Lampenfieber: Regulierung von Durchblutung, Atem, Muskelspannung • Positives Körpergefühl und Selbstvertrauen • Zentrierung und Gefühl der Sicherheit	• mindestens 4 Wochen vor dem Auftritt regelmäßig 1 mal pro Tag die Grundstufe des AT üben • individuelle Formel entwickeln • Grundstufe mit Formel in das Üben integrieren • AT als Teil des mentalen Auftrittstrainings anwenden (Spahn, 2012) • Schnellentspannung in Auftrittssituation einsetzen • AT zur Nachbereitung des Auftritts nutzen
vor dem Üben	• Wachheit und Konzentration für die folgende Übeeinheit	• in Kombination mit körperlichen Aufwärmübungen • Kurzform AT Schwere und Wärme
zu Hause oder im Hotel	• zur Ruhe kommen • einschlafen	• Grundstufe des AT im Liegen
während des Übens	• Unterstützung der funktionellen Empfindung der Armfunktionskette beim Spielen	• sich strömende Wärme in den Armen während des Spielens vorstellen
in der Übepause	• Erholung und Konzentration	• in Kombination mit körperlichen Übungen, z.B. Dehnen • Kurzform AT Schwere und Wärme
während der Probe	• Erholung • zu sich kommen, inneren Abstand gewinnen	• Schnellentspannung

wird mit offenen Augen praktiziert und ist sowohl im Stehen als auch im Sitzen möglich. Bei starkem Lampenfieber stellt sie ein probates Mittel dar, um sich zu beruhigen, in Sekundenschnelle ein positives Körpergefühl zurückzugewinnen und sich zu zentrieren. Bei Zittern in der Auftrittssituation kann unter der Vorstellung eines vorher eingeübten Signalworts, z.B. „Ruhe", die Schnellentspannung abgerufen werden.

Auch nach dem Auftritt kann eine Übung der Grundstufe helfen, das Aufregungsniveau langsam wieder zu senken. Viele Künstler leiden darunter, dass sie nach einem Auftritt erst nach Stunden wieder zur Ruhe kommen und nicht einschlafen können. Hier kann Autogenes Training im Liegen als Einschlafhilfe wirksam eingesetzt werden. Dies gilt besonders für Musiker auf Reisen, denen das Autogene Training in fremden Hotelzimmern ein Gefühl von Heimat vermitteln soll.

Zudem kann die Kurzform des Autogenen Trainings vor einer Übeeinheit als Teil der Vorbereitung und des Aufwärmens ohne Instrument durchgeführt werden. Hierdurch wird sowohl die Konzentration auf das Üben hergestellt und vorbereitet als auch kann die Übung ein Ritual bilden, um die Übeeinheit in optimaler Ausgangsverfassung einzuleiten. In der Übepause kann Autogenes Training helfen, die Konzentration für die nächste Übeeinheit wiederherzustellen.

Auch während Proben im Orchester oder im Ensemble kann die Schnellentspannung angewandt werden, um sich zu zentrieren und inneren Abstand zu gewinnen. Dies ist besonders in belastenden Kommunikationssituationen von Vorteil.

Wissenschaftliche Untersuchungen

Zur Wirksamkeit des Autogenen Trainings im therapeutischen Bereich liegen zahlreiche wissenschaftliche Untersuchungen vor. Hier konnte gezeigt werden, dass Autogenes Training einen positiven Einfluss auf Spannungskopfschmerzen (Álvarez-Melcón et al., 2016), auf erhöhten Blutdruck, somatoforme Schmerzsymptome, Ängstlichkeit (Manzoni et al., 2008), Juckreiz bei Patienten mit Neurodermitis (Spahn, 1994), Depression und Schlafprobleme sowie auf den Verlauf einer koronaren Herzkrankheit hat (Stetter und Kupper, 2002).

Auch eine Stressreduktion durch Autogenes Training wurde in mehreren Studien untersucht und nachgewiesen. Kanji et al. (2006) berichten als Ergebnis einer randomisierten Kontrollstudie bei Studierenden der Krankenpflege, dass die Teilnehmer der Interventionsgruppe, welche während 8 Wochen einmal wöchentlich Autogenes Training erhielten, gegenüber den Teilnehmern der Kontrollgruppe, die kein Autogenes Training praktizierten, sowohl in der generellen als auch in der situationsbezogen Ängstlichkeit niedrigere Werte aufwiesen. Dies zeigte sich auch im körperlichen Bereich durch eine signifikante Reduzierung von Blutdruckwerten und Herzrate in der Interventionsgruppe.

Positive Effekte durch Autogenes Training auf das Stressempfinden fanden auch Lim und Kim (2014), ebenfalls bei Studierenden der Krankenpflege, sowie Scholz et al. (2016) bei Medizinstudierenden. Zu den Effekten von Autogenem Training bei Musikern liegen unserem Kenntnisstand nach bisher keine Untersuchungen vor.

Erfahrungsberichte von Musikern

Im Folgenden sind Berichte von Musikern über ihre Erfahrungen mit dem Autogenen Training wiedergegeben.

Eine junge Geigerin: *„Schon immer hatte ich das Problem, dass meine Hände nie warm wurden. Besonders schlimm war es im Winter, wenn ich in kalten Räumen konzertieren musste. Beim Geigespielen war ich deshalb häufig eingeschränkt, besonders mit der linken Hand. Mit der Übung aus dem Autogenen Training, dass meine Arme schwer und strömend warm sind, werden meine Hände nun endlich richtig von innen warm. Wenn ich mir 2–3 Minuten Zeit nehme für diese Übung vor dem Spielen oder vor einem Konzert, dann bleiben sie es auch die ganze Zeit.“*

Ein Posaunist und langjähriger Orchestermusiker: *„Mit dem Autogenen Training* *habe ich endlich eine Möglichkeit gefunden, wie ich nach Abendvorstellungen zur Ruhe kommen und einschlafen kann. Das war für mich schon richtig zum Problem geworden, denn nach Konzerten war ich noch lange sehr aufgedreht, obwohl ich gleichzeitig auch müde war. Nun gehe ich ins Bett und mache im Liegen die Übung des Autogenen Trainings, dass meine Arme und Beine schwer und warm sind und mein Atem ruhig fließt. Seitdem habe ich wieder zu einem erholsamen Schlaf- und Wachrhythmus zurückgefunden.“*

Eine Musikstudierende mit Hauptfach Klavier: *„Ich nutze das Autogene Training in einer Übepause dazu, dass ich mich erhole und mich wieder gut konzentrieren kann, wenn ich danach weiter übe. Dadurch ist mein Üben viel effektiver geworden.“*

Eine klassisch ausgebildete Sängerin im Liedfach: *„Mit dem Autogenen Training habe ich gelernt, meine Aufregung bei Konzerten zu kontrollieren. Zunächst habe ich die Grundstufe des Autogenen Trainings erlernt und zur Spannungsregulierung vor Konzerten eingesetzt. Mittlerweile kann ich die Übungen aber so gut, dass ich sogar während eines Konzerts in Sekundenschnelle einen Spannungsausgleich herbeiführen und überflüssige Spannung loswerden kann. Das ist sehr hilfreich, beispielsweise zwischen zwei Liedern, und niemand kann das von außen erkennen.“*

Eine Rockgitarristin: *„Ich finde Autogenes Training unheimlich praktisch. Man kann es fast überall zwischendurch machen und keiner merkt es. Nur ich selbst fühle mich nach einer Übung viel besser, weniger gestresst, ein bisschen wie nach einem Kurzurlaub.“*

10.4 Übungen

Im Folgenden wird die Durchführung der Grundstufe des Autogenen Trainings beschrieben. Sie finden zunächst die Anleitung der klassischen Form, wie sie von J. H. Schultz entwickelt wurde, und im Anschluss Vorschläge für verschiedene Varianten der Anwendung für Musiker der erweiterten Grundstufe und der Mittelstufe.

Übung

Grundstufe

Vorbereitung: Sorgen Sie für angemessene Rahmenbedingungen, bevor Sie mit der Übung beginnen. Klären Sie zunächst, ob Sie sich eine etwa zehnminütige „Auszeit" aus dem Tagesgeschehen leisten können. Wenn Sie sich dafür entschieden haben, richten Sie alles möglichst so ein, dass Sie nicht gestört werden, z.B. durch das Klingeln Ihres Handys, durch ankommende E-Mails oder andere Vorkommnisse. Stellen Sie sich bereits vor dem Beginn auf die Umgebungsgeräusche ein. Eine möglichst ruhige Umgebung ist für das Autogene Training angenehm, aber nicht immer herzustellen. Nutzen Sie im Gegenteil Klänge und Geräusche, für die Sie empfänglich sind, als Ansporn, Ihre Fähigkeit zur Selbstkonzentration zu trainieren. Der Raum, in dem Sie Autogenes Training praktizieren, sollte angenehm temperiert sein, die Sitzgelegenheit oder die Unterlage, auf der Sie liegen, sollten bequem sein.

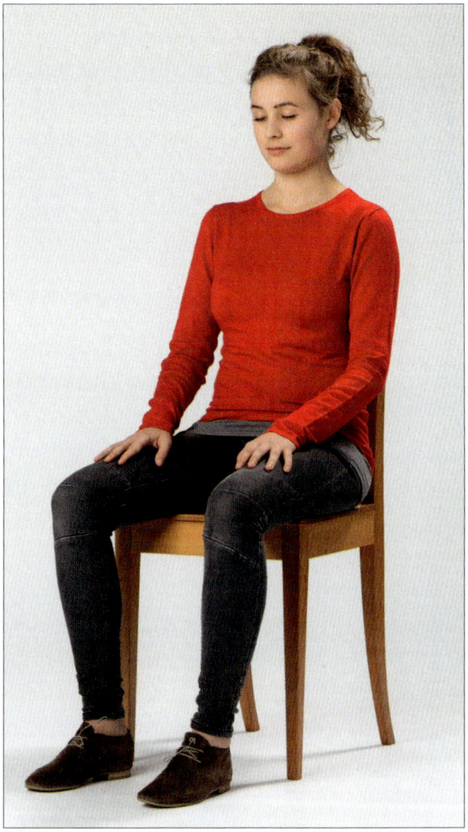

Abbildung 10–1: Grundposition des Autogenen Trainings im Sitzen

Begeben Sie sich, falls Sie die Übung im Sitzen durchführen, in eine Sitzhaltung, die verspricht, während der nächsten Minuten angenehm zu bleiben. Hierbei können Sie sich mit dem Rücken am Stuhl anlehnen. Legen Sie beide Hände locker auf die Oberschenkel, ohne dass sie sich berühren, und schließen Sie die Augen **(Abbildung 10–1)**. Die Liegeposition des Autogenen Trainings ist auf dem Rücken liegend, beide Arme befinden sich seitlich parallel zum Körper.

Durchführung: Konzentrieren Sie sich zunächst auf die Wahrnehmung Ihres gesamten Körpers. Beginnen Sie mit derjenigen Seite – rechts oder links –, die Ihnen näher steht. Richten Sie im Folgenden Ihre Aufmerksamkeit jeweils auf die Körperempfindung, die in der jeweiligen Grundformel des Autogenen Trainings beschrieben ist. Die erste Grundformel lautet: *Mein rechter (linker) Arm ist ganz schwer*. Hören Sie in Ihrer Vorstellung diesen Satz und konzentrieren Sie sich darauf, wie Ihr Arm schwer wird. Fahren Sie mit der Übung fort, wenn sich die gewünschte Körperempfindung eingestellt hat, d.h. wenn sich Ihr rechter (linker) Arm wirklich schwer anfühlt. Falls sich das angestrebte Körperempfinden nach einiger Zeit nicht einstellt, gehen Sie trotzdem weiter. Wechseln Sie jetzt zur gegenüberliegenden Seite. Wenn beide Seiten an der Reihe waren, können Sie die Grundformel mit *Beide Arme sind ganz schwer* wiederholen. Fahren Sie in gleicher Weise fort mit den nächsten Grundformeln *Mein rechtes/linkes Bein ist ganz schwer*, *Mein rechter/linker Arm ist strömend warm, Mein rechtes/linkes Bein ist strömend warm.* Geräusche oder Gedanken, die von der Konzentration auf die Körperempfindungen während der Übung ablenken, können Sie durch die folgende Formulierung entkräften: *Störende Geräusche oder Gedanken lasse ich einfach an mir vorbeiziehen*. Die Tiefe der Entspannung können Sie noch verstärken, indem Sie zwischendurch den Satz *Ich bin ganz ruhig* einfügen. Fahren Sie nun weiter mit den Grundformeln *Es atmet mich, Mein Herz schlägt ruhig und regelmäßig, In meinem Bauch ist es strömend warm* und *Meine Stirn ist angenehm kühl*. Genießen Sie nun die Entspannung, die sich bis dahin in ihrem Körper ausgebreitet hat. Bereiten Sie dann das Ende der Übung vor – dieser Teil fällt weg, wenn Sie das Autogene Training als Hilfe zum Einschlafen anwenden – und wählen Sie den Zeitpunkt, an dem Sie Ihre Aufmerksamkeit wieder nach außen richten wollen. Bewegen Sie hierzu zunächst Füße und Beine, kreisen Sie dann den Rumpf, strecken Sie die Arme weit von sich und öffnen Sie zuletzt Ihre Augen.

Übungen

Variierte Grundstufe und Mittelstufe

Variationen der Grundstufe

Je nach Situation können Sie die Übungen der Grundstufe entsprechend variieren **(Tabelle 10–1)**.

Erweiterte Grundstufe

Zu den oben beschriebenen Grundformeln der Grundstufe können Sie den Satz *Meine Schultern sind schwer und mein Nacken ist strömend warm* hinzufügen.

Kurzübung Schwere und Wärme

Eine Kurzform der Grundstufe besteht darin, nur die Grundformeln zur Schwere und Wärme zu üben. Hierbei ist es auch möglich, sich nur auf die Arme zu konzentrieren. Häufig reicht die Kurzübung aus, um eine Entspannung zu induzieren, da die Vorstellung von Schwere und Wärme sehr wirkungsvoll ist.

Übung vor dem Auftritt

Direkt vor dem Auftritt können Sie die Tiefe der Entspannung dadurch dosieren, dass Sie die Übung nur ca. 2–3 Minuten durchführen und die für Sie besonders wirksamen Grundformeln auswählen. Wenn Sie dabei die Augen offen lassen, bleiben Sie mehr im Kontakt mit Ihrer Umgebung, und sind optimal wach und konzentriert für den bevorstehenden Auftritt.

Die Mittelstufe – Formelhafte Vorsatzbildung

Wenn Sie die Grundstufe des Autogenen Trainings beherrschen, können Sie einen persönlichen Vorsatz in eine individuelle Formel fassen, die Sie während der Übung der Grundstufe an den Satz *Ich bin ganz ruhig* anfügen. Beim Formulieren eines solchen individuellen Leitsatzes sollten Sie nur positive Begriffe und Aussagen verwenden, die möglichst knapp formuliert sind. Ein Beispiel für einen formelhaften Vorsatz in Vorbereitung auf ein Konzert könnte beispielsweise lauten: *Mit Mut und Gelassenheit werde ich es gut schaffen*. Falls Sie mit Ihrer Konzentration leicht abschweifen, könnte die Formel heißen: *Das Spielen/Singen geht leicht, meine Gedanken bleiben bei der Musik.* Wenn Sie erkannt haben, was Sie anstreben oder positiv verändern möchten, können Sie ihren eigenen Leitsatz bilden.

Übung

Schnellentspannung

Wenn Sie die Grundstufe des Autogenen Trainings sehr gut beherrschen und Ihnen das Körpergefühl im Zustand der konzentrativen Entspannung sehr vertraut ist, sind Sie in der Lage innerhalb weniger Sekunden, diesen Zustand hervorzurufen.

In der Auftrittssituation kann z.B. bei Zittern unter der Vorstellung eines vorher eingeübten Signalworts, z.B. *Ruhe*, die Schnellentspannung abgerufen werden. Lassen Sie hierbei die Augen offen.

Erproben Sie diese Fähigkeit, indem Sie die Schnellentspannung in Alltagssituationen, beispielsweise in Wartesituationen, Vorlesungen und Seminaren und auch während einer Übeeinheit praktizieren **(Abbildung 10–2)**.

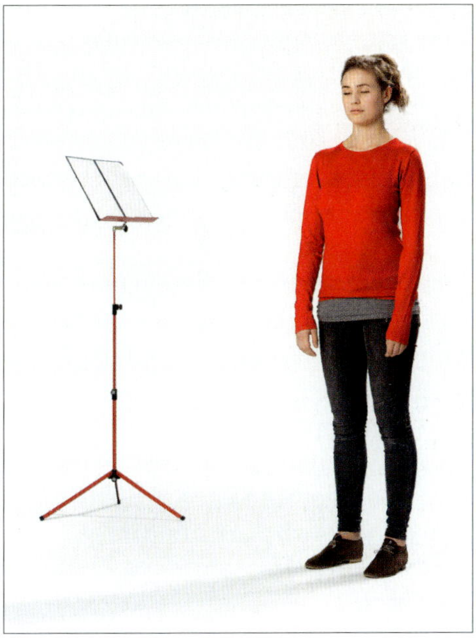

Abbildung 10–2: Schnellentspannung im Stehen

10.5 Fazit für Musiker

Das Autogene Training ist ein Übungsverfahren, mit dem durch Konzentration auf bestimmte Körperempfindungen ein Zustand körperlicher und seelischer Entspannung erreicht werden kann. Die Wortbildung *autogen* (auto aus dem Griechischen selbsttätig, genere aus dem Lateinischen hervorbringen) drückt aus, dass es sich um eine selbstinduzierte Form der Entspannung handelt.

Die Methode kann in wenigen Unterrichtssitzungen im Gruppen- oder Einzelsetting erlernt werden. Im Unterricht leitet der Dozent die Übung an, indem er die sog. Grundformeln vorspricht. Um das Autogene Training zuverlässig zu beherrschen, ist eigenständiges, regelmäßiges Üben erforderlich.

Die Wirkung des Autogenen Trainings entsteht in Folge einer autosuggestiven Beeinflussung des vegetativen Nervensystems. Diese wird dadurch erzeugt, dass der Übende sich auf Körperempfindungen wie beispielsweise Schwere und Wärme der Arme und Beine konzentriert und hierdurch die parasympathischen Anteile des vegetativen Nervensystems aktiviert werden. Auf diese Weise kann ein Zustand der Ruhe und Entspannung hergestellt werden.

In der Anwendung für Musiker gehört das Autogene Training zum Standardrepertoire bei der Optimierung von Lampenfieber. Hier können mit Hilfe der Methode störende Phänomene wie kalte und schweißige Hände, Zittern, schnelle und flache Atmung, starkes Herzklopfen und allgemeine Muskelanspannung abgeschwächt und reguliert werden. Die Schnellentspannung des Autogenen Trainings stellt zudem eine wirkungsvolle Technik auf der Bühne dar. Außerdem kann das Autogene Training zur konzentrativen Entspannung während Übepausen genutzt werden. Ein Vorteil der Methode ist die Einfachheit der Durchführung. Autogenes Training kann im Sitzen und Liegen angewandt werden.

Eine Stressreduktion durch Autogenes Training konnte in mehreren Studien wissenschaftlich nachgewiesen werden. Zur Wirkung des Autogenen Trainings bei Musikern sind noch keine wissenschaftlichen Untersuchungen bekannt.

Das Autogene Training wird in der Ausbildung für Musikstudierende im Rahmen von Seminaren zur Auftrittsvorbereitung und zum Umgang mit Lampenfieber sowie in der Fortbildung für Musiker aller Bereiche unterrichtet.

Praktische Hinweise

Unter folgenden Adressen finden Sie interessante Hinweise:

http://www.dgaehat.de/ Deutsche Gesellschaft für Ärztliche Hypnose und Autogenes Training e.V. (DGÄHAT)

http://www.dg-e.de/ Deutsche Gesellschaft für Entspannungsverfahren (DG-E e.V.)

http://www.bdp-klinische-psychologie.de/ Psychologische Fachgruppe Entspannungsverfahren im Berufsverband Deutscher Psychologinnen und Psychologen e.V. (BDP)

Literatur

Originalliteratur

Schultz, J.H. (1926). *Über Narkolyse und autogene Organübungen. Zwei neue psychotherapeutische Methoden.* In: Medizinische Klinik. 22, 952–954.

Schultz, J.H. (1932). *Das autogene Training: Konzentrative Selbstentspannung; Versuch einer klinisch-praktischen Darstellung* (1. Aufl., 19., unveränd. Aufl. 1991). Stuttgart [u.a.]: Thieme.

Weiterführende Literatur

Brenner, H. (2004). Autogenes Training. Der Weg zur inneren Ruhe. Lengerich [u. a.]: Pabst.

Hoffmann, B. (2004). Handbuch Autogenes Training (16. Aufl., 1. Aufl. 1977). München: Deutscher Taschenbuch Verlag.

Kraft, H. (1996). Autogenes Training. Methodik, Didaktik und Psychodynamik. Stuttgart: Hippokrates.

Langen, D. (1968). Der Weg des Autogenen Trainings. Darmstadt: Wissenschaftliche Buchgesellschaft.

Langen, D. (2005). Autogenes Training. München: Gräfe und Unzer Verlag.

Thomas, K. (1967). Praxis der Selbsthypnose des Autogenen Trainings. Stuttgart: Thieme

Zusätzlich zitierte Literatur

Álvarez-Melcón, A. C., Valero-Alcaide, R., Atín-Arratibel, M. A., Melcón-Álvarez, A., Beneit-Montesinos, J. V. (2016). Effects of physical therapy and relaxation techniques on the parameters of pain in university students with tension-type headache: A randomised controlled clinical trial. Neurologia. 2016 Aug 1. pii: S0213-4853(16)30110-4. doi: 10.1016/j.nrl.2016.06.008. [Epub ahead of print]

Kanji, N., White, A. & Ernst, E. (2006). Autogenic training to reduce anxiety in nursing students: randomized controlled trial. J Adv Nurs. 53 (6), 729–35.

Lim, S-J. & Kim, C. (2014). Effects of Autogenic Training on Stress Response and Heart Rate Variability in Nursing Students. Asian Nursing Research 8 (4), 286–292.

Manzoni, G. M., Pagnini, F., Castelnuovo, G., Molinari, E. (2008). Relaxation training for anxiety: a ten-years systematic review with meta-analysis. BMC Psychiatry. 8:41. doi: 10.1186/1471-244X-8-41.

Scholz, M., Neumann, C., Wild, K., Garreis, F., Hammer, C. M., Ropohl, A., Paulsen, F. & Burger, P. H. (2016). Teaching to Relax: Development of a Program to Potentiate Stress-Results of a Feasibility Study with Medical Undergraduate Students. Appl Psychophysiol Biofeedback. 41 (3), 275–81. doi: 10.1007/s10484-015-9327-4.

Spahn, C. (1994). Autogenes Training in einer Gruppe von Patienten mit Neurodermitis. Dissertation an der Medizinischen Fakultät der Albert-Ludwigs-Universität Freiburg. Deutschland.

Spahn, C. (2012). Lampenfieber. Handbuch für den erfolgreichen Auftritt. Leipzig: Henschel.

Statista (2016). Statista-Umfrage „Haben Sie schon einmal autogenes Training ausprobiert?" Deutschland; Oktober 2016; 1.063 Befragte; ab 18 Jahre.

Stetter, F. (1996). Autogenes Training – Somatopsychische Aspekte und klinische Wirksamkeit. Münch Medizinische Wochenschrift, 138, 42–45.

Stetter, F. & Kupper, S. (2002). Autogenic Training: A Meta-Analysis of Clinical Outcome Studies. Applied Psychophysiology and Biofeedback, 27 (1), 45–98.

Vogt, O. (1916). Handbuch der Therapie der Nervenkrankheiten. Jena: Fischer.

11 Progressive Muskelrelaxation

Claudia Spahn

Die Progressive Muskelrelaxation (PMR) ist ein von Edmund Jacobson (1888–1893) entwickeltes Verfahren, bei welchem in selbständig durchführbaren Übungen durch bewusste Anspannung und Entspannung von Muskelgruppen eine umfassende Entspannung erreicht werden soll.

11.1 Entstehung und Konzept

11.1.1 Entstehung

Die Progressive Muskelrelaxation wurde von Edmund Jacobson Anfang des 20. Jahrhunderts entwickelt.

Edmund Jacobson wurde 1888 in Chicago, USA, geboren. Schon in jungen Jahren war er wissenschaftlich sehr interessiert und erfolgreich, bereits mit 21 Jahren erhielt er im Jahr 2009 einen wissenschaftlichen Doktorgrad (PhD) von der renommierten Harvard University. Seine medizinische Ausbildung schloss er 1915 als Arzt an der Rush Medical School in Chicago mit dem „MD" ab.

Seit 1908 begann er Studien zur „wissenschaftlichen Muskelrelaxation" an der Harvard University und führte diese an der Cornell University fort. Er stellte fest, dass psychische Erregung wie z. B. Angst mit einer Anspannung von Muskeln einhergeht, bei der sich die Muskelfasern verkürzen. Umgekehrt war eine Abnahme der Muskelspannung mit einem körperlichen und psychischen Entspannungsgefühl verbunden. Eine willentlich herbeigeführte Reduktion der Muskelspannung – so Jacobsons methodischer Ansatz – könnte demnach ein Mittel zur Entspannung sein, das sich sowohl körperlich als auch seelisch positiv auswirkt. Jacobson verfolgte diesen Zusammenhang weiter und entwickelte hieraus innerhalb von fast zwanzig Jahren seine Methode der Progressiven Muskelrelaxation.

Ab 1918 arbeitete er am Institut für klinische Physiologie in Chicago und war Chefarzt der dortigen Klinik für Innere Medizin. Hier studierte er an Probanden wie u. a. Ausbildern für Fliegerkadetten, die zu Ängstlichkeit neigten, den Zusammenhang von muskulärer Anspannung und Angst. Um die physiologischen Grundlagen seiner Methode nachzuweisen, erfasste er den Spannungszustand der Muskeln mit elektronischen Registriergeräten der *Bell Telephone Laboratories*. Dieses Messverfahren, mit dem das Spannungspotential im Muskel direkt gemessen werden konnte, ist heute als Elektromyographie (EMG) bekannt und stellt weiterhin ein wichtiges medizinisches Messverfahren dar.

1929 publizierte Edmund Jacobson sein erstes Buch mit dem Titel *Progressive Relaxation – A Physiological and Clinical Investigation of Muscular States and Their*

Significance in Psychology and Medical Practice. In einer Buchbesprechung im renommierten Journal of the American Medical Association (JAMA 1929) wurde sein Werk positiv rezensiert und die neue Methode als originell und zukunftsweisend sowohl für die Behandlung psychosomatischer Erkrankungen als auch zur Gesundheitsförderung gesunder Personen beurteilt.

1934 erschien Jacobsons Hauptwerk *You must relax*. Hier legte er im zweiten Teil des Buches die praktische Durchführung seiner Methode nieder, welche Entspannungsübungen von dreißig verschiedenen Muskelgruppen umfasst und täglich mindestens eine Stunde Übungszeit erfordert. Schon der Titel des Buches drückt Jacobsons ambitionierte Haltung aus, Menschen von unnötigen Spannungen zu befreien und ihre Gesundheit zu fördern. Bei einem Training, das er mit Managern in den Dreißiger Jahren durchführte, soll er gesagt haben: *„Wenn Sie als Manager oder Firmenleiter mit Ihrem Betrieb genauso umgehen würden wie mit sich selbst, dann wären Sie innerhalb kurzer Zeit pleite!“* (Ohm, 2003, S. 78).

In den Jahren 1936 bis 1960 vertiefte Edmund Jacobson als Leiter des Instituts für klinische Physiologie in Chicago durch kontinuierliche Forschungsarbeit seine Erkenntnisse zur Progressiven Muskelrelaxation. Er verfasste insgesamt vierundsechzig wissenschaftliche Arbeiten und acht Bücher zum Thema Progressive Muskelrelaxation. 1957 wurde Jacobsons Buch *You must relax* unter dem Titel *Entspannung als Therapie – Progressive Relaxation in Theorie und Praxis* erstmals auch in deutscher Sprache veröffentlicht.

1983 starb Edmund Jacobson 92jährig in Chicago.

11.1.2 Weiterentwicklung

Bereits 1973 reduzierten die Autoren Bernstein und Borkovec den Übungsumfang der Progressiven Muskelrelaxation auf eine Form, in der sechzehn Muskelgruppen geübt werden. Dies ist heute noch die am häufigsten praktizierte Form der Progressiven Muskelrelaxation. Als solche wurde sie neben der eigenständigen Anwendung auch Bestandteil der verhaltenstherapeutischen Behandlung von Angststörungen.

11.1.3 Konzept

Ausgangspunkte der Progressiven Muskelrelaxation sind die Wechselwirkung zwischen muskulärer Spannung und psychischer Befindlichkeit sowie der physiologische Mechanismus, nach dem sich ein Muskel nicht aktiv, sondern nur reaktiv, in Folge einer vorherigen Kontraktion, entspannen kann. Zudem ist bekannt, dass Personen mit einem hohen Spannungsniveau ihre Eigenspannung nicht wahrnehmen und deshalb auch nicht entspannen können.

Jacobson zog für die Konzeption seiner Methode hieraus den Schluss, zunächst aktiv eine Spannung in einzelnen Muskelgruppen herzustellen, um anschließend durch bewusstes Lösen die Entspannung spürbar zu machen. Mit fortschreitender Spannungsreduktion in den verschiedenen Muskelgruppen soll sich ein körperlicher und emotionaler Zustand der Entspannung einstellen. Jacobson verfolgt mit seinem Entspannungsverfahren das Ziel, überflüssige muskuläre Anspannung zu vermeiden: *„Ein angespannter Mensch verausgabt sich zu sehr. Er strengt sich über-*

mäßig an, anstatt seine Kräfte sparsam und effizient einzusetzen. Zwar mag er seine Ziele erreichen, aber der Preis dafür ist zu hoch.“ (Jacobson, 1996, S .28).

Gezielte Entspannung
Nach Jacobson ist mit gezielter Entspannung *„eine minimale Anspannung in den für einen Bewegungsablauf erforderlichen Muskeln bei gleichzeitiger Entspannung anderer Muskelgruppen*“ (Jacobson, 1990, S. 172) gemeint. Als Beispiel für einen Lernprozess gezielter Entspannung nennt er ein Kind, das Klavierspielen lernt: *„Es krümmt sich und rutscht hin und her, streckt vielleicht sogar die Zungenspitze heraus, während es zum ersten mal die Noten studiert. Mit zunehmender Fertigkeit verschwindet diese Anspannung und ein gewisses Maß an gezielter Entspannung stellt sich ein.*“ (Jacobson, 1990, S. 172f).

11.2 Anwendungspraxis und Verbreitung

11.2.1 Anwendungsformen

Die Progressive Muskelrelaxation wird sowohl im psychotherapeutischen Bereich bei der Behandlung von Angststörungen und psychosomatischen Erkrankungen als auch im Bereich der Gesundheitsförderung zum Stressmanagement eingesetzt.

Der Unterricht kann in Gruppen- und Einzelsitzungen erfolgen. Der Anleiter der Progressiven Muskelrelaxation spricht in der Sitzung die Übungsabfolge vor; wenn selbständig geübt wird, erfolgt die Durchführung in gleicher Weise, ohne dass gesprochen wird.

Voraussetzung für die Übung ist ein angenehm temperierter Raum, in dem eine Konzentration auf die Übung möglich ist. Je nach Anzahl der Muskelgruppen, die geübt werden, dauert eine Entspannung 5–15 Minuten.

11.2.2 Allgemeine Prinzipien in der Anwendungspraxis

Die Progressive Muskelrelaxation kann sowohl in sitzender Haltung – angelehnt oder nach vorne gebeugt – als auch im Liegen durchgeführt werden. Während der Übung sind in der Regel die Augen geschlossen.

Jede Muskelgruppe wird einzeln angesteuert und es sollen nur die für den jeweiligen Übungsauftrag erforderlichen Muskeln angespannt werden. So sollen sich beispielsweise beim Anspannen von Hand und Unterarm nicht gleichzeitig die Muskeln des Oberarms mit anspannen. Der Übungsablauf enthält für jede Muskelgruppe drei Phasen:

1. Konzentration auf den jeweiligen Körperbereich und differenzierte Körperwahrnehmung, z. B. Konzentration auf die rechte Hand und den rechten Unterarm und genaue Wahrnehmung der Finger, des Handgelenks, der Ober- und Unterseite des Unterarms
2. Bewusstes Anspannen der jeweiligen Muskelgruppe während ca. 7 Sekunden, z. B. Faustschluss der rechten Hand und dabei Anspannen der Muskeln des rechten Unterarms
3. Spannung lösen und Entspannung wahrnehmen, z. B. rechte Faust öffnen, rechten Unterarm lockerlassen; wahrnehmen, wie sich die Spannung in der

rechten Hand und im rechten Unterarm löst

Die Entspannungsphase (3.) soll mindestens doppelt so lang sein wie die Anspannungsphase. Es soll mit der dominanten Körperseite begonnen werden, d. h. Linkshänder beginnen mit der linken, Rechtshänder mit der rechten Seite.

11.2.3 Verbreitung

Die Progressive Muskelrelaxation ist ein weit verbreitetes Entspannungsverfahren. In einer Befragung bei 460 Männern und Frauen der Allgemeinbevölkerung in Deutschland, entschieden sich auf die Frage, welche Entspannungstechnik sie am ehesten anspräche, 7,5 % der Männer und 8,9 % der Frauen für die Progressive Muskelrelaxation (statista, 2015).

Kurse in Progressiver Muskelrelaxation werden von den gesetzlichen Krankenkassen und an Volkshochschulen angeboten.

Zum Erwerb der Qualifikation als Kursleiter für Progressive Muskelrelaxation werden Seminare im Weiterbildungssektor angeboten. Kursleiter, die für Präventionskurse nach § 20 SGB V zertifiziert sind, haben ihre Weiterbildung bei einem Anbieter gemacht, dessen Weiterbildungsangebote von der Zentralen Prüfstelle Prävention (ZPP) als Präventionsmaßnahmen akkreditiert sind.

11.3 Spezifische Aspekte in der Anwendung bei Musikern

Musizieren erfordert eine ständige Regulation von Muskelspannung. Die Progressive Muskelrelaxation setzt genau hier an und kann deshalb gerade für Musiker eine wertvolle Unterstützung darstellen. Nach Übe- und Probephasen findet sich häufig ein insgesamt erhöhter Muskeltonus, der bei mangelnder Regulation das Risiko für muskuläre Verspannungen und Überlastungssyndrome erhöht. Auch spieltechnisch ergeben sich aus einem zu hohen Muskeltonus Nachteile, da das Zusammenspiel der Muskeln gestört und die Koordination schlechter ist. Die Bewegungen werden insgesamt als weniger fließend erlebt. Die Progressive Muskelrelaxation bietet für Musiker die Chance zu erlernen, wie sie muskuläre Anspannung wahrnehmen und reduzieren können. Gleichzeitig können auch vegetative Erscheinungen wie Schwitzen, Zittern, Herzklopfen durch die Progressive Muskelrelaxation reduziert und damit Aufregungserscheinungen bei Lampenfieber besser kontrolliert werden. Das Verfahren ist zudem leicht zu erlernen und bedarf keiner weiteren Hilfsmittel. Es kann also ohne Aufwand im Alltag eines Musikers angewendet werden.

Aus diesen Gründen bietet sich die Durchführung der Übungsfolgen insbesondere in der Vorbereitung vor Auftritten an. Die Einübung der Methode erfordert allerdings regelmäßiges tägliches Praktizieren bereits Wochen vor einem Auftritt. Wird die Progressive Muskelrelaxation sicher beherrscht, können störende Anzeichen von Lampenfieber wie u. a. Zittern und kalte Hände verbessert werden.

Während Übepausen kann die *Gezielte Entspannung* der Progressiven Muskelrelaxation dazu genutzt werden, den eigenen Muskeltonus bewusst wahrzunehmen und vor der nächsten Übeeinheit zu regulieren.

Die Langform der Progressiven Muskelrelaxation kann darüber hinaus zur Stressregulation und als Einschlafhilfe genutzt werden.

Wissenschaftliche Untersuchungen

Die positive Wirksamkeit der Progressiven Muskelrelaxation – insbesondere bei Angst- und Spannungszuständen – gilt als wissenschaftlich erwiesen. In eine Metaanalyse von Grawe und Mitarbeitern (1994) wurden 64 Studien eingeschlossen, von denen bei über 60 % durch Progressive Muskelrelaxation eine Verbesserung der allgemeinen Befindlichkeit und bei 50 % eine Verbesserung der zwischenmenschlichen Beziehungen nachgewiesen werden konnten.

Eine Studie zur Wirksamkeit der Progressiven Muskelrelaxation bei Tänzern zeigte, dass Ängstlichkeit und Schlaflosigkeit reduziert wurden (McCloughana et al., 2016). Pianisten konnten mithilfe der Progressiven Muskelrelaxation ihr Lampenfieber optimieren (Kim, 2008).

Erfahrungsberichte von Musikern

Im Folgenden sind Berichte von Musikern über ihre Erfahrungen mit der Progressiven Muskelrelaxation wiedergegeben.

Eine Harfenistin: *„In einer Pause zwischen zwei Übeeinheiten wende ich regelmäßig eine kurze Übung aus der Progressiven Muskelrelaxation an. Ich entspanne Hand, Unterarm und Oberarm auf beiden Seiten und Gesicht und Nacken. Da ich die Arme auf beiden Seiten einzeln übe, kann ich die Spannung in meinen Armen im Seitenvergleich gut wahrnehmen. Auch im Gesicht merke ich oft, dass sich im Bereich des Kiefergelenks Spannung aufgebaut hat. Nachdem ich die Entspannungsübung gemacht habe, fühle ich mich wieder richtig gut und kann in guter Verfassung weiterspielen."*

Ein Geiger: *„Ich habe oft das Problem, dass ich bei Aufregung Bogenzittern bekomme. Das fängt manchmal schon an, bevor ich spiele. Ich habe die Übung mit der Faust aus der Progressiven Muskelrelaxation eingeübt. Wenn ich eine leichte Faust mache, geht das Zittern erstmal weg. Mittlerweile kann ich mir das Entspannungsgefühl in der Hand so gut vorstellen, dass ich es auch auf der Bühne abrufen kann."*

Eine Schlagzeugerin: *„Ich lasse mich ziemlich schnell stressen. Dann bin ich so unruhig, dass ich mich kaum noch konzentrieren kann. Das Gute an der Progressiven Muskelrelaxation ist, dass man etwas machen muss und dadurch beschäftigt ist. Wenn ich eine Faust mache oder meine Gesichtsmuskeln anspanne, muss ich mich darauf konzentrieren und dadurch gelingt es mir dann doch, etwas ruhiger zu werden."*

11.4 Übungen

Im Folgenden werden drei unterschiedliche Übungsformen der Progressiven Muskelrelaxation beschrieben: die Langform, eine Kurzform und die gezielte Entspannung für Musiker.

Übung

Langform

Vorbereitung: Treffen Sie Sorge, dass Sie sich in einer geeigneten Umgebung (angenehme Raumtemperatur, keine zu lauten Umgebungsgeräusche etc.) für die Übung befinden. Entscheiden Sie sich, ob Sie die Progressive Muskelrelaxation im Sitzen oder Liegen durchführen wollen. Im Liegen können die Muskeln noch mehr loslassen, da keine Haltearbeit zur Aufrichtung gegen die Schwerkraft notwendig ist. Dies vertieft den Entspannungszustand. Im Sitzen können Sie nach Rücknahme der Übung schneller in den aktiven und wachen Zustand zurückkehren.

Durchführung: Die Reihenfolge pro Muskelgruppe erfolgt nach dem oben beschriebenen dreiteiligen Schema: zuerst die differenzierte Wahrnehmung des jeweiligen Körperbereichs, dann die Anspannungsphase, danach die Lösungsphase und intensive Wahrnehmung der Entspannung in der jeweiligen Muskelgruppe. Die **Abbildung 11–1** und **Abbildung 11–2** zeigen die Anspannungs- und Entspannungsphase am Beispiel der rechten Hand.

Schließen Sie beim Üben die Augen, dies intensiviert die Körperwahrnehmung. Ach-

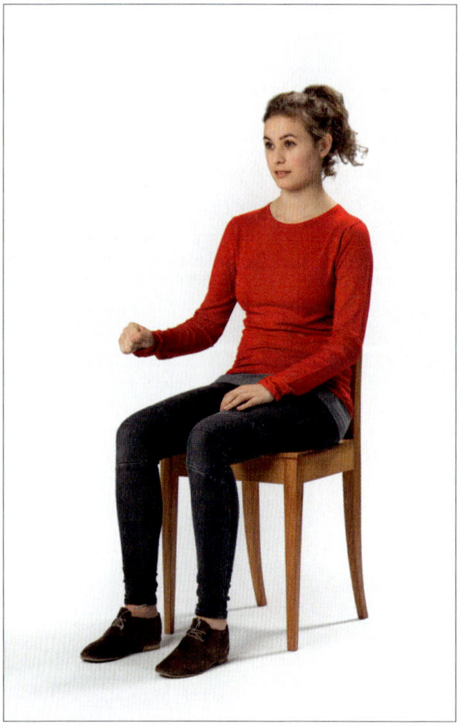

Abbildung 11–1: Anspannungsphase rechte Hand – Faustschluss

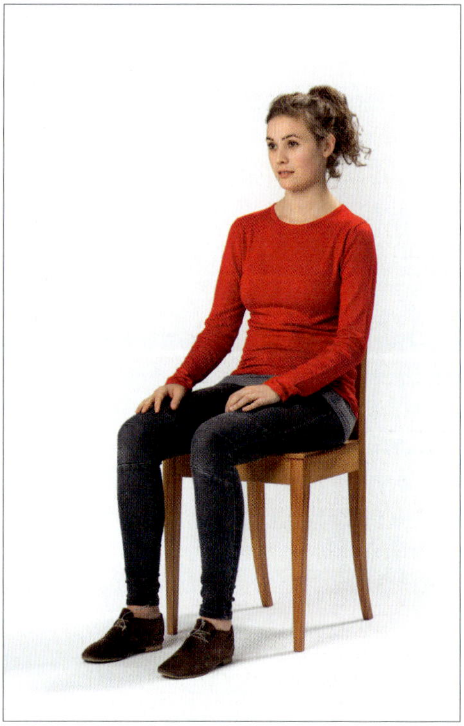

Abbildung 11–2: Entspannungsphase rechte Hand

ten Sie darauf, dass Sie immer nur diejenige Muskelgruppe anspannen, die gerade geübt werden soll. Beginnen Sie mit Ihrer dominanten Körperseite. Gestalten Sie am Ende der Übung den Übergang durch aktives Bewegen der Beine, des Rumpfes und der Arme und öffnen Sie zuletzt wieder die Augen.

Die Langform der Progressiven Muskelrelaxation dauert ca. 15–20 Minuten und ermöglicht eine tiefe Entspannung. Sie ist besonders geeignet, um stressbedingte Anspannung zu lösen und kann zur nachhaltigen Erholung dienen.

Folgen Sie der Übungsabfolge der 16 Muskelgruppen, die mit den zugehörigen Beschreibungen zur Anspannung in **Tabelle 11–1** aufgelistet sind. Die Muskelgruppen können in die vier Bereiche Arme, Gesicht, Rumpf und Beine unterteilt werden.

Tabelle 11–1: Übungsfolge der Langform der Progressiven Muskelrelaxation

	Körperbereich	**Anspannung der Muskelgruppe**
1	Dominante Hand und Unterarm	Ballen der Faust
2	Dominanter Oberarm	Oberarm gegen Brustkorb drücken
3	Nichtdominante Hand und Unterarm	Ballen der Faust
4	Nichtdominanter Oberarm	Oberarm gegen Brustkorb drücken
5	Stirn	Stirn runzeln, Augenbrauen hochziehen
6	Obere Wangenpartie und Nase	Augen zusammenkneifen und Nase rümpfen
7	Untere Wangenpartie und Kiefer	Breit grinsen und leicht (!) die Zähne aufeinanderbeißen
8	Nacken und Hals	Kopf nach hinten in den Nacken ziehen
9	Brust, Schultern und obere Rückenpartie	Tief einatmen, Schultern hochziehen, Schulterblätter zueinander ziehen
10	Bauchmuskulatur	Bauch nach innen ziehen
11	Dominanter Oberschenkel	Oberschenkel und Gesäß anspannen
12	Dominanter Unterschenkel	Zehen nach oben anwinkeln
13	Dominanter Fuß	Fuß strecken, nach innen drehen und gleichzeitig die Zehen beugen
14	Nichtdominanter Oberschenkel	Oberschenkel und Gesäß anspannen
15	Nichtdominanter Unterschenkel	Zehen nach oben anwinkeln
16	Nichtdominanter Fuß	Fuß strecken, nach innen drehen und gleichzeitig die Zehen beugen

Übung

Kurzform

Die Kurzform der Progressiven Muskelrelaxation wird in sieben Schritten durchgeführt **(Tabelle 11–2)**. Für diese Übung sollten Sie ca. 7 Minuten einplanen. Es bietet sich an, die Kurzform in sitzender Haltung durchzuführen.

Tabelle 11–2: Übungsfolge der Kurzform der Progressiven Muskelrelaxation

	Körperbereich	Anspannung der Muskelgruppe
1	Dominanter Arm	Hand zur Faust ballen, Muskeln des Unterarms anspannen, Oberarm gegen den Brustkorb drücken
2	Nichtdominanter Arm	Hand zur Faust ballen, Muskeln des Unterarms anspannen, Oberarm gegen den Brustkorb drücken
3	Gesicht	Die Stirn runzeln, die Zähne leicht aufeinanderbeißen, mit dem ganzen Gesicht eine Grimasse machen
4	Nacken	Kopf nach hinten in den Nacken ziehen
5	Schultern und Rumpf	Schultern hochziehen, Bauch- und Rückenmuskeln anspannen
6	Dominanter Ober- und Unterschenkel sowie Fuß	Die Zehen anziehen und den Fuß einrollen, Unterschenkel, Oberschenkel und Gesäß anspannen
7	Nichtdominanter Ober- und Unterschenkel sowie Fuß	Die Zehen anziehen und den Fuß einrollen, Unterschenkel, Oberschenkel und Gesäß anspannen

Übung

Gezielte Entspannung

Ziel: Diese Variante kann für Musiker hilfreich sein, um Spannungen im Körper zunächst wahrzunehmen und dann mithilfe der Progressiven Muskelrelaxation abzubauen.

Zu diesem Zweck können aus der Kurzform die Übungsaufgaben Hand und Unterarm sowie Oberarm der beiden Seiten herausgegriffen werden. Diese Übung eignet sich besonders zum Ausgleich der Muskelspannung in einer Übe- oder Probepause.

Durchführung: Setzen Sie sich bequem hin, Sie können die Augen offenlassen.

Ballen Sie die Hand der dominanten Seite zur Faust und nehmen Sie sehr bewusst den Spannungszustand Ihrer Unterarmmuskulatur wahr. Konzentrieren Sie sich intensiv auf die Spannungslösung in der anschließenden Phase.

Fahren Sie auf der anderen Seite und mit allen sonstigen Muskelgruppen, die Ihnen relevant erscheinen, fort.

11.5 Fazit für Musiker

Die Progressive Muskelrelaxation (PMR) ist ein Verfahren, bei welchem in selbständig durchführbaren Übungen durch bewusste Anspannung und Entspannung von Muskelgruppen eine umfassende Entspannung erreicht werden kann.

Die Einübung der Methode erfolgt zumeist in Gruppen unter Anleitung oder auch im Einzelsetting. Ausgangspunkte der Progressiven Muskelrelaxation sind die Wechselwirkung zwischen muskulärer Spannung und psychischer Befindlichkeit sowie der physiologische Mechanismus, nach dem sich ein Muskel nicht aktiv, sondern nur reaktiv, in Folge einer vorherigen Kontraktion, entspannen kann. Demzufolge wird zunächst bewusst eine Spannung in einzelnen Muskelgruppen hergestellt, um anschließend durch Lösen die Entspannung spürbar zu machen. Mit fortschreitender Spannungsreduktion in den verschiedenen Muskelgruppen stellt sich ein körperlicher und emotionaler Zustand der Entspannung ein. In der heute häufig praktizierten Form werden sechzehn Muskelgruppen beübt. Daneben gibt es eine Kurzform in sieben Schritten.

Die Wirksamkeit der Progressiven Muskelrelaxation ist wissenschaftlich gut untersucht und gilt – insbesondere bei Angst- und Spannungszuständen – als wissenschaftlich erwiesen. Die Progressive Muskelrelaxation bietet für Musiker die Chance zu erlernen, wie sie muskuläre Anspannung wahrnehmen und reduzieren können. Dies spielt für die Ausführung der instrumentalen Spielbewegungen eine wichtige Rolle, da der Muskeltonus die Bewegungskoordination und die Flüssigkeit der Spielbewegungen beeinflusst. Die Progressive Muskelrelaxation kann in diesem Zusammenhang auch eingesetzt werden, um Aufregungserscheinungen bei Lampenfieber besser zu kontrollieren. Das Verfahren ist zudem leicht zu erlernen und bedarf keiner weiteren Hilfsmittel. Die Einübung der Methode erfordert allerdings regelmäßiges tägliches Praktizieren bereits Wochen vor einem Auftritt.

Die Progressive Muskelrelaxation wird sowohl in der Ausbildung bei Musikstudierenden als auch in der Fortbildung für Musikpädagogen unterrichtet.

Praktische Hinweise

Unter der folgenden Adresse finden Sie interessante Hinweise:

http://www.dg-e.de/ Deutsche Gesellschaft für Entspannungsverfahren (DG-E e. V.)

Literatur

Originalliteratur (Auswahl)

Jacobson, E. (1929). *Progressive Relaxation – A Physiological and Clinical Investigation of Muscular States and Their Significance in Psychology and Medical Practice.* Chicago: University of Chicago Press.

Jacobson, E. (1929). *Progressive Relaxation: A Physiological and Clinical Investigation of Muscular States and Their Significance in Psychology and Medical Practice.* Book review in the Journal of the American Medical Association 93 (10), 793.

Jacobson, E. (1934). *You must relax.* New York [u. a.]: McGraw-Hill.

Jacobson, E. (1938). *You Can Sleep Well: The ABC's of Restful Sleep for the Average Person.* New York [u. a.]: McGraw-Hill.

Jacobson E. (1963). *Tension control for businessmen.* New York, McGraw-Hill.

Jacobson E. (1990). *Entspannung als Therapie. Progressive Relaxation in Theorie und Praxis* (3. Aufl., 1996). München: Pfeiffer.

Weiterführende Literatur

Bernstein, D.A. & Borkovec, T.D. (1975). Entspannungs-Training. München: Pfeiffer (am. Originalveröffentl. 1973).

Kim, Y. (2008). The effect of improvisation-assisted desensitization, and music-assisted progressive muscle relaxation and imagery on reducing pianists' music performance anxiety. J Music Ther. 45 (2),165–91.

McCloughana, L.J., Hanrahana S.J., Andersonb R. & Halsonc S.R. (2016). Psychological recovery: Progressive muscle relaxation (PMR), anxiety, and sleep in dancers. Performance Enhancement & Health, 4 (1–2), 12–17.

Ohm, D. (2003). Stressfrei durch Progressive Relaxation (Georg Thieme Verlag 1992,1993). Stuttgart: Trias .

Zusätzlich zitierte Literatur

Grawe, K., Donati, R. & Bernauer F. (1994). Psychotherapie im Wandel: von der Konfession zur Profession. Göttingen: Hogrefe, Verlag für Psychologie.

Statista (2015). Statista-Umfrage Welche Entspannungstechnik spricht dich am ehesten an? Deutschland; Februar 2015; 460 Befragte.

12 Dispokinesis

Regine Neubert

Dispokinesis (lat. *disponere* verfügen können über und griech. *kinesis* Bewegung) ist eine Schulungs- und Therapieform, die speziell für die Bedürfnisse von Musikern entwickelt wurde. Ihr Begründer ist Gerrit Onne van de Klashorst (geb. 1927), der die Methode in den 1950er Jahren im Umfeld des Sweelinck-Konservatoriums Amsterdam und in Zusammenarbeit mit V. de Jong, Professor für Neurophysiologe an der Universität Amsterdam, konzipierte.

12.1 Entstehung und Konzept

12.1.1 Entstehung

Der Begründer der Dispokinesis, Gerrit Onne van de Klashorst, wurde 1927 in Ardenhout, Niederlande, geboren. Er wuchs in einem musikalischen Elternhaus auf und erhielt während seiner Kindheit und Jugend Unterricht in Klavier, Violine, Violoncello und Gesang. Sein Vater war ein bekannter Cellist und Cellopädagoge und beschäftigte sich intensiv mit Fragen sinnvoller Übetechniken. So wandte er in der pädagogischen Arbeit mit seinen Schülern eine Methode an, die er *Dispositionslehre* nannte. Diese hatte er ursprünglich in Zusammenarbeit mit Dr. Carl Schröter entwickelt und nach dessen Ermordung 1943 durch die Nationalsozialisten weitergeführt. Schröter war zuvor häufig zu Gast im Hause van de Klashorst und Gerrit Onne hatte ihn dort bis zum Alter von sechzehn Jahren erlebt. Schröter selbst war Schüler des Geigers und Musikwissenschaftlers Siegfried Eberhardt, der bereits 1931 in seinem Buch *Hemmung und Herrschaft auf dem Griffbrett* formuliert hatte, dass Störungen und Unvermögen im künstlerischen Vortrag (sog. *Indispositionen*) sowohl mentale und emotionale als auch körperliche und motorische Ursachen haben können.

Gerrit Onne van de Klashorst verlor im Alter von 19 Jahren bei einem Unfall zwei Fingerglieder der rechten Hand und musste daraufhin sein zuvor begonnenes Klavierstudium beenden. Zwei Jahre später, im Jahr 1948, nahm er ein Studium zum Physiotherapeuten in Leiden und Utrecht auf und begann, sich intensiv mit Fachgebieten der Humanwissenschaften wie Anatomie, Physiologie, Bewegungswissenschaften und Entwicklungspsychologie zu beschäftigten. Im Jahr 1958 eröffnete G.O. van de Klashorst eine eigene Praxis im Pieter Pauw-Krankenhaus im niederländischen Wageningen und leitete dort die physiotherapeutische Abteilung. Während dieser Zeit entwickelte er die *Dispokinesis* als eigene Methode, für die er die pädagogischen Konzepte Eberhardts, Schröters und seines Vaters aufnahm und diese auf dem Hintergrund seiner Kenntnisse aus den Humanwissenschaften in ihrer Wirkungsweise neu begründete und schärfte.

Die Dispokinesis wurde zunächst bei der Behandlung von Patienten in unterschiedlichen medizinischen Fachgebieten in der Klinik eingesetzt. 1959 gründete van de Klashorst das an das Pieter Pauw-Hospital angegliederte *Institut van de Klashorst*. Hier bildete er – anfangs unter Mitwirkung des Neurophysiologen Prof. Dr. V. de Jong – Musiker und Physiotherapeuten in der Dispokinesis aus. Mit der Zeit entwickelte sich das Institut zu einem Ausbildungsinstitut ausschließlich für Musiker. Die hier ausgebildeten Lehrerinnen und Lehrer in *Dispokinesis* nannten sich damals *Dispokinesiopäden oder Dispokinetopäden,* heute nennen sie sich *Dispokineter*.

Nach mehreren Jahrzehnten der Arbeit in seinem *Institut van de Klashorst* in Wageningen gründete G.O. van de Klashorst 1991 das *Deutsche Zentrum für Dispokinesis* in Oberhausen/ Deutschland. Im Jahr 1999 verlegte er sein Institut nach Mülheim/Ruhr und etablierte dort das *International Center for Dispokinesis* (ICfD). Nach über sechzig Jahren Berufspraxis in der Arbeit mit Musikern zog sich G.O. van de Klashorst 2015 aus der Behandlung von Patienten und der Ausbildung von Dispokinetern zurück. Die Weiterführung seiner Arbeit in der Beratung und Hilfe von Musikern und die künftige Ausbildung von Dispokinetern übertrug er an das Gremium des ICfD, dessen Mitglieder 2016 die Gesellschaft für Dispokinesis nach van de Klashorst e.V. (GDvdK) als Nachfolgeorganisation gründeten. Diese Organisation besteht aus von ihm ausgebildeten Dispokinetern. G.O. van de Klashorst lebt heute in Mülheim.

12.1.2 Konzept

„*Die Dispokinesis ist, so wie ich sie entwickelt habe, eine Methodologie, die auf den existierenden Human- und Neurowissenschaften basiert. Sie hilft Menschen dabei, ihre krankmachenden Angewohnheiten und Bewegungsformen im Beruf zu erkennen, und es ihnen so zu ermöglichen, diese in einen nicht mehr schädigenden Habitus bzw. Bewegungen umzuwandeln.*“ (Klashorst, 2010, S. 2)

Die Dispokinesis gründet sich auf Evolutionslehre, funktionelle Anatomie, Neurophysiologie und Psychologie sowie im Besonderen auf Erkenntnisse über sensomotorische Lern- und Entwicklungsprozesse. Weitere Quellen der Dispokinesis sind die *Systematik der menschlichen Haltung und Bewegung* von F.J.J. Buytendijk sowie die reflexorientierte Arbeit nach Berta und Karel Bobath (Hildebrandt & Müller, 2004).

Die Grundannahme in der *Dispokinesis* besteht darin, dass jeder Mensch, der gesund auf die Welt kommt, von Natur aus eine unbeschädigte Disposition besitzt, die es ihm ermöglicht, physisch und mental frei über sich selbst verfügen zu können. Diese Fähigkeit kann jedoch aus unterschiedlichen Gründen eingeschränkt sein. In seiner langjährigen Arbeit mit Musikern fand G.O. van de Klashorst hierfür viele Gründe: zu diesen zählen Krankheiten des Bewegungsapparats, Haltungsfehler, die zu Beschwerden führen und Bewegungsabläufe hemmen; mangelnde Bewegungskontrolle aufgrund unreifer motorischer Entwicklung; ungenügende Möglichkeit zur Selbstentfaltung beispielsweise durch hemmende Faktoren in der Erziehung – bei Musikern auch eine künstlich angelernte Instrumentaltechnik, unkontrollierter Ehrgeiz, mangelnde Vermittlung physiologischer Zusammenhänge im Instrumentalunterricht oder eine depressive oder ängstliche Veranlagung. All diese Faktoren können nach seiner Erfahrung die Entstehung von Indispositionen begünstigen. Diese können sich oft unspezifisch äußern, wie in Unkonzentriertheit, schneller Ermüdung oder Üben mit nicht zufriedenstellenden oder unzuverlässigen Ergebnissen. Infolgedessen sind Musiker häufig nicht in der Lage, über ihr eigentliches Können zu verfügen und ihr künstlerischer Vortrag bleibt hinter ihren eigentlichen Möglichkeiten zurück.

Die Vorgehensweise der Dispokinesis besteht nun darin, die ureigene volle Disposition wiederzuerlangen, indem auf ursprüngliche, im Nervensystem tief verankerte Bewegungspläne zurückgegriffen wird.

Im Folgenden sind zentrale Begriffe, Grundprinzipien und Herangehensweisen der Dispokinesis beschrieben, die van de Klashorst entwickelt hat, um Hemmungen der Motorik und des Ausdrucks zu erkennen und um eine positive Disposition zu stabilisieren oder wiederzuerlangen.

Bodenkontakt und Aufrichtungsreflexe

Dispokineter gehen davon aus, dass aktiver Bodenkontakt die Grundlage einer guten Disposition darstellt. Dieser wird in den dispokinetischen Übungen überwiegend mit dem vorderen Teil des Fußes ausgeführt, wodurch sich eine Kette von Aufrichtungsreflexen in Gang setzen soll. So soll eine spürbare Stabilität im Unterkörper erreicht werden, die sich – ausgehend von den Füßen (Plantarmuskulatur) über die Rückseite der Beine und das Gesäß bis zum Unterbauch – aufbaut. Hierdurch soll sich der Muskeltonus in Nacken und Schultergürtel in Folge deutlich verringern, da in diesem Bereich keine kompensatorische Haltearbeit mehr geleistet werden muss. Das Ziel ist letztendlich, dass Arme, Hände und Finger in der Bewegung frei werden und dem Musiker die Feinmotorik uneingeschränkt zur Verfügung steht.

Musculus pyramidalis und Körperspannung

Dem Spannungszustand des Musculus pyramidalis wird in der Dispokinesis besondere Beachtung geschenkt, da ihm für die Aufrichtung eine zentrale Rolle zugeschrieben wird. Der Musculus pyramidalis hat seinen Ursprung am Schambein und setzt am Brustbein an. Er spannt die Linea alba – die Bindegewebsnaht in der Mitte des Bauches, die durch eine weiße Linie äußerlich sichtbar ist – und beeinflusst so die Kippung des Beckens und die Aufrichtung der Wirbelsäule. In der Dispokinesis wird davon ausgegangen, dass die Spannung des Musculus pyramidalis und damit der Linea alba – die quasi wie die Sehne eines Bogens als Gegenspanner zur Wirbelsäule fungieren soll – maßgeblich die Spannkraft in der Körperhaltung bestimmt. So gesehen hat der Pyramidenmuskel auch Auswirkungen auf die Qualität von Bewegungsabläufen in den oberen Extremitäten und auf die Atemfunktion.

Stereotyp-dominante Haltungs- und Bewegungsmuster

In der Dispokinesis steht im Zentrum die unbeschadete motorische Entwicklung als Grundlage gereifter instrumentaltechnischer Bewegungsabläufe und Voraussetzung für gelungenes Musizieren. Van de Klashorst gelangte in seiner Arbeit mit Musikern zu der Erkenntnis, dass sich Fehlentwicklungen in der Motorik in Form stereotyp-dominanter Haltungs- und Bewegungsmuster äußern. Diese können so tief verinnerlicht sein, dass sie für den jeweiligen Musiker nicht mehr wahrnehmbar sind und nicht bewusst verändert werden können. Ihr Auftreten ist vergleichbar mit dem konditionierter Reflexe – unabhängig von vorhandenen Gefühlen, der jeweiligen Situation oder einer beabsichtigten Handlung. Nach Beobachtungen van de Klashorsts werden bei der Entstehung stereotyp-dominanter Muster unangenehme Körperempfindungen unterdrückt. Die Körperwahrnehmung könne hierdurch abstumpfen und eingeschränkte Bewegungsvorstellungen würden etabliert, was wiederum die Ausführung differenzierter Bewegungsabläufe hemme. Dies sei dadurch zu erklären, dass die Qualität der Bewegungsvorstellung und die Sensibilität der Körperwahrnehmung das Gelingen einer hochwertigen Bewegung bestimmen.

Adzentrizität – Ezentrizität

Van de Klashorst konnte weiterhin beobachten, dass stereotyp-dominante Haltungs- und Bewegungsmuster in der Regel nach innen gerichtet sind, d.h. in ihrer Richtung zu sich selbst zurückkehren. Diese Art von Haltung und Bewegung wird in der Dispokinesis als *adzentrisch* bezeichnet. *Adzentrizität* beinhaltet eine Dominanz der Beugemuskulatur. Beispiele hierfür sind vorgezogene Schultern mit Rundrücken oder ein eingerollter kleiner Finger. Die Streckmuskulatur reagiert hierauf in der Regel mit Gegenspannung, wodurch sich der gesamte Muskeltonus erhöht.

Im Unterschied zur adzentrischen Bewegung werden in der Dispokinesis zielsuchende Bewegungen und eine im Ausdruck offene und aktive, nach außen gerichtete Haltung als *ezentrisch* bezeichnet. Ezentrische Bewegungen zeichnen sich durch ein Gleichgewicht der Aktivität von Streck- und Beugemuskulatur aus, was eine ausgewogene Bereitschaftsspannung der Muskulatur bewirkt. Diese bietet die ideale Voraussetzung für leichte, freie und feinmotorisch initiierte Bewegungsabläufe, wie sie für das Instrumentalspiel notwendig sind.

Grob- und Feinmotorik in der Instrumentaltechnik

Die Dispokinesis enthält entsprechend ihrer oben dargestellten Wurzeln aus der Dispositionslehre spielmethodische und instrumentalpädagogische Prinzipien, aus denen sich Spielanleitungen für die Praxis ableiten. Ziel der Dispokinesis ist das (Wieder-) Erlernen einer feinmotorisch gesteuerten Instrumentaltechnik. Hierfür ist es notwendig, Hemmungen der Feinmotorik, die durch grobmotorische stereotype Bewegungsmuster entstanden sein können, aufzulösen. Im positiven Falle können feinmotorisch initiierte Bewegungsabläufe ein präzises, schnelles und leichtes Spiel ermöglichen. Dies führt erfahrungsgemäß zu einer zuverlässigeren Instrumentaltechnik und somit zu größerem Selbstvertrauen in Auftrittsituationen.

Anweisungsmotorik – zielgerichtete Bewegungen

Die Bezeichnung *Anweisungsmotorik* ist eine direkte Übersetzung des holländischen Begriffs „aanwijsmotoriek" ins Deutsche. In der Sprache der Dispokinesis ist damit gemeint, dass die Ausführung von Bewegungsimpulsen in den Fingerspitzen beginnen soll. Hand, Arm, Schulter und Oberkörper folgen ihnen auf natürliche Weise, sodass Bewegungsziele genau und mühelos erreicht werden können. Diese Empfehlung betrifft häufige Aufgabenstellungen der Instrumentaltechnik wie das Treffen einer Klappe, Taste oder Saite am Instrument.

Kompressive Atmung

Als *Kompressive Atmung* bezeichnet van de Klashorst die geführte Ausatmung, bei der ausströmende Luft nach einer reflektorisch erfolgten Einatmung mit gleichbleibender Kompression abgegeben wird. Einer optimalen Einatemfunktion kommt in diesem Zusammenhang eine wichtige Bedeutung zu, da sie die Voraussetzung für eine gelungene Ausführung der kompressiven Ausatmung schafft. Die Dispokinesis geht davon aus, dass die effektivste Inhalation der Luft rein reflektorisch geschieht. Wie tief die Einatmung letztendlich erfolgt, ist abhängig von der Körperhaltung sowie den Spannungs- und Druckverhältnissen im Bauch- und Brustraum. Deshalb kann im Verständnis der Dispokinesis eine positive Gestaltung der Atmung nicht ohne grundlegende Arbeit an der Körperhaltung gelingen.

Das Wissen über die Zusammenhänge von Haltung und Atmung stellt für van de Klashorst neben einer optimalen Disposition die Voraussetzung für Sänger und Bläser dar, einen schönen und reichen Klang mühelos erzeugen zu können.

Gerrit Onne van de Klashorst sieht den Musiker in einem engen Wechselspiel körperlicher und psychischer Anteile. Er drückt dies so aus: „*In unserer Entwicklung als Musiker müssen wir lernen, disponierende und indisponierende Kräfte zu unterscheiden. Dies alles hängt mit unserer Persönlichkeit, unseren Fähigkeiten und unserem inneren Zustand zusammen. Selbstbeobachtung ist die Fähigkeit, sich selbst in Relation zu seiner Umgebung zu sehen, zu seinem Nächsten, dem Publikum, dem Schüler. Durch Selbstbeobachtung entwickelt sich ein Selbstwertgefühl, wodurch man weiß, dass der Platz, den man einnimmt, der richtige ist.*“ (Bortfeldt und Schiefer, 2000).

12.2 Anwendungspraxis und Verbreitung

12.2.1 Anwendungsformen

Die Dispokinesis kann sowohl in der Pädagogik und Prävention von musikerspezifischen Problemen als auch in deren Behandlung eingesetzt werden. Sie ist für alle Musiker geeignet, die ihre Ausdrucks- und Spielfähigkeit auf dem Instrument verbessern und ihr gesamtes Potential an Bewegungsgestaltung ausschöpfen möchten. Die Bearbeitung von Indispositionen wirkt der Entstehung von manifesten Beschwerden entgegen.

Für erste Erfahrungen mit den Urgestalten (s.u.), mit oder ohne Instrument, sowie für den Erwerb von Grundlagenwissen und Anregungen für Instrumentalpädagogen ist Gruppenunterricht mit ca. 6–10 Personen gut geeignet. Tiefgreifendere Lern- und Veränderungsprozesse werden vorzugsweise im geschützten Rahmen des Einzelunterrichts im gegenseitigen Respekt und Vertrauen zwischen Dispokineter und Klient vermittelt.

Voraussetzungen auf Seiten des Schülers sind Neugier und Mut, Initiative und

Eigenverantwortung sowie die Bereitschaft, bisher Gewohntes und als selbstverständlich Erachtetes zu hinterfragen und sich auf Neues einzulassen. Dispokineter sind in der Regel selbst Musiker und können sich deshalb gut in die Situation des Schülers hineinversetzen und Veränderungsprozesse begleiten.

Darüber hinaus verfügt ein Dispokineter über fundiertes Wissen hinsichtlich der Spieltechniken aller Instrumente sowie der Atmung. Zusatzübungen zur Korrektur der Atemtechnik, zur Weiterentwicklung der Feinmotorik oder für die Auflösung muskulärer Dysbalancen erweitern das „Basisprogramm". Dispokinesis kann außerdem gezielt im Instrumental- und Gesangsunterricht eingesetzt werden, um von Anfang an den Grundstein für ein gesundes, disponiertes Musizieren zu legen.

12.2.2 Allgemeine Prinzipien in der Anwendungspraxis

Die Grundlage der Dispokinesis in der praktischen Anwendung besteht im Wiederfinden und Erhalten der ursprünglichen Disposition mittels der Urgestalten. Hierbei soll ein tiefes Körperbewusstsein hinsichtlich Haltung und Bewegung sowie Spiel- und Atemtechnik erworben werden, welches die Voraussetzung für das „Dispokineto-Instrumental Reeducational-Processing", das Neu- und Wiedererlernen von Instrumentaltechniken, ist. Hierzu werden Bewegungsvorstellungen entwickelt, die bessere, leichtere und effektivere Bewegungsabläufe ermöglichen und den Musiker so in die Lage versetzen, seine musikalischen Vorstellungen frei und ungehemmt ausdrücken zu können. Die damit verbundenen positiven Emotionen unterstützen den Lernprozess. Das Ziel ist, dass Musiker nach gelungenem Unterricht in Dispokinesis über genügend Selbstkompetenz und das nötige Rüstzeug verfügen, um möglichen Indispositionen vorbeugen, einen Rückfall in alte Muster frühzeitig erkennen und diesem entgegenwirken zu können (zitiert nach Bortfeldt und Schiefer, 2000, S. 1).

Im Folgenden werden Herangehens- und Vermittlungsweisen beschrieben, die in der praktischen Arbeit des Dispokineters mit einem Musiker eine wichtige Rolle spielen.

Urgestalten in Haltung und Bewegung

In den Urgestalten in Haltung und Bewegung (original *shapes of posture and movement*) wird der menschliche Aufrichtungsprozess vom Liegen über den Vierfüßlerstand und dem Sitzen bis hin zum Stehen nachvollzogen. Das Ziel hierbei ist, Entwicklungslücken zu schließen und der Senso- und Psychomotorik eine Möglichkeit zur Nachreifung und Verfeinerung zu geben. Dem Musiker sollen indisponierende Gewohnheiten bewusst werden, damit er diese verändern kann.

Neu- und Wiedererlernen von Instrumentaltechniken *(Dispokineto-Instrumental-Reeducational Processing)*

Nachdem mittels der Urgestalten von Haltung und Bewegung eine gute Grunddisposition erreicht ist, wird differenziert an der Instrumental- bzw. Gesangstechnik gearbeitet. Im Vordergrund des Neu- und Wiedererlernens von Instrumentaltechniken stehen feinmotorisch initiierte Bewegungsabläufe. Letztendlich geht es darum, alles ursprünglich Gelernte, das physiologischen Grundprinzipien widerspricht, abzulegen und durch natürliche Bewegungsabläufe beim Instrumentalspiel zu ersetzen. Bei Bläsern und Sängern kann zusätzlich eine Korrektur der Atemtechnik notwendig sein.

Ergonomie

In der Dispokinesis wird davon ausgegangen, dass eine Haltung, die Fehlspannungen hervorruft, Bewegungsabläufe hemmt. Die Korrektur der Haltung beim Instrumentalspiel geschieht deshalb nach dem Prinzip, dass das Instrument immer dem Körper angepasst werden sollte und nicht umgekehrt. Halte- und Tragegurte, Beinstützen für Fagott oder Gitarre sowie verbesserte Daumenstützen für Klarinette und Oboe, unterschiedliche Kinnhalter und Schulterstützen für hohe Streicher ermöglichen eine individuelle Anpassung des Instruments an den Körper des Spielers unter Berücksichtigung physiologischer Grundprinzipien.

Als wichtiges Kriterium für eine gute Aufrichtung im Sitzen gilt auch die richtige Sitzhöhe, die individuell ermittelt wird. Hier wird ein spezielles Dispo-Kissen mit einer Sitzneigung von 6° nach vorne empfohlen, das eine optimale Beckenposition und ein aktives und ermüdungsfreies Sitzen unterstützen soll.

12.2.3 Vorgehensweise (Methodik)

Entlocken

Der Dispokineter arbeitet mit dem Musiker *entlockend*, d.h. er verhält sich non-direktiv. Dies bedeutet, dass er den Lernenden nicht zum Nachahmen anhält oder vorgefertigte Anweisungen gibt, sondern ihm Zugang zu eigenen Gefühlen, Vorstellungen und Erfahrungen mit Hilfe von Bildern und Assoziationen zu ermöglichen versucht. Entscheidend für eine Veränderung sind hierbei positive Gefühle, die den Musiker darin bestärken, den Rückmeldungen seines Körpers zu vertrauen und diese als eigene Wahrheit zu erkennen. Hierdurch sollen auch Selbstsicherheit und Selbstbewusstheit gestärkt werden.

Wortladung

Beim *Entlocken* wählt der Dispokineter die *richtigen Worte*. Dies wird in der Dispokinesis als sehr wichtig erachtet, da davon ausgegangen wird, dass Worte Vorstellungen und Gefühle wecken, welche wiederum die Muskulatur in eine entsprechende Bereitschaftsspannung versetzen (motorische Ladung). Beispielsweise wird das Wort *halten* üblicherweise mit Kraft und Stabilität verbunden, das Wort *anfassen* eher mit Zartheit. Die Aufforderung an einen Streicher, *den Bogen zu halten* hat demnach erfahrungsgemäß eine ungünstige Wortladung, wenn eine feinmotorisch initiierte Bogenführung entlockt werden soll. Der Hinweis hingegen, den Bogen *anzufassen wie eine Feder* kann es erleichtern, den Bogen so zu nehmen, dass eine feine und differenzierte Bogensteuerung möglich und für den Musiker erfahrbar wird.

12.2.4 Verbreitung

Weltweit unterrichten derzeit mehr als 200 diplomierte Dispokinesis-Lehrer und -Therapeuten die Methode. Die berufsbegleitende Ausbildung zum Dispokineter setzt ein abgeschlossenes Musikstudium sowie eigene Erfahrungen in Dispokinesis voraus und dauert zwei bis drei Jahre. Die meisten diplomierten Dispokinesis-Lehrer sind hauptberuflich Musiker und/oder Musikpädagogen sowie Physiotherapeuten, Psychologen oder Mediziner mit entsprechender musikalischer Ausbildung.

Ausbildungsmöglichkeiten bestehen derzeit in Deutschland unter dem organisatorischen Dach der Europäischen Gesellschaft für Dispokinesis (EGD) und der Gesellschaft für Dispokinesis nach G.O. van de Klashorst e.V. (GDvdK).

12.3 Wirkungsnachweis und Erfahrungen mit der Dispokinesis bei Musikern

Die Dispokinesis stützt sich in ihrem Vorgehen auf musikphysiologische Grundlagen; zur Wirkung der Methode selbst liegen bislang jedoch keine wissenschaftlichen Untersuchungen vor.

Im Folgenden sollen Erfahrungen aus der eigenen Arbeit als Dispokineterin und die Erfahrungen von Musikern mit der Dispokinesis vorgestellt werden.

Aus dem *Dispokinesisunterricht* mit einem *Dirigenten* wird Folgendes berichtet:

Bei einem Dirigenten zeigt sich in der Haltungs- und Bewegungsanalyse ein instabiler Stand mit einer Verlagerung des Körpergewichts auf die Fersen. Beim Anheben des Taktstocks weicht der Oberkörper zurück und der Kopf schiebt sich nach vorne. Hierdurch entsteht ein typischer „Dirigentenbuckel", der zu Verspannungen in Nacken, Schultern und Armen führt. Dirigierbewegungen werden aus der Schulter heraus initiiert, der Taktstock wird mit großer Aktivität von Zeigefinger und Daumen gehalten. Der Raum der rechten Innenhand ist durch den nach innen geschobenen Daumenballen sehr eng (adzentrisch), der Druck des Daumens gegen den Zeigefinger erzeugt übermäßige Anspannung, die bis in den Unterarm reicht.

Im Dispokinesisunterricht übt der Dirigent zunächst mit Hilfe der Urgestalten, intensiveren Bodenkontakt mit dem Vorderfuß herzustellen und über die Aufrichtungsreflexe und den Musculus pyramidalis (s.o.) eine größere Stabilität im Unterkörper aufzubauen. Zudem lernt er, sich dem Orchester mit „offenem" Oberkörper zuzuwenden. Dies hilft ihm, eine ezentrische Haltung (s.o.) einzunehmen: Der Bodenkontakt soll aktiv bleiben, Schultern und Nacken sollen sich frei anfühlen. Übungen zur Feinmotorik fördern das Körpergefühl einer „offenen Hand" und helfen dem Dirigenten, seinen Taktstock mit der Vorstellung von Raum und Weite und ohne überflüssige Halteaktivität in die Hand zu nehmen und ihn als Verlängerung der Finger zu empfinden. Entsprechend dem Prinzip der Anweisungsmotorik werden Dirigierbewegungen mit der Spitze des Taktstocks bzw. mit den Fingerspitzen initiiert, sodass Hand, Arm und Schulter ihrer Führung folgen. So soll die Voraussetzung geschaffen werden, dass der Dirigent seine Dirigierbewegungen als leichter und müheloser erleben kann. Eine Videoaufnahme, die nach einiger Zeit im Dispokinesisunterricht angefertigt wird, zeigt ihm, dass seine Ausdrucksfähigkeit deutlich zugenommen hat und die Zeichengebung klarer und differenzierter geworden ist. Dies gibt ihm genügend Sicherheit und Vertrauen, um den Orchestermusikern mehr Entfaltungsspielraum zu geben, was diese ihrerseits mit positiven Rückmeldungen beantworten.

Im Folgenden wird die Dispokinesis-Arbeit mit einer *Trompeterin* beschrieben:

Eine Trompetenstudentin hat seit einiger Zeit das Gefühl, „zu wenig Luft“ zu haben. Außerdem spürt sie eine Unsicherheit im Ansatz, besonders in hoher Lage. Zum ersten Mal in ihrer Musikerinlaufbahn erlebt sie Versagensängste. Beim Spielen ist sie nach dem Motto „Brust raus, Schultern nach hinten“ sehr um eine aufrechte Haltung bemüht. Hierbei entstehen ein Hohlkreuz und eine Überspannung im Brustbereich, wodurch die Atemfunktion beeinträchtigt wird. Die Kompression bei der Ausatmung kann die Trompeterin auf diese Weise nicht richtig steuern, was sie mit erhöhtem Ansatzdruck auszugleichen versucht.

Mit Hilfe der Dispokinesis möchte sie ihre Situation verbessern. Zu Beginn erfährt sie ohne Instrument mittels der Urgestalten und zusätzlicher Atemübungen den Zusammenhang von Haltung und Atmung. Sie lernt über den Bodenkontakt Unterbauch- und Beckenbodenmuskulatur zu aktivieren und deren Spannung zu dosieren. Hierdurch vertieft sich die Einatmung. Die Studentin ist nach einiger Zeit in der Lage, die muskuläre Spannung in der Unterbauch- und Beckenbodenmuskulatur während der Ausatmung aufrecht zu erhalten und so den für das Trompetespielen erforderlichen Luftdruck zu steuern (kompressive Atmung).

Beim Üben mit dem Mundstück wird ihr bewusst, dass die Lippen als letztes Glied in der Kette keinen zusätzlichen Druck mehr ausüben oder verstärkt pressen müssen, um den Ton zu „retten“. Sie können wieder frei vibrieren und gewinnen an Koordinationsfähigkeit und Flexibilität. Auch die Zunge wird beweglicher, die Zungenspitze kann jetzt, feinmotorisch initiiert, differenziert artikulieren. Die Studentin erlebt im Laufe dieses Lernprozesses, dass ihre Kraft zum Trompetespielen entgegen ihres ursprünglichen Gefühls vollkommen ausreicht. Ihre Vorstellung davon, „wie Trompete spielen geht“, hat sich grundlegend gewandelt. Durch die neu gewonnene Zuverlässigkeit ihres Ansatzes gewinnt sie mit jedem gelungenen Vorspiel an Sicherheit.

Erfahrungsberichte von Musikern

Im Folgenden sind Erfahrungen aus Sicht eines Musikers und einer Musikerin mit der Dispokinesis wiedergegeben.

Ein Geiger und Musikschullehrer: *„Insbesondere die Veränderungen, die sich durch den Kontakt zum Boden mit dem Vorderfuß ergeben haben, haben mich sehr überzeugt. Es ist eine gefühlte Kleinigkeit mit großer Wirkung besonders auf die Freiheit in den Bewegungsabläufen der linken Hand, die immer meine Problemhand war. Bessere Geläufigkeit und ein leichteres Vibrato sowie ein deutlich schönerer und tragfähigerer Klang mit mehr Tiefe hat sich unmittelbar eingestellt.*

Auch bei meiner Arbeit mit Schülern – Kindern, Jugendlichen und Erwachsenen – setze ich dieses Grundprinzip des aktiven Bodenkontakts mit überzeugenden Ergebnissen ein.“

Eine Pianistin: *„Durch die kontinuierliche feinmotorische Arbeit und die Klavierübungen nach van de Klashorst (Klashorst, 2002, S. 328ff. Anm.), hat sich meine Treffsicherheit bei großen Sprüngen deutlich erhöht. Da ich jetzt sozusagen mit den Fingerspitzen denke und fühle, ist die Bandbreite der Dynamik vom äußersten pianissimo bis zum* *kräftigsten fortissimo deutlich größer geworden und das mit viel besserer Klangqualität und viel weniger Anstrengung. Es war nicht leicht, alte vertraute Gewohnheiten abzulegen und Techniken, die ich immer für richtig gehalten habe, in Frage zu stellen. Aber es hat sich gelohnt und ich habe das Gefühl, jetzt erst meine ganzen Möglichkeiten beim Klavierspiel zu entdecken und entfalten zu können.“*

12.4 Übungen

Es ist sinnvoll, die folgenden Übungen zunächst mit Hilfe eines erfahrenen Dispokineters zu erlernen. Sie erfordern viel Selbstkontrolle und sollten aufmerksam durchgeführt werden. Besonders wichtig ist es, auf alle Gefühle zu achten, die mit der jeweiligen Haltung und Bewegung verbunden sind.

Übung

Bodenkontakt und Aufrichtungsreflexe

Ziel dieser Übung ist das Bewusstwerden und Üben des aktiven Bodenkontakts und das Aktivieren der Aufrichtungsreflexe.

Legen Sie sich auf den Rücken und stellen Sie die Füße auf. Ober- und Unterschenkel bilden einen Winkel von ca. 90°, die Arme liegen entspannt neben dem Körper, der Blick ist zur Decke gerichtet und auf einen Punkt zentriert. Legen Sie ein Kissen unter den Kopf, wenn dies für Sie angenehmer ist **(Abbildung 12–1)**.

Wahrnehmungsfragen: Wie liegen Sie? Wo und wie berührt Ihr Körper den Boden? Spüren Sie Spannungen und wenn ja, wo? Wie atmen Sie? Welcher Teil des Fußes hat den intensivsten Kontakt mit dem Boden?

Nehmen Sie dann Bodenkontakt mit dem vorderen Teil Ihrer Füße auf. Hierbei ist es wichtig, den Fuß nicht schräg nach vorne in den Boden zu schieben, sondern den Kontakt senkrecht von oben herzustellen. Hierbei kann Ihnen die Vorstellung helfen, dass Sie mit Fußballen und Zehen einen Abdruck im Sand hinterlassen.

Wahrnehmungsfragen: Was hat sich verändert? Spüren Sie Ihre Waden, die Rückseite der Oberschenkel und eine Spannung im Unterbauch sowie im Beckenboden?

Wenn dies dies der Fall ist, können Sie davon ausgehen, dass die natürlichen Aufrichtungsreflexe aktiviert sind. Wechseln Sie nun einige Male den Bodenkontakt von Ferse zu Vorderfuß und machen Sie sich den Unterschied bewusst. Experimentieren Sie mit der Intensität von „piano bis forte“.

Wahrnehmungsfrage: Was ist ausreichend, um sich stabil und aktiv zu fühlen, was ist zu viel bzw. zu wenig?

Nehmen Sie im Stehen oder Sitzen im Alltag, beim Singen, Dirigieren oder Instrumentalspiel, Bodenkontakt mit dem Vorderfuß auf und spüren Sie, was sich hierdurch verändert.

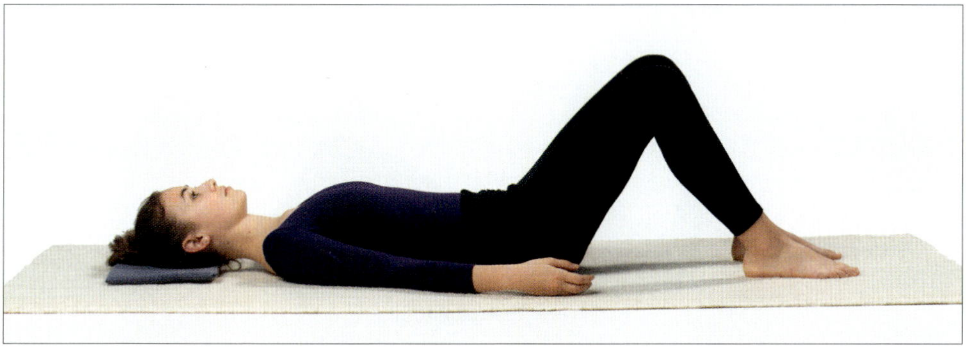

Abbildung 12–1: Ausgangsposition im Liegen zur Aufnahme von Bodenkontakt und zur Aktivierung der Aufrichtungsreflexe

Übung

Tulpenübung (Räumlichkeit – Ezentrizität)

Ziel dieser Übung ist es, das Erleben von Weite im Oberkörper und das Gefühl von „Raum nehmen" in unterschiedlichen Haltungen und Bewegungsabläufen zu bewahren.

Stellen Sie in Rückenlage Bodenkontakt her und breiten Sie beide Arme zur Seite aus, die Handflächen zeigen nach oben **(Abbildung 12–2)**. Achten Sie darauf, die Arme nicht zu überstrecken, sondern lediglich ein Gefühl von Weite zu empfinden.

Richten Sie nun die Aufmerksamkeit auf Ihre Fingerspitzen und führen Sie diese mit der Ausatmung über der Brust in der Luft zusammen bis sich die Mittelfinger treffen **(Abbildung 12–3)**. Die Vorstellung, dabei einen großen Wasserball zu umarmen, hilft Ihnen, den Brustraum zwischen den Schultern weit zu lassen.

Atmen Sie ein. Beim Ausatmen gehen Sie mit dem Bild einer sich öffnenden Blüte zurück in die Ausgangsposition; hierbei führen die Fingernägel.

Achten Sie bei dieser Übung darauf, dass Sie die Bewegung nicht mit den Schultern oder Oberarmen, sondern immer mit den Fingerspitzen beginnen und sich das Bewegungsziel genau vorstellen. Lassen Sie Ihre Phantasie spielen und probieren Sie aus, mit welchen inneren Bildern die Bewegung am leichtesten und das Gefühl von Weite am intensivsten wird.

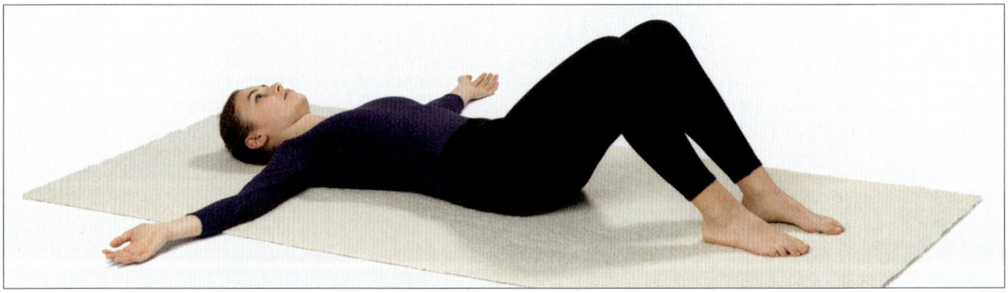

Abbildung 12–2: Ausgangsposition Tulpenübung

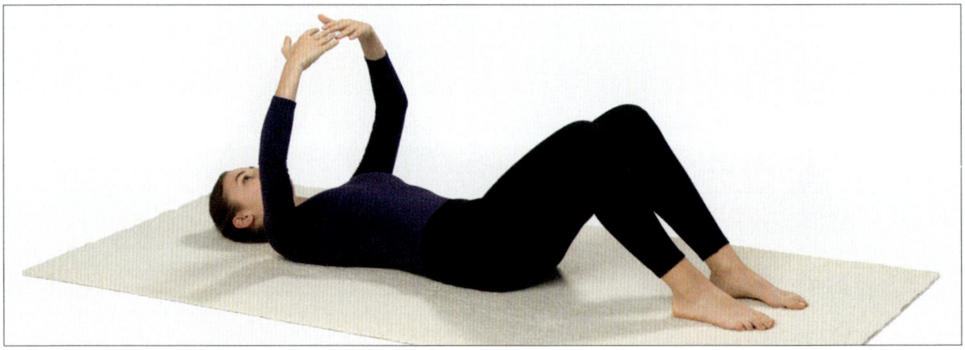

Abbildung 12–3: Tulpenübung

Übung

Variante

Sie können die Tulpenübung auch in folgender Variante durchführen:

Starten Sie in der Ausgangsposition mit ausgebreiteten Armen und Bodenkontakt und stellen Sie sich sich vor, Ihr Instrument zu spielen. Gehen Sie dabei unter Führung der Fingerspitzen in Spielposition.

Wahrnehmungsfragen: Fühlt sich diese Position weit und offen an? Haben Sie störende, grobmotorische Bewegungsimpulse gespürt, sind Sie Umwege gegangen?

Wiederholen Sie die Übung und versuchen Sie unabhängig von den wirklichen Mensuren ihres Instruments eine Position zu finden, die Ihnen noch mehr Raum lässt. Orientieren Sie sich dabei an dem Gefühl, das Sie in der Grundübung beim Umarmen des Wasserballs hatten.

Erinnern Sie sich auch an dieses Gefühl, wenn Sie nun aufstehen und Ihr Instrument in Spielposition bringen.

Übung

Anweisungsmotorik

Ziel dieser Übung ist es, die Bewegungsabläufe mit den Fingerspitzen zu führen (feinmotorische Initiative).

Ihre Ausgangsposition besteht darin, spielbereit mit dem Instrument zu sein – sei es stehend oder sitzend – und dabei aktiv Bodenkontakt (s.o.) herzustellen.

Beginnen Sie, mit der Spitze des kleinen Fingers an beliebige Stellen im Raum und am Instrument zu tippen: an eine Taste, an die Saiten, an eine andere Stelle des Instruments, an die Klappen, an ein beliebiges anderes Ziel...

Wiederholen Sie dies mit den Spitzen aller anderen Finger, d.h. von Ringfinger, Mittelfinger, Zeigefinger und Daumen **(Abbildung 12-4a und b)**. Lassen Sie immer die Fingerspitzen führen und stellen Sie sich den Zielpunkt genau vor. Schlagzeuger führen mit der Spitze der Stöcke bzw. mit den Schlegeln, Dirigenten mit der Spitze des Taktstocks.

Wahrnehmungsfragen: Empfinden Sie Unterschiede zwischen dem Antippen irgendeines Gegenstands oder von Stellen am Instrument wie z.B. Saite, Taste oder Klappe?

Wenn Sie spüren, dass Sie Ihre Schultern hoch- oder vorziehen, Schulter oder Arm die Bewegung führt oder dass Sie „Umwege" in der Bewegung machen, dann richten Sie Ihre Aufmerksamkeit noch bewusster auf Fingerspitze und Zielpunkt. Überprüfen Sie, ob sich die Bewegungen leichter und müheloser anfühlen. Übertragen Sie dieses Prinzip auch auf den Alltag mit Ihrem Instrument.

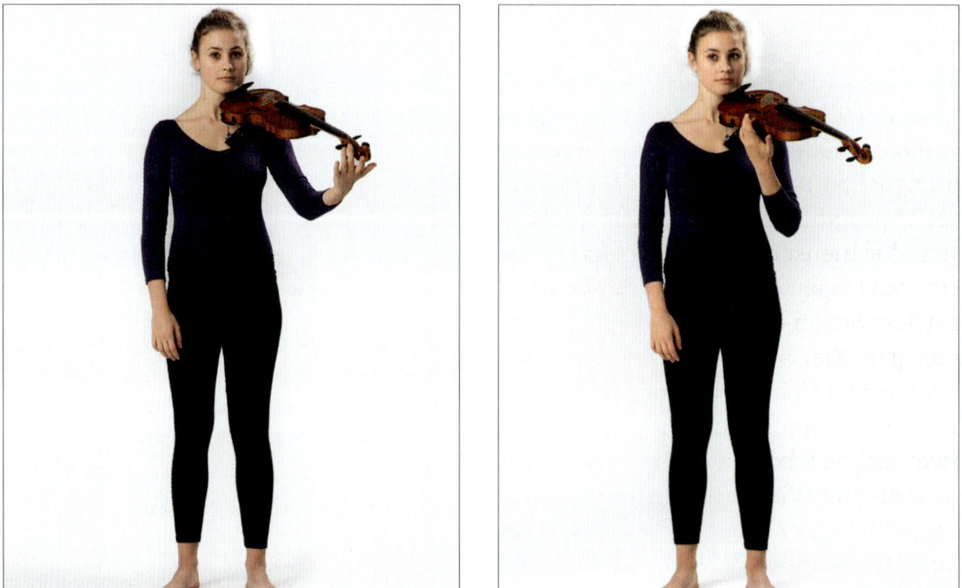

Abbildung 12–4a und b: Antippen an verschiedenen Stellen der Violine mit den Fingerspitzen – diese führen die Bewegung an.

12.5 Fazit für Musiker

Die Dispokinesis ist eine Schulungs- und Therapieform für Musiker, die es ihnen ermöglicht, krankmachende Angewohnheiten und Bewegungsformen beim Musizieren und im Beruf zu erkennen und diese in einen gesundheitsförderlichen Habitus und entsprechend gesunde Bewegungen umzuwandeln.

Der Begriff Dispokinesis leitet sich aus lat. *disponere* verfügen können über und griech. *kinesis* Bewegung her.

Für den Erwerb von Grundlagenwissen und Anregungen für Instrumentalpädagogen ist Gruppenunterricht mit ca. 6 –10 Personen gut geeignet. Tiefgreifendere Lern- und Veränderungsprozesse werden vorzugsweise im geschützten Rahmen des Einzelunterrichts ermöglicht. Die Grundannahme in der *Dispokinesis* besteht darin, dass jeder Mensch, der gesund auf die Welt kommt, von Natur aus eine unbeschädigte Disposition besitzt, die es ihm ermöglicht, physisch und mental frei über sich selbst verfügen zu können. Demzufolge besteht die Grundlage der Dispokinesis im Wiederfinden und Erhalten dieser ursprünglichen Disposition. Hierzu wird in den Urgestalten in Haltung und Bewegung der menschliche Aufrichtungsprozess vom Liegen über den Vierfüßlerstand und dem Sitzen bis hin zum Stehen nachvollzogen. Ziel ist es, ein tiefes Körperbewusstsein hinsichtlich Haltung und Bewegung sowie Spiel- und Atemtechnik zu erwerben, welches die Voraussetzung für das Neu- und Wiedererlernen von Instrumentaltechniken ist. Die Dispokinesis stützt sich in ihrem Vorgehen auf musikphysiologische Grundlagen. Zur Wirkung der Methode selbst liegen bislang noch keine wissenschaftlichen Untersuchungen vor. Die Methode wurde im Umfeld des Sweelinck-Konservatoriums Amsterdam konzipiert. In Deutschland wird Dispokinesis an Musikhochschulen bisher fakultativ in Workshops unterrichtet sowie in freier Praxis angeboten.

Praktische Hinweise

Zurzeit gibt es noch wenig Sekundärliteratur über Dispokinesis. Zahlreiche Informationen finden Sie im Internet auf der Webseite von G. O. van de Klashorst, der Gesellschaft für Dispokinesis nach van de Klashorst e.V. oder bei der Europäischen Gesellschaft für Dispokinesis e.V. Dort finden Sie auch Verzeichnisse ausgebildeter Dispokineter sowie Hinweise zu Lehrgängen.

G. O. van de Klashorst: http://www.dispokinesis.com/

Gesellschaft für Dispokinesis nach van de Klashorst e.V.: http://www.gdvdk.de/

Europäische Gesellschaft für Dispokinesis e.V.: http://www.dispokinesis.de/

Literatur

Originalliteratur

Klashorst, van de G.O. (1992). *Einleitung in die Dispokinesiotherapie und -paedie.* Oberhausen: Eigenverlag.

Klashorst, van de G.O. (2002). *The disposition of the musician.* Amsterdam: Broekmans & van Poppel B.V.

Klashorst, van de G.O. (2010). *Disposition für Musiker.* Mülheim/Ruhr: Unveröffentlicht.

Klashorst, van de G.O. (2012). *Fragen zur Dispokinesis.* Mülheim/Ruhr: Unveröffentlicht.

Weiterführende Literatur

Bortfeldt, B. & Schiefer, J. (2000). Dispokinesis. Gelsenkirchen: Europäische Gesellschaft für Dispokinesis.

Hildebrandt, H. & Müller, A. (2004). Dispokinesis – Freies Verfügen über Haltung, Atmung, Bewe-

gung und Ausdruck. Musikphysiologie und Musikermedizin 11, 55–59.
Löscher, J. (1995) Überblick über die Dispokinesis. Flöte aktuell. 9(1), 12–17.

Zusätzlich zitierte Literatur

Buytendijk, F.J.J. (1956). Allgemeine Theorie der menschlichen Haltung und Bewegung. Berlin [u.a.]: Springer.
Eberhardt, S. (1931). Hemmung und Herrschaft auf dem Griffbrett. Berlin: Max Hesses Verlag.
Hildebrandt, H. (2006). Üben und Gesundheit. In Mahlert, U. (Hrsg.) Handbuch Üben: Grundlagen, Konzepte, Methoden (S. 67–91). Wiesbaden: Breitkopf & Härtel.
Neubert, R. (2008). Die kompressive Atmung bei Bläsern und Sängern. Frankfurt am Main: Unveröffentlicht.
Rohen, J.W. & Lütjen-Drecoll, E. (2006). Funktionelle Anatomie des Menschen. Stuttgart: Schattauer.
Schellhammer, S. (2002). Bewegungslehre. München [u.a.]: Urban & Fischer.
Schmalbrock, B. (1997). Dispokinesis und Querflöte. Flöte aktuell 11 (2), 18–27.

13 Functional Kinetics FBL Klein-Vogelbach

Irene Spirgi-Gantert

Die Functional Kinetics FBL Klein-Vogelbach wurde von Susanne Klein-Vogelbach (1909–1996) Mitte des letzten Jahrhunderts entwickelt. Das Akronym FBL steht dabei für **F**unktionelle **B**ewegungs**l**ehre. Sie stellt ein System dar, welches durch Beobachtung und klar definierte Beurteilungskriterien die Bewegungen einer Person analysiert und auf dieser Grundlage individuelle Körperübungen bereitstellt, die zu einer Ökonomisierung und Verbesserung von Bewegungen beitragen sollen. Zusammen mit Irene Spirgi-Gantert (geb. 1960) entwickelte Susanne Klein-Vogelbach das FBL-Basistraining für Musiker.

13.1 Entstehung und Konzept

13.1.1 Entstehung

Gründerin des Konzepts Functional Kinetics FBL Klein-Vogelbach ist Susanne Klein-Vogelbach. Sie wuchs in einem von Musik und Medizin geprägten Elternhaus in Basel, Schweiz, auf. Trotz ihres großen Interesses an Medizin entschied sie sich nach dem Abitur für ein Schauspielstudium in München, das sie anschließend durch eine Ausbildung am Konservatorium in Basel ergänzte und dort Rhythmik nach der Methode von Jaques-Dalcroze (1865–1950) studierte.

Während des 2. Weltkriegs hielt sie sich mit einer Tanztruppe in Japan auf. Die Umstände des 2. Weltkriegs zwangen sie, länger als geplant dort zu bleiben, und so begann sie, neben den Aufführungen als Tänzerin mit Patienten in einer Klinik als Bewegungspädagogin zu arbeiten. Der Kontakt zur dortigen Physiotherapie war wegweisend für ihre weitere berufliche Entwicklung.

1950 kehrte sie zurück nach Basel und trat dort eine Stelle als Physiotherapeutin in der chirurgischen Abteilung des Universitätsspitals an. Ihre Ausbildung in Rhythmischer Gymnastik und ihr ausgeprägtes Verständnis für Bewegung waren ihr in ihrer Tätigkeit eine große Hilfe. Nach fünf Jahren wurde ihr der Aufbau einer Schule für Physiotherapie am Universitätsspital Basel übertragen.

In der eigenen Praxis beschäftigte sie sich parallel hierzu mit Grundfragen von Bewegung und entwickelte die Grundlagen der Funktionellen Bewegungslehre, die sie mit dem Kürzel FBL bezeichnete. Schon früh hatte sich ihr – angesichts der großen Bandbreite an Bewegungsbegabungen der Menschen, mit denen sie arbeitete – die Frage gestellt, warum ein Bewegungsablauf für manche Personen ganz selbstverständlich und einfach ist, während er anderen – trotz Übens – kaum gelingt. Die Suche nach Antworten auf diese Frage führte sie bald zur Erkenntnis, dass nicht nur die Kondition und Mentalität eines Menschen sein Bewegungsverhalten beeinflussen, sondern auch sein Körperbau, vor allem die Proportionen innerhalb des Körpers. Dies bewog sie schon früh in ihrer Arbeit dazu, die Übungen individuell an ihre Klienten anzupassen.

Seit 1970 unterrichtete Susanne Klein-Vogelbach die Funktionelle Bewegungslehre in der Schweiz und im Ausland. 1976 erschien ihr erstes Buch *Funktionelle Bewegungslehre*, dem im Laufe der Jahre drei weitere – mit den Titeln *Therapeutische Übungen zur Funktionellen Bewegungslehre* (1978), *Ballgymnastik zur funktionellen Bewegungslehre* (1981) und *Gangschulung zur funktionellen Bewegungslehre* (1995) – folgten.

Die medizinische Fakultät der Universität Basel verlieh Susanne Klein-Vogelbach im Alter von 70 Jahren ehrenhalber den medizinischen Doktortitel.

Durch das eigene Klavierspiel und den Kontakt mit vielen Musikern angeregt, interessierte sich Susanne Klein-Vogelbach für die Bewegungsabläufe beim Musizieren. 1973 hielt sie beim Physiotherapiekongress in Graz ein Referat zum Thema „Das Violinspiel aus physiotherapeutischer Sicht“, das für sie einen wichtigen Meilenstein bedeutete. In den folgenden Jahren besuchte sie Tagungen und Kongresse zum Thema Musikergesundheit und hielt dort Vorträge. Begegnungen wie mit der Tänzerin und Tanzpädagogin Trudi Schoop (1903–1999) und der Klavierpädagogin Dorothy Taubmann (1917–2013) bestärkten sie in ihrem Vorsatz, ein beobachtbares System zu entwickeln, um das Bewegungsverhalten beim Spiel verschiedener Instrumente besser erfassen und Musikern gezielte Übungen vermitteln zu können.

Die stete Neugier für das Bewegungsverhalten des Menschen prägte ihre Arbeit bis zum Schluss. 1993, im Alter von 84 Jahren, gründete sie mit ihrer Mitarbeiterin Irene Spirgi-Gantert das Forschungsprojekt für Musikerkrankheiten FBL Klein-Vogelbach mit dem Ziel, Störungen im Bewegungssystem von Musikern systematisch zu erforschen. Susanne Klein-Vogelbach starb 1996 im Alter von 87 Jahren in Basel.

Im Jahr 2000 erschien das von ihr gemeinsam mit Musikpädagogen und Musikern entwickelte FBL-Basistraining für Musiker als Buchpublikation (Klein-Vogelbach et al., 2000). Seit dem Jahr 2005 wurde die FBL Klein-Vogelbach mit dem Zusatz Functional Kinetics versehen, um die Verbreitung der Methode in nicht deutschsprachigen Ländern zu erleichtern.

13.1.2 Weiterentwicklung

Seit 1996 führt Irene Spirgi-Gantert die Arbeit von Susanne Klein-Vogelbach weiter und integriert neue Erkenntnisse aus Bewegungsphysiologie und Sport in das FBL Basistraining für Musiker. Hierunter zählen auch Ergebnisse zum Einfluss von Bewegung auf das myofasziale System, die zu Anpassungen der Übungen und der Bewegungschoreografien führen.

13.1.3 Konzept

Der Leitgedanke des Konzepts in der Functional Kinetics FBL Klein-Vogelbach ist die Ökonomie der Bewegung, d.h. das Erreichen eines maximalen Erscheinungsbildes von Bewegung bei minimalem Aufwand an Muskelenergie und minimalem Verschleiß der beteiligten

Strukturen. Der Übende lernt, sein Bewegungsverhalten zu ökonomisieren und seinen Körper trotz hoher Belastungen soweit wie möglich zu schonen bzw. mit gezielten Übungen den notwendigen Ausgleich zu schaffen.

Die Analyse des Bewegungsverhaltens stellt in der FBL die Voraussetzung dar, um die für die jeweilige Person geeigneten, individuellen Übungen zu finden. Für die Bewegungsanalyse hat Klein-Vogelbach *Beobachtungskriterien* definiert, welche es ermöglichen, Harmonie, Timing, Rhythmus und Ausmaß einer Bewegung zu erfassen. Dabei handelt es sich um Merkmale, die mit bloßem Auge beobachtet werden können und mit deren Hilfe ein Bewegungspädagoge das individuelle Bewegungsverhalten des Schülers gut erkennen kann. Bei der Bewegungsanalyse wird auch deutlich, wo besondere Belastungen liegen oder ob unökonomische Bewegungen oder unnötige Bewegungen in nicht direkt beteiligten Gelenken ausgeführt werden. Anhand der Ergebnisse der Bewegungsanalyse werden individuelle Übungen zusammengestellt, die an die Kondition des Übenden angepasst sind.

Klein-Vogelbach machte bereits in den 1970er Jahren die Erfahrung, dass die Bewegungsvermittlung über *Bilder und Metaphern* Assoziationen hervorruft, die dem Übenden das Einprägen und Memorisieren von Bewegungsabläufen erleichtern. Die fantasievollen Namen vieler Übungen appellieren an das Vorstellungsvermögen des Übenden. Klein-Vogelbachs Erfahrungen sind mittlerweile durch Erkenntnisse aus der Forschung zu motorischem Lernen bestätigt worden (Wulff, 2009).

Eine weitere zentrale Beobachtung von Susanne Klein-Vogelbach war, dass Bewegungen, die durch Reaktionen zur Wiederherstellung des Gleichgewichts hervorgerufen werden, sehr ökonomisch sind, da sie nur mit der dafür notwendigen Muskelaktivität stattfinden. Hierauf zielen die von ihr entwickelten Ballübungen ab (Klein-Vogelbach, 1981). In den Übungen konzentriert sich der Übende auf die Ballrollung, d. h. auf einen *externen Fokus*, und nicht auf die Bewegung in den einzelnen Gelenken. Hierdurch wird erreicht, dass Bewegungen und die damit verbundene muskuläre Aktivität *reaktiv* entstehen. Neuere wissenschaftliche Untersuchungen bestätigen, dass Bewegungen schneller erlernt werden, wenn der Ausführende dabei auf ein Ziel außerhalb des Körpers fokussiert (Wulf, 2009; Kadlec und Gröger, 2016).

Klein-Vogelbach entwickelte ein Konzept für ihre Übungen, in dem klar definiert ist, wo und wie die Bewegung startet (Actio) und welche Reaktion (Reactio) erwartet werden kann. Zusätzlich formulierte sie zu allen Übungen Kriterien (Conditios), die für das Gelingen der Übung entscheidend sind. Diese sollen für den Übenden nachvollziehbar sein, denn nur so ist davon auszugehen, dass sich seine Eigenwahrnehmung verbessert.

13.2 Anwendungspraxis und Verbreitung

13.2.1 Anwendungsformen

Die Functional Kinetics FBL Klein-Vogelbach und das FBL-Basistraining für Musiker werden sowohl im Einzel- als auch im Gruppenunterricht im Sinne der Prävention und Gesundheitsförderung vermittelt. Darüber hinaus hat die Functional Kinetics FBL Klein-Vogelbach im Rahmen der Physiotherapie ein breites therapeutisches Anwendungsspektrum bei Schmerzsyndromen und Beschwerden des Bewegungsapparates.

Im *Einzelunterricht* mit einem Musiker wird das Bewegungsverhalten sowohl ohne Instrument als auch während des Instrumentalspiels erfasst. Hierbei wird, sofern möglich, auch eine Videoaufnahme angefertigt, damit der Musiker sich selbst sehen und Abweichungen in seinem Bewegungsverhalten von außen erkennen kann. Aufgrund der Bewegungsanalyse wird ein individuell angepasstes Übungsprogramm erarbeitet. Diese Übungen kann der Musiker in wenigen Unterrichtsstunden erlernen.

Im *Gruppenunterricht* für Musiker liegt der Fokus mehr auf allgemeinen Basisübungen und Tipps, worauf beim Sitzen und Stehen zu achten ist und wie die Arbeit am Instrument möglichst optimal für den Körper gestaltet werden kann. Ein solcher Gruppenunterricht wird an Musikhochschulen in der Schweiz – in Bern im Bereich Musikphysiologie – als Pflicht- und/oder Wahlfach angeboten, in Orchestern in Form von Workshops oder an Musikschulen als Weiterbildung für die Musikpädagogen.

13.2.2 Allgemeine Prinzipien in der Anwendungspraxis

FBL Functional Kinetics bietet kein vorgefertigtes festes Übungsprogramm, sondern eine breite Auswahl an Übungen in unterschiedlicher Belastung, die individuell angepasst werden können. Die Übungen zielen nicht auf einzelne Muskeln, sondern auf das Zusammenspiel der verschiedenen Körperabschnitte und auf die intermuskuläre Koordination. Demnach wird das Zusammenspiel verschiedener Muskeln gefördert, um auch komplexe Bewegungen im Alltag meistern zu können. Die individuelle Anpassung der Übungen an Körperbau und Kondition des Übenden ermöglicht ein effizientes Training, da der Übende gefordert, aber nicht überfordert werden soll.

Beim Erlernen der Übungen wird viel Wert auf die Eigenkontrolle gelegt. So kann es dem Übenden schneller gelingen, die Bewegungen unabhängig vom Feedback durch außenstehende Personen korrekt und selbständig auszuführen. Da primär mit dem Eigengewicht des Körpers und dessen Auseinandersetzung mit der Schwerkraft gearbeitet wird, können viele der Übungen leicht in den Alltag integriert werden.

13.2.3 Verbreitung

Das Konzept Functional Kinetics FBL Klein-Vogelbach hat sich vor allem in den Gebieten der Physiotherapie, Ergonomie und Musikphysiologie etabliert.

Der Name FBL Klein-Vogelbach ist geschützt. Die Ausbildung zum FBL-Spezialisten ist modular aufgebaut und kann mit einer Prüfung abgeschlossen werden. Die zertifizierten Instruktoren (CIFK – Certified Instructor Functional Kinetics) sind im Verein *Internationale Arbeitsgemeinschaft Functional Kinetics* (IAFK) mit Sitz in der Schweiz organisiert. Außer im deutschsprachigen Raum unterrichten sie in anderen europäischen Ländern, in Nord- und Südamerika sowie in Japan und Korea. Die Bücher über Functional Kinetics FBL Klein-Vogelbach sind zum Teil auch in englischer, spanischer und japanischer Sprache erhältlich.

13.3 Spezifische Aspekte in der Anwendung bei Musikern

Wie oben bereits beschrieben, wurde das Basistraining Funktionelle Bewegungslehre speziell für Musiker entwickelt. Es orientiert sich an den besonderen Anforderungen, die an Musiker gestellt werden. Ziel des FBL-Basistrainings ist es, Musikern in den unten aufgeführten Punkten konkrete Hilfestellungen für den Berufsalltag zu geben. Zentral ist hierbei, eine dynamische Haltung am Instrument zu vermitteln.

Für das FBL Basistraining wurden bewusst Übungen entwickelt, für die der Übende keine Geräte benötigt und die deshalb überall ausgeführt werden können. So kann der Musiker auch in kleinen Spielpausen immer wieder für einen Ausgleich der muskulären Spannung sorgen (siehe Übung: „Wer bewegt, gewinnt“). Dies trägt der Notwendigkeit bei Musikern Rechnung, sofort zu reagieren, wenn Unbehagen auftritt und nicht mehrere Stunden zu warten bis man nach einem langen Probentag müde nach Hause kommt.

Sowohl in der Einzelarbeit als auch im Gruppenunterricht liegt der Schwerpunkt auf folgenden Punkten:

- Kriterien für ökonomisches Sitzen und Stehen erlernen
- Wahrnehmungs- und Geschicklichkeitstraining der Bein-, Bauch-, Rücken- und Schultergürtelmuskulatur
- Übungen für „Warm-up“ und „Cooldown“
- Entlastungsstellungen für bestimmte Muskelgruppen

Kriterien für ökonomisches Sitzen und/oder Stehen

Der Idealfall wird in der FBL dadurch beschrieben, dass Becken, Brustkorb und Kopf in eine gemeinsame Achse eingeordnet sind, die als „Körperlängsachse“ bezeichnet wird. Eine wichtige Rolle wird dabei der dynamischen Stabilisierung der Brustwirbelsäule zuerkannt, welche das Ziel hat, dass sich die Rippen bei der Ein- und Ausatmung frei bewegen können und dass die Bewegungen von Zwerchfell und Bauch nicht eingeschränkt sind. Ein stabiler, aber dennoch dynamischer Brustkorb stellt nach Klein-Vogelbach gleichzeitig auch die Voraussetzung für eine gute Verankerung des Schultergürtels auf dem Brustkorb dar. Dies bildet wiederum die Voraussetzung dafür, dass die Arme in ihren differenzierten Bewegungen koordiniert werden können und der Kopf auf dem Hals balanciert und frei für Bewegungen in alle Richtungen ist.

Stehen

Beim Idealbild im Stehen sind die Füße hüftbreit und die Knie nicht überstreckt, sondern elastisch. Das Körpergewicht ist zu Beginn des Spielens gleichmäßig auf beiden Füßen verteilt. Die Belastung sollte sich während des Musizierens ständig verändern. Dies sorgt für eine wechselnde Intensität der Muskelspannung, so dass man weniger ermüdet.

Sitzen

In der FBL wird beim Musizieren im Sitzen in erster Linie auf die sorgfältige Anpassung der Sitzhöhe geachtet. Im Idealfall ist der Abstand der Hüftgelenke zum Boden kaum größer als der Abstand der Kniegelenke zum Boden. Dies soll ermöglichen, dass das Becken Bewegungsfreiheit in den Hüftgelenken hat und mühelos auf den Sitzbeinknochen balanciert. Je nach Instrument sollte jedoch beachtet werden, dass dabei die Arme in einem günstigen Winkel arbeiten können (z. B. bei Pianisten). Die Füße sollten unter den Knien platziert sein und die Fußspitzen in die gleiche Richtung zeigen wie die Oberschenkel. Auf diese Weise ist davon auszugehen, dass ein guter Bodenkontakt gewährleistet ist.

Wahrnehmungs- und Geschicklichkeitstraining

Die aufrechte Haltung erfordert grundsätzlich eine ständige Auseinandersetzung mit der Schwerkraft. So geht die FBL davon aus, dass bereits das Halten des Instruments mit einer erhöhten Aktivität der Schultergürtel- und Nackenmuskulatur verbunden ist. Die Gewichtsverschiebung eines Körperteils, zum Beispiel den Kopf nach vorn zu bewegen, führt dabei zusätzlich zu einer Erhöhung der Spannung der Schultergürtel- und Nackenmuskulatur. Da davon ausgegangen werden kann, dass die Muskulatur fallverhindernd reagiert, d. h., dass sie dem Nach-vorn-Fallen des Kopfes entgegenwirkt, nimmt die Spannung der Muskulatur zu. Als Folge ist in der Bewegungsanalyse FBL zu beobachten, dass das Armgewicht nicht mehr richtig eingesetzt werden kann und die Leichtigkeit der Bewegung verloren geht. Wenn der Musizierende dies spürt, besteht die Gefahr, dass er mit vermehrter Anstrengung reagiert und anstelle des Armgewichts Kraft einsetzt. So kann sich ein negativer Kreislauf entwickeln.

Die FBL geht davon aus, dass man sich zunächst möglicher Fehlhaltungen und Kompensationsbewegungen bewusst werden muss, um das natürliche Bewegungsverhalten wieder zu erlernen.

Im Übungsprogramm wird die Muskulatur zuerst auf Geschicklichkeit trainiert. Dies gelingt am besten, wenn die Bewegungen mit minimaler Belastung ausgeführt werden können. Aus Sicht der FBL ist hierbei die Wahl einer geeigneten Ausgangsstellung entscheidend.

Die Verbesserung der Geschicklichkeit der Rückenmuskulatur wird beispielsweise zuerst im Liegen und danach im Sitzen erarbeitet. Um im Sitzen eine entspannte, aufrechte Haltung einnehmen zu können, kann sich der Übende anfangs an einen weichen Overball anlehnen. Dies erleichtert z. B.in der Übung „Türmchenbauer“ (13.4 Übungen) die kleinen Bewegungen des Brustkorbes. Zunehmend werden die Bewegungen dann auch im freien Sitz oder im Stehen ausgeführt.

Mittels der kleinen Bewegungen von Becken, Brustkorb oder Kopf wird die tiefliegende Rückenmuskulatur trainiert, die für eine ökonomische Haltung wichtig ist (Hamilton, 1999).

Im Geschicklichkeitstraining für die obere Extremität wird vor allem auf die Unabhängigkeit zwischen Arm und Schultergürtel fokussiert, damit es dem Musiker gelingt, beim Musizieren die Bewegung am gewünschten Ort zu beginnen. Je nach Instrument geht diese nach Klein-Vogelbach von der Hand, dem Unterarm oder dem Oberarm aus. Bewegungen der Schulter werden als Kompensationsbewegungen eingeordnet, wenn z. B. beim Wechsel vom Ab- zum Aufstrich die Schulter frühzeitig angehoben wird.

Warm-up und Cool-down

Die Aufwärmübungen in der FBL zielen vor allem auf den Aufbau einer adäquaten Muskelspannung von Fuß bis Kopf, damit auch das Instrument „Körper" richtig „gestimmt" ist.

Die Warm-up-Übungen beinhalten folgende Komponenten:

- Aktivierung der Füße und Beine
- Einspielen der potenziellen Beweglichkeit des Beckens
- Aufbau der dynamischen Stabilisierung der Brustwirbelsäule
- Lockerung des Schultergürtels
- Geschicklichkeitstraining für die Hände

Im „Cool-down" nach dem Musizieren liegt der Fokus auf dem Ausgleich der muskulären Spannung. Dies soll einerseits durch Lockerungsübungen und andererseits durch Dehnen der myofaszialen Strukturen erreicht werden, z. B. mit der Übungschoreografie „Sieben auf einen Streich", mit der alle sieben Faszienlinien gedehnt werden können (Spirgi-Gantert et al., 2016).

Entlastungsstellungen

Entlastungsstellungen sind in der FBL Positionen, in denen die Aktivität der stark belasteten Muskelgruppen herabgesetzt werden kann. Die Positionen sollten möglichst einfach sein, damit sie auch im Alltag eingenommen werden können. So kann z. B. der untere Rückenbereich im Sitzen entlastet werden, indem man sich mit beiden Händen seitlich auf dem Stuhl abstützt. Zur Entlastung der Nackenmuskulatur sollte der Kopf beispielsweise immer wieder auf den Händen ruhen, die ihrerseits auf dem Instrument abgestützt oder angelehnt werden.

Wissenschaftliche Untersuchungen

Bisher ist keine wissenschaftliche Studie bekannt, in der die Wirksamkeit der Funktionellen Bewegungslehre Klein-Vogelbach als eigenständiges Verfahren im Rahmen einer Interventionsstudie überprüft wurde. Studien zu Begleit- und Nachbehandlungen durch Physiotherapie untersuchen breite adaptierte Programme, in denen die FBL als Therapie vertreten ist. Hier zeigten sich nach einer solchen Kombinationsbehandlung bei chronischen Kieferschmerzen positive Effekte hinsichtlich einer weiteren Öffnung des Kiefers (Jochum et al., 2015) sowie positive Ergebnisse im Rahmen einer kombinierten Manualtherapie zur Behandlung von Schulterschmerzen (Just und Stelzer, 2009).

Erfahrungsberichte von Musikern

Im Folgenden sind die Erfahrungen von Musikern – Schülern und Schülerinnen der Autorin – mit der Functional Kinetics FBL Klein-Vogelbach wiedergegeben.

Eine Violinistin im Solofach: *„Die Bewegungen der Klein-Vogelbach Methode sind sehr fein und klein, aber äußerst fokussiert. Deshalb ist keinerlei Risiko dabei, und mit einer Regelmäßigkeit stärkt man die Zonen, in denen besondere Belastungen auftreten."*

Eine Oboistin: *„Dadurch, dass die FBL-Übungen sehr einfach auszuführen sind und keinerlei Hilfsmittel benötigen, kann ich sie als Orchestermusikerin auch während der Proben anwenden. Die kleinen unauffälligen Bewegungen haben eine sehr positive Wirkung."*

Ein Gitarrist und Musikpädagoge: *„Die körperorientierte Arbeit am Instrument* *nach FBL und deren verschiedene Übungen unterstützen mich enorm in meinem Berufsalltag. Sei es als E-Gitarrist und Bassist auf der Bühne oder als Musikpädagoge. Das bestätigen mir auch die Äußerungen meiner Gitarrenschüler und Gitarrenschülerinnen, die sagen, dass alles plötzlich viel einfacher gehe. Ich selbst merke, dass es sich sehr positiv auf Tempo und Sound bzw. Klang auswirkt, wenn der Körper locker und gelöst arbeiten kann."*

13.4 Übungen

Im Folgenden finden Sie Übungen für eine ökonomische Haltung im Sitzen, die für Musiker besonders relevant sind.

Übung

Türmchenbauer

Ziel dieser Übung ist es, eine ökonomische Haltung im Sitzen mittels kleiner Bewegungen in den Körperabschnitten Becken, Brustkorb und Kopf einzunehmen. Hierdurch soll der Übende ein Minimum an Aktivität erreichen und gleichzeitig seine Wahrnehmung verbessern. Diese Übung eignet sich sehr gut als erste Übung, an welche die Übung *Wer bewegt, gewinnt* angeschlossen werden kann.

Anfangs können Sie sich als Alternative zum Sitzen auf dem Stuhl – zur Unterstützung einer entspannten Sitzhaltung – auch an einen weichen Overball anlehnen, der zwischen Rücken und Lehne im unteren Brustkorbbereich platziert wird **(Abbildung 13–1)**.

Durchführung: Setzen Sie sich auf die vordere Hälfte des Stuhls, der so hoch sein soll, dass die Hüftebene wenig oberhalb der Knieebene liegt. Füße und Knie stehen ungefähr hüftbreit, d.h. zwischen ihnen haben ca. drei Fingerbreit Platz.

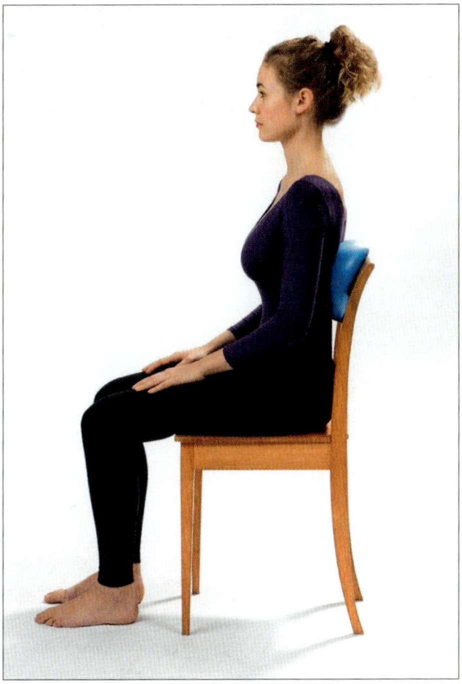

Abbildung 13–1: Türmchenbauer – Platzierung eines Overballs zur Unterstützung einer entspannten Sitzhaltung

Greifen Sie mit den Händen seitlich an das Becken. Stellen Sie sich vor, Sie sitzen auf einem Zifferblatt, auf dem sich vor Ihnen die Zwölf befindet. Schaukeln Sie nun mit Ihrem Becken ein wenig vor und zurück – auf dem Zifferblatt zwischen sechs und zwölf Uhr. Spüren Sie dabei, wie Sie über Ihre Sitzbeinknochen abrollen. Führen Sie die Bewegung klein aus.

Wechseln Sie nun die Richtung der Bewegung und schaukeln Sie mit dem Becken zwischen neun und drei Uhr auf dem Zifferblatt, so dass Ihr Gewicht einmal mehr auf dem rechten und einmal mehr auf dem linken Gesäß landet. Kreisen Sie abschließend mit dem Becken im und gegen den Uhrzeigersinn.

Lassen Sie Ihr Becken nun stehen und kreuzen Sie Ihre Arme über dem Brustkorb. Stellen Sie sich vor, Sie hätten einen Scheinwerfer auf dem Brustbein, der nach vorn zeigt und dessen Lichtkegel Ihrer Haltung folgt – sitzen Sie beispielsweise zusammengesunken auf dem Stuhl, ist der Scheinwerfer auf den Boden gerichtet. Versuchen Sie nun sich soweit aufzurichten, dass der Scheinwerfer die Wand vor Ihnen beleuchtet. Lassen Sie seinen Lichtkegel ein paar Mal an der Wand auf und ab wandern.

Bleiben Sie nun mit dem Scheinwerfer nach vorn gerichtet und wandern Sie mit dem Lichtkegel an der Wand entlang ein wenig nach rechts und nach links, d.h. Ihr Brustkorb verschiebt sich nach rechts und links mit. Achten Sie dabei darauf, dass Ihr Rücken lang bleibt. Spüren Sie, dass sich der Druck unter Ihrem Gesäß ebenfalls jeweils nach rechts und links verlagert. Der Kopf bleibt in der Längsachse und folgt der Bewegung.

Lassen Sie nun den Scheinwerfer abwechselnd zur rechten oder linken Seite leuchten. Hierfür muss Ihr Brustkorb sich nach rechts oder links drehen. Achten Sie darauf, dass der Druck unter den beiden Sitzbeinknochen dabei gleich bleibt. Lassen Sie Ihren Blick nach vorn gerichtet und legen Sie Ihre Hände auf die Oberschenkel.

Lassen Sie abschließend Ihren Kopf auf dem Hals wie auf einem Stiel auf und ab schaukeln, als ob Sie „Ja, Ja“ sagen würden. Drehen Sie dann den Kopf – wie bei „Nein, nein“ ein wenig nach rechts und links. Lassen Sie dabei Ihren Bauch entspannt und den Atem ruhig fließen.

Übung

Wer bewegt, gewinnt

Ziel dieser Übung ist es, auch bei längerem Sitzen immer wieder eine ökonomische Sitzposition einnehmen zu können, welche die Bewegungsfreiheit der Arme ermöglicht. Um dies zu erreichen, sollen durch eine kurze und aktive Pause die Rücken-, Bauch- und Schultergürtelmuskulatur in einen ausgewogenen Spannungszustand gebracht werden.

Durchführung: Setzen Sie sich auf einen Hocker, die Beine in hüftbreitem Abstand zueinander. Achten Sie darauf, dass die Füße unter den Knien stehen und Ihr Rücken lang ist.

Stützen Sie sich nun mit den Händen auf die Oberschenkel auf und lehnen sie sich nach vorn. Strecken Sie den Rücken wie eine Katze, Ihr Blick wandert dabei zur Decke. Versuchen Sie in Ihrer Vorstellung, das Steißbein in Richtung Scheitel zu ziehen und die Spannung eine Zeit lang zu halten. Zählen Sie dabei gemächlich bis zehn **(Abbildung 13–2)**.

Lösen Sie dann die Spannung und lassen Sie das Becken nach hinten sinken. Der Blick wandert dabei Richtung Boden und der Rücken sinkt ein und wird rund. Stellen Sie sich vor, dass Sie sich einrollen wie eine Katze **(Abbildung 13–3)**. Wiederholen Sie diese Bewegung zwei bis drei Mal. Kommen Sie dann aus der eingerollten Position in die Länge und strecken Sie die Arme langsam weit nach oben aus.

Lassen Sie die rechte und linke Hand abwechselnd nach oben streben, so dass je-

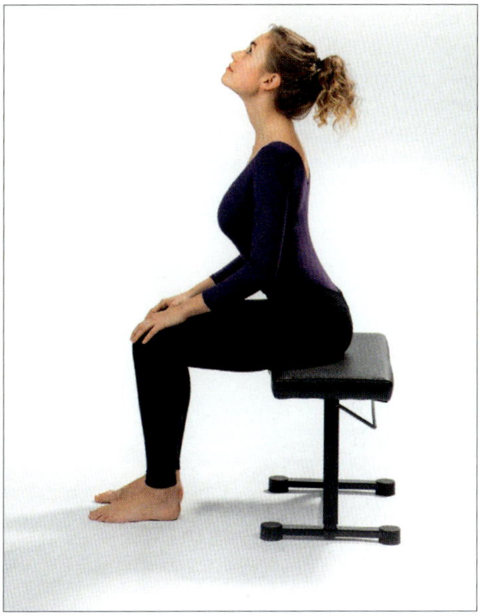

Abbildung 13–2: Wer bewegt, gewinnt: Nach vorne lehnen mit langem Rücken

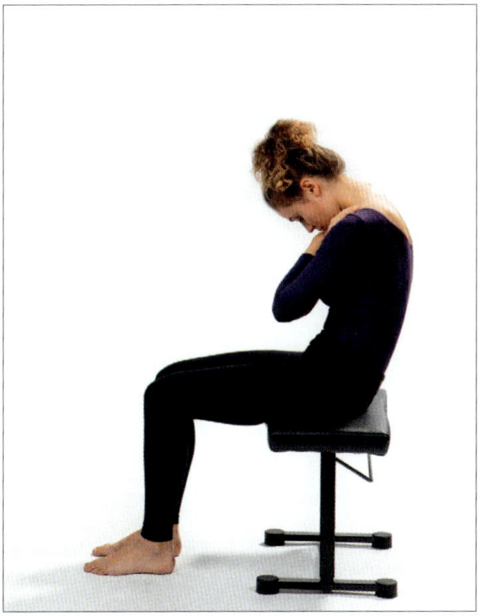

Abbildung 13–3: Einrollen wie eine Katze

weils eine Körperseite ganz lang wird. Sie können die Dehnung noch betonen, indem Sie auf der gestreckten Seite gleichzeitig den Druck unter der Gesäßhälfte erhöhen **(Abbildung 13–4)**.

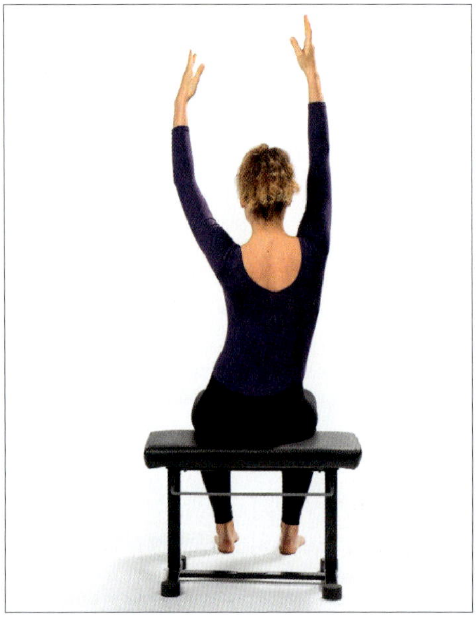

Abbildung 13–4: Eine Seite nach oben strecken und gleichzeitig den Druck unter der Gesäßhälfte erhöhen

Stellen Sie sich nun vor, Sie seien ein Bogenschütze. Halten Sie mit der linken Hand den imaginären Bogen weit vor sich, während die rechte Hand den Pfeil so fest spannt, dass der Brustkorb bei dieser Bewegung nach rechts dreht. Wiederholen Sie die Bewegung auf beiden Seiten zwei bis drei Mal **(Abbildung 13–5)**.

Lassen Sie die Hände danach auf den Oberschenkeln ruhen und bewegen Sie Ihre Schultern ein wenig auf und ab oder vor und zurück. Stellen Sie sich dabei vor, auf Ihren Schultern säßen zwei Schmetterlinge, die auf einer Blume sitzen und sich im Wind leicht hin und her wiegen.

Lassen Sie dann die Schultern ruhen und die Hände auf dem Oberschenkel nach vorn streichen, während die Ellbogen nach innen drehen. Sobald die Hand wieder etwas zurück streicht, dreht der Ellbogen nach außen **(Abbildung 13–6)**.

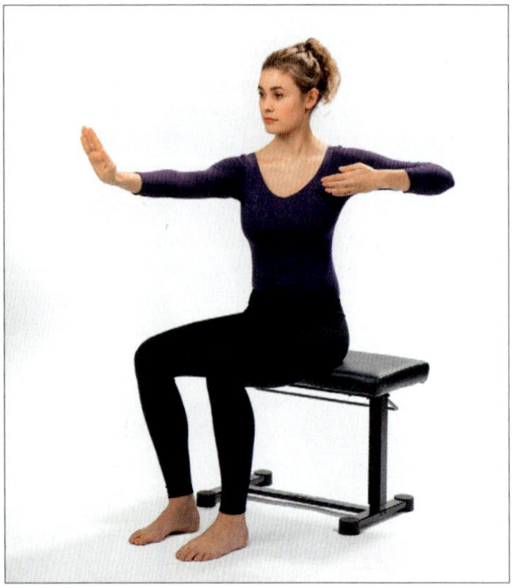

Abbildung 13–5: Imaginären Bogen spannen mit Drehung des Brustkorbs

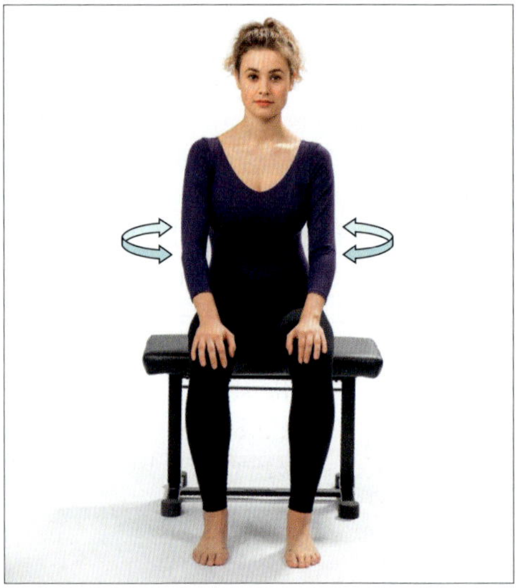

Abbildung 13–6: Ellbogen drehen nach innen und außen

13.5 Fazit für Musiker

Functional Kinetics FBL Klein-Vogelbach (früher **F**unktionelle **B**ewegungs-**L**ehre) ist ein bewegungspädagogisches und physiotherapeutisches Konzept, nach welchem auf der Grundlage der Bewegungsbeobachtung einer Person individuelle Körperübungen bereitgestellt werden, die zu einer Ökonomisierung und Verbesserung der Bewegung beitragen sollen. Das FBL-Basistraining für Musiker wurde zusammen mit Musikern und Musikpädagogen entwickelt mit dem Ziel, Geschicklichkeit und Ausdauer besonders der Muskelgruppen zu verbessern, die im Musikerberuf – je nach Instrument – besonders beansprucht werden. Der Übende kann selbständig und ohne Geräte trainieren.

Die Vermittlung der Übungen ist in Einzelarbeit sowie im Gruppenunterricht möglich. Grundsätzlich bietet die FBL dem Musiker ein Übungsrepertoire, mit dem er seinen Körper optimal für die Arbeit am Instrument vorbereiten kann. In wenigen Sitzungen lernt der Übende die für ihn relevanten Übungen, die jeweils individuell an sein Bewegungsverhalten angepasst werden. Sämtliche Übungen lassen sich gut in den Berufsalltag integrieren.

Bisher ist keine wissenschaftliche Studie bekannt, in der die Wirksamkeit der Funktionellen Bewegungslehre Klein-Vogelbach als eigenständiges Verfahren untersucht wurde. Es liegen jedoch umfangreiche und systematische, schriftliche Dokumentationen zur Methode – auch bei Musikern – vor.

Das FBL-Basistraining für Musiker wird an einzelnen Musikhochschulen in der Schweiz gelehrt und in Orchestern in Form von Workshops oder an Musikschulen als Weiterbildung für die Musikpädagogen angeboten.

Praktische Hinweise

Weitere Informationen zu FBL Klein-Vogelbach finden Sie unter

http://www.fbl-klein-vogelbach.org/

oder direkt über

fbl-functionalkinetics@bluewin.ch – die Internationale Arbeitsgemeinschaft Functional Kinetics, FBL Klein-Vogelbach

Literatur

Originalliteratur

Klein-Vogelbach, S., Lahme, A., Spirgi-Gantert, I. (2000). *Musikinstrument und Körperhaltung.* Berlin [u. a.]: Springer.

Klein-Vogelbach, S. (1976). *Funktionelle Bewegungslehre* (3. Aufl. 1984). Berlin [u. a.]:Springer.

Klein-Vogelbach, S. (1978). *Therapeutische Übungen zur Funktionellen Bewegungslehre* (4. Aufl. 2001). Berlin [u. a.]: Springer.

Klein-Vogelbach, S. (1981). *Ballgymnastik zur Funktionellen Bewegungslehre.* Berlin [u. a.]: Springer.

Klein-Vogelbach, S. (1995). *Gangschulung zur Funktionellen Bewegungslehre.* Berlin [u. a.]: Springer.

Klein-Vogelbach, S., Spirgi-Gantert, I. (1995). *Inadäquater Einsatz der Schultergürtelmuskulatur als Folge einer funktionellen Fehlatmung.* Musikphysiologie und Musikermedizin, 11–16

Spirgi-Gantert, I. (2012). *FBL Klein Vogelbach Functional Kinetics. Therapeutische Übungen* (6. Aufl.; 7. neu überarb. Aufl. 2017). Berlin [u. a.]: Springer.

Spirgi-Gantert, I., Oehl, M., Grillo, T., Bürge, E. (2016). *FBL Klein Vogelbach Functional Kinetics. Ballübungen* (6. Aufl.) Berlin [u. a.]: Springer.

Spirgi-Gantert, I., Mohr, G., Stüvermann, R. (2015). *FBL Klein Vogelbach Functional Kinetics. Behandlungstechniken.* Berlin [u. a.]: Springer.

Suppé, B., Spirgi-Gantert, I. (Hrsg.) (o. J.). *FBL Klein Vogelbach Functional Kinetics. Die Grundlagen.* Berlin [u. a.]: Springer.

Weiterführende Literatur

Bertram, A. M. (2011). FBL Klein-Vogelbach/ functional kinetics – Ein klinisch-wissenschaftliches Konzept. PHYSIOTHERAPIE med 6.

Escamille, R. F., Lewis, C., Bell, D., Bramblet, G., Daffron, J., Lambert, S., Pecson, A., Imamura, R., Paulos, L., Andrews, JR. (2010). Core Muscle Activation During Swiss Ball and Traditional Abdominal Exercises. Journal of Orthopedics and Sports Physical Therapy, 2010, Volume 40 (5), 265–275.

Jochum, H., Baumgartner-Gruber, A., Brand, S., Zeilhofer, H.-F., Keel, P., Leiggener, C. S. (2015). Chronische Kiefer- und Gesichtsschmerzen. Verringerte Schmerzen durch Psychoedukation und Physiotherapie Schmerz 29: 285–292.

Just, H. & Stelzer, L. (2009). Wirksamkeit der Manualtherapie bei Patienten mit Schulterschmerzen. Randomisierte kontrollierte Studie. Manuelle Therapie; 13: 212–218

Spirgi-Gantert, I., Gutzwiller, J. (2015). Kleines Kompendium der Bewegung für Musikphysiologie. Basic. Zürcher Hochschule der Künste ZHdK.

Spirgi-Gantert, I. (2014). Musikerhände – eine interdisziplinäre Herausforderung. Pro Manu 2, 15–17.

Spirgi-Gantert, I. (2013). Eine dynamische Haltung ist Voraussetzung für entspanntes Musizieren. Rheuma 2, 34–36.

Spirgi-Gantert, I., Guttenberg, K. (2004). Musikinstrument und Körperhaltung. Basistraining für Musizierende. Musikphysiologie und Musikermedizin 11 (1+2), 60–65.

Zusätzlich zitierte Literatur

Hamilton, C. (1999). Stabilität – eine Vielfältige Aufgabe. In: Klein-Vogelbach, S., Werbeck, B., Spirgi-Gantert, I. (Hrsg.) (o. J.) Bewegung lehren und lernen. Berlin [u. a.]: Springer.

Wulf, G. (2009). Aufmerksamkeit und motorisches Lernen. München: Urban und Fischer.

Kadlec, D., Gröger, D. (2016). Richtig instruieren, richtig Feedback geben. Physiopraxis 3, 27–32.

14 Aikido

Stefanie Liedtke

Aikido ist eine japanische Kampfkunst, die von Morihei Ueshiba (1883–1969) Anfang des 20. Jahrhunderts begründet wurde. Sie zählt zu den Budo-Kampfkünsten und enthält ausschließlich Verteidigungstechniken. Der Begriff Aikido besteht aus den drei Silben Ai- Ki- Do. Ai steht für Harmonie, Verbindung und Vermischung, Ki bedeutet Geist oder (Lebens-)Energie und Do ist der Weg. Im Aikido strebt man danach, das Prinzip von Ki zu ergründen und beschäftigt sich mit der inneren Entwicklung von Körper und Geist. Durch tägliches Training beider Aspekte soll die individuelle Energie mit der universellen Energie in Übereinstimmung kommen.

14.1 Entstehung und Konzept

14.1.1 Ursprünge

Die Entwicklung japanischer Kampfkünste geht zurück in das 12. Jahrhundert, als kriegerische Auseinandersetzungen verfeindeter Clans und Familien in Japan an der Tagesordnung waren. Japanische Krieger (*Samurai*) übten sich in Kampftechniken (*Bujutsu*), um im Kampf dem Gegner überlegen zu sein. In den Kampfschulen wurde mit Waffen gekämpft und die Techniken bestanden v.a. aus Schwertkampf (*Ken-Jutsu*), Schwertziehen (*Iai-Jutsu*) und Bogenschießen (*Kyu-Jutsu*). Der Ehrenkodex der Samurai – im Japanischen als *Bushido* bezeichnet – enthielt jedoch auch friedliche Künste wie z. B. Meditation, Teezeremonie, Kalligraphie und Lyrik, welche der Vervollkommnung des Geistes dienten. Diese gewannen an Bedeutung, als Japan während der Dynastie der Tokugawa zwischen 1603 und 1867 für mehr als 200 Jahre eine Zeit der friedlichen Abgeschiedenheit erlebte. Aus Kriegstechniken wurden Kampfkünste, deren Sinn mehr in Bildung von Geist und Charakter (*Do* = Weg) als in Ausbildung für die Kriegsführung (*Jutsu* = Technik) gesehen wurde. Dieser Entwicklung folgend wurden auch die Namen der einzelnen Kampfkünste im 19. Jahrhundert nach und nach verändert, beispielsweise wurde aus *Ju-Jutsu (*im Deutschen auch *Jiu-Jitsu) Judo* (auf deutsch „der sanfte Weg"). Harte Angriffstechniken und Waffen wurden seltener praktiziert, die Kampfkunst sollte der Verteidigung dienen. Auch Geistesströmungen aus dem Buddhismus, dem Konfuzianismus und dem Taoismus hinterließen ihre Einflüsse. Fortan wurden diejenigen japanischen Kampfkünste, die philosophische Wurzeln enthielten und vornehmlich dem Ziel der Charakterbildung durch diszipliniertes Training dienten, unter dem Oberbegriff *Budo* zusammengefasst.

Auf diesem Hintergrund entwickelten sich im 20. Jahrhundert, parallel zur politischen Öffnung und Modernisierung Japans, neue friedliche Kampfkünste wie das Aikido.

14.1.2 Entstehung

Morihei Ueshiba, der Gründer des Aikido, kam im Dezember 1883 in dem kleinen Ort Tanabe in der japanischen Region Wakayama zur Welt. Sein Vater war ein wohlhabender Bauer und Gemeindevorstand des Ortes, seine Mutter war adeliger Herkunft. Morihei Ueshiba wurde bereits in seiner Kindheit in verschiedenen traditionellen Kampfkünsten mit Schwert, Lanzen und auch ohne Waffen ausgebildet. Von dem Großmeister Takeda Sokaku erlernte er das *Daitoryu* – ein Kampfsystem, das mit den Prinzipien des Buddhismus verbunden ist. Morihei Ueshiba arbeitete zunächst in einer Steuerbehörde und heiratete bald Itokawa Hatsu (1881–1969), ein Mädchen aus dem Dorf, die er seit seiner Kindheit kannte. Im Alter von zwanzig Jahren ging er freiwillig zum Militär, wo er aufgrund seiner Aufrichtigkeit und seiner Fertigkeit im Umgang mit Waffen große Anerkennung erfuhr. Nach vier Jahren als Soldat kehrte er in seinen Geburtsort zurück und widmete sich weiter der Ausbildung in *Kodokan-Judo* und in *Jujutsu*. Von 1910 an unternahm er zusammen mit einer von ihm gegründeten Siedlergruppe, der auch seine eigene Familie angehörte, die Besiedelung der Insel Hokkaido. Dort lebte er acht Jahre. Durch Krankheit und Tod seines Vaters im Jahr 1920 wieder nach Tanabe zurückgerufen, begab er sich auf der Suche nach einem spirituellen Leben, im Alter von 38 Jahren, nach Ayabe in der Nähe von Kyoto. Dort genoss er das Vertrauen von Deguchi Omisaburo, der sein geistiger Mentor und Freund wurde und ihn in die Lehre der *Omoto-Kyo* einführte. Diese Religionsform, die Ende des 19ten Jahrhunderts gegründet wurde, wird spirituell immer von Frauen geführt; sie bezieht ihre Wurzeln aus dem Shintoismus.

Mit Omisaburos Unterstützung baute Morihei Ueshiba einen Teil seines eigenen Hauses in ein *Dojo* (auf Deutsch „Ort des Weges“), eine Übungshalle für japanische Kampfkünste, um und gründete die Ueshiba-Akademie, in der er verschiedene Budo-Künste lehrte. In dieser Zeit musste er als schweren Schicksalsschlag den Tod seiner beiden Söhne hinnehmen. 1921 wurde jedoch sein Sohn Kisshomaru geboren, der später sein Nachfolger wurde.

Morihei Ueshiba entwickelte nach und nach seinen eigenen Stil, der 1922 zunächst unter dem Namen *Aiki-Bujutsu* in Japan bekannt wurde. Zunehmend nahmen seine Budo-Übungen auch einen spirituellen Charakter an. Ein einschneidendes Erlebnis im Jahr 1924 – Morihei Ueshiba war damals fast vierzig Jahre alt – wurde prägend für seine weitere persönliche Entwicklung und für die philosophischen Grundlagen des *Aikido*: auf einer Reise in die Mongolei wurde er verhaftet und zum Tod verurteilt. Erst in letzter Sekunde wurde Morihei Ueshiba durch einen Angehörigen des japanischen Konsulats gerettet. Nach seiner Rückkehr stellte er die Einheit von Körper und Geist noch stärker in den Mittelpunkt und benannte seine Kunst in *Aiki-Budo* (s. o.) um. Mit zunehmendem Bekanntheitsgrad wurde Morihei Ueshiba von Angehörigen der Regierung nach Tokyo eingeladen, um seine Kampfkunst vorzuführen, und siedelte schließlich 1927 dorthin um. In den nächsten Jahren gründete er mehrere Dojos an verschiedenen Orten, darunter 1931 in

Tokyo das noch heute bestehende *Hombu Dojo* (Hauptquartier des Aikido), und ging einer regen Unterrichtstätigkeit nach. Große Bestätigung erfuhr er durch den Besuch von Kano Jigoro, den Begründer des Judo, der Ueshibas Kunst als die ideale Ausführung von Budo bezeichnete.

Mitte der dreißiger Jahre des zwanzigsten Jahrhunderts war Morihei Ueshiba in der Welt der Kampkünste berühmt geworden. Die Vereinigung von Geist, Seele und Körper im *Aiki* war mittlerweile ganz ins Zentrum seiner Kunst gerückt. In den Kriegsjahren bis 1942 zog er sich zusammen mit seiner Frau in das ländliche Iwama zurück und führte dort in einer umgebauten Scheune ein einfaches Leben. Angesichts der schrecklichen Ereignisse des Krieges beschloss er, sein System nochmals in *Aikido* (s. o.) umzubenennen.

In den Jahren nach dem zweiten Weltkrieg war die Zukunft des *Aikido* zunächst ungewiss, schließlich konnte das Haupt-Dojo in Tokyo jedoch wieder errichtet werden. In den fünfziger Jahren erlebte *Aikido* eine zweite Blüte und verbreitete sich in Japan an Universitäten, in Behörden und Firmen. 1961 besuchte Morihei Ueshiba erstmals die Vereinigten Staaten. Bei diesem Besuch äußerte er seinen Wunsch, dass Aikido dazu beitrage, Menschen und Länder durch Liebe und Harmonie zusammenzubringen. Im April 1969 starb Morihei Ueshiba friedlich im Alter von 85 Jahren in Iwama.

Weiterverbreitung in Europa bis heute
Während Moriheis Lebens und nach seinem Tod wurde Aikido von seinen Schülern weiterentwickelt und in die ganze Welt getragen. 1951 wurde Aikido zum ersten Mal in Frankreich präsentiert. Um 1960 gelangte Aikido nach Deutschland. 1965 wurde Katsuaki Asai (*1942) als offizieller Vertreter des Aikido von Kisshomaru Ueshiba, der in der Nachfolge seines Vaters Leiter des Aikikai Hombu Dojo in Tokyo geworden war, nach Deutschland entsandt. Katsuaki Asai trägt heute den 8. Dan. Von seiner ersten Wirkungsstätte Münster aus verbreitete sich Aikido in Deutschland. In ganz Europa gibt es mittlerweile eine große Anzahl an Aikido-Verbänden.

14.1.3 Konzept

Im Aikido geht es darum, die innere Entwicklung von Körper und Geist zu fördern. Das Prinzip *Ki* kann als *individuelle* Energie und als *universelle* Energie verstanden werden. Durch das tägliche Training soll im Aikido eine Übereinstimmung zwischen diesen beiden Energieformen erreicht werden. Der Übende soll diese Erfahrung verinnerlichen und sie im täglichen Leben bewusst einsetzen.

Aikido ist eine friedvolle Kampfkunst, die aus der Tradition des Schwertkampfes hervor ging, jedoch ausschließlich der Verteidigung dient. Meist wird ohne Waffen trainiert. Durch kreisförmige Bewegungen der Wurf- und Haltetechniken wird die Kraft des Gegners so umgeleitet, dass es ihm nicht mehr möglich ist, seinen Angriff fortzuführen. Dieses Vorgehen soll entsprechend der Philosophie des Aikido zu Harmonie und Übereinstimmung mit dem Gegner führen. Der Kreis ist für Morihei Ueshiba gleichzeitig das Symbol für Stille innerhalb der Bewegung und gleichermaßen für Klarheit von Geist und Körper.

Die Entwicklung des *Aikidoka* (*Aikidoka* = desjenigen, der sich im Aikido übt) soll auf der körperlichen, der psychischen und der spirituellen Ebene stattfinden. Im

Aikido-Training wird mit diesen drei Elementen gearbeitet und dem Aikidoka damit die Möglichkeit geboten, auf allen drei Ebenen zu wachsen. In dieser Hinsicht unterscheidet sich Aikido deutlich von Kampfsportarten wie Judo und Karate, die einen Wettbewerbsgedanken enthalten. Im Aikido dagegen steht die eigene innere Entwicklung im Mittelpunkt.

14.2 Anwendungspraxis und Verbreitung

14.2.1 Anwendungsformen

Aikido findet hauptsächlich mit einem Partner statt. Dabei trainiert jeder mit jedem, unabhängig von Alter, Geschlecht und Gewicht. Auch Anfänger und Fortgeschrittene üben zusammen. Während des Trainings werden die Partner regelmäßig gewechselt, sodass man lernt, die jeweilige Technik bei unterschiedlichen Personen anzuwenden und sich den Möglichkeiten des Gegenübers anzupassen. Zusätzlich wechselt man zwischen der Rolle des Angreifers (*Uke*) und des Verteidigers (*Nage*). Ziel des gemeinsamen Trainings ist es, dass jeder dazulernen kann. Eine Weisheit des Aikido besagt, dass der eigentliche Gegner man selbst ist.

14.2.2 Allgemeine Prinzipien in der Anwendungspraxis

Jede Trainingsstunde im Aikido sollte aus unterschiedlichen Elementen bestehen.

Zu Beginn wird der Körper mithilfe verschiedener Methoden aufgewärmt. Hierzu zählen Meditation, Stretching, Atemübungen, Übungen für Abrollen und Fallen, Einüben grundlegender Körperhaltungen und Üben der Beinbewegungen.

Hierauf folgt das Üben verschiedener Techniken des Aikido zusammen mit dem Partner, v.a. von Wurf- und Haltetechniken. Anfänger üben diese eher statisch, Fortgeschrittene aus der Bewegung heraus. Die Haltetechniken dienen dazu, den Partner bewegungsunfähig zu machen, ohne ihn zu verletzten. Grundsätzlich ist es im Aikido wichtig, die Energie und Schnelligkeit des Partners zu erspüren und den körperlichen Abstand zum Partner und das Timing der Bewegung entsprechend einzustellen.

Der Ausklang besteht aus Meditation, Stretching und Übungen zur Selbstwahrnehmung. In manchen Schulen wird das Singen von Klängen praktiziert, die Auswahl der Übungen hängt auch vom jeweiligen Lehrer und dessen Vorlieben ab.

In vielen Dojos wird heutzutage auch mit hölzernen Waffen wie Schwert (Bokken), Stock (Jo) und Messer (Tanto) trainiert. Man kann bestimmte Bewegungsabläufe, sogenannte Katas, mit Schwert oder Stock alleine oder mit einem Partner üben. Der Waffengebrauch dient dem besseren Verständnis der offenen Handtechniken und erhöht gleichzeitig die Konzentration. Aiki-ken und Aiki-jo stehen für die Einswerdung mit dem Schwert oder Stock, die Energie (das Ki) wird auf diese Weise gebündelt und erhöht.

14.2.3 Verbreitung

Heute sind allein in Deutschland Aikidokas in mehr als 30 Verbänden, in Österreich in 6 sowie in der Schweiz in 3 Verbänden organisiert. Insgesamt gibt es in

Europa mehr als 100 regionale und überregionale Verbände. Weltweit sind die nationalen Verbände in einem Dachverband, der International Aikido Federation (IAF) zusammengeschlossen.

Aikido kann in Europa in zahlreichen Dojos erlernt werden. Es gibt ein Graduierungssystem, welches – ähnlich wie in den anderen Budo-Kampfkünsten – in ein Schüler- und ein Meistersystem unterteilt ist. Das Schülersystem des Aikido (Kyu-Grade) hat 6 Grade, das Fortgeschrittenen- bzw. Meistersystem (Dan-Grade) 10 Grade. Bei allen Dan-Graden wird neben der Technik die geistige Entwicklung als sehr wichtig erachtet. Je höher der Grad, desto größer wird die Bedeutung, die der inneren Weiterentwicklung und der Fähigkeit, die Prinzipien des Aikido weiterzugeben, beigemessen wird.

14.3 Spezifische Aspekte in der Anwendung bei Musikern

Im Folgenden werden Eigenschaften des Aikido beschrieben, von denen Musiker besonders profitieren können.

Auswirkungen auf Körper und Bewegung

Im Aikido wird auf eine zentrierte Haltung im Stehen und Sitzen großer Wert gelegt. Die Atmung soll in Harmonie mit den Bewegungen erfolgen und die Beckenbodenmuskulatur dabei aktiviert werden. Dies alles kann auch beim Musizieren positiv genutzt werden. Bläser können z. B. durch eine Vertiefung der Bauchatmung profitieren.

Durch regelmäßiges Training verbessert sich die allgemeine Kondition. Aikido kann auch bei einseitigen muskulären Beanspruchungen, wie sie Instrumente mit asymmetrischer Spielhaltung erfordern, ausgleichend wirken. Da fast alle Techniken im Aikido symmetrisch und unter ganzem Körpereinsatz ausgeführt werden, wird die Muskulatur des gesamten Körpers gleichmäßig trainiert.

Die Bewegungsabläufe beim Aikido schulen außerdem die Koordination. Bewegungen werden mit möglichst geringem Kraftaufwand ausgeführt und aus dem Körperzentrum initiiert. Die Form der mühelosen Bewegung kann auch auf Spielbewegungen beim Musizieren übertragen werden. Beim Aikido wird geübt, Techniken mit minimaler Körperspannung und Muskelkraft auszuführen. Es kann ein Energiefluss entstehen, bei dem eine optimale Balance zwischen Loslassen und Kontrolle erreicht wird. Solche Momente ermöglichen auch beim Musizieren das Spielen mit hoher Konzentration, ohne schnell zu ermüden.

Durch Übungen zur Muskeldehnung im Aikido können außerdem Verspannungen gelöst werden, die beim Spiel am Instrument entstanden sind.

Bei der Ausübung der verschiedenen Techniken entsteht ein Bewegungsrhythmus, der mit dem Trainingspartner abgestimmt ist. Diese Erfahrung lässt sich auch auf das Ensemblespiel beim Musizieren übertragen.

Schulung von Konzentration und Handlungsbereitschaft

Aikido erfordert durch die vielfältigen Anforderungen an die eigene Person und in der Kommunikation mit dem Partner höchste Konzentration. Insofern kann das Training im Aikido auch als Konzentrationstraining gesehen werden. Besonders in der Meditation können Gedanken und Gefühle zur Ruhe kommen. Dies kann für Musiker ein Ausgleich sein während anstrengender Probe- und Konzertphasen.

Zudem lernt ein Aikidoka schnell auf eine unvorhergesehene Situation zu reagieren und trainiert, gleichzeitig gelassen zu bleiben und doch effektiv zu handeln. Diese Handlungsbereitschaft kann auch in Konzertsituationen von Nutzen sein.

Wissenschaftliche Untersuchungen
Bisher sind nur wenige wissenschaftliche Untersuchungen zum Themenkomplex Aikido durchgeführt worden. In den 1990er Jahren wurden zwei Studien veröffentlicht, die sich mit dem Einfluss von kurzen Aikidotrainings auf psychologische Parameter bei Kleingruppen von Jugendlichen und Studierenden beschäftigten (Akuzawa-Foster, 1997; Delva-Tauiliili, 1995). Im deutschsprachigen Raum legte Peter Schettgen als Herausgeber einen Tagungsband des 2. Augsburger Aikido-Symposions vor, in welchem unterschiedliche Aspekte des Aikido mit deskriptiven Methoden beleuchtet werden (Schettgen, 2009).

Erfahrungsberichte von Musikern
Im Folgenden werden beispielhaft die Erfahrungen zweier Musikerinnen geschildert, die seit Jahren intensiv Aikido praktizieren.

Eine Blockflötistin: *„Durch Aikido hat sich meine Körperhaltung verbessert. Ich kann nun den Kontakt zum Boden besser spüren und bemerkte im nachhinein, dass ich schon länger mehr auf den Zehenspitzen gelaufen war und immer etwas über dem Boden geschwebt hatte. Ich beschäftige mich nun schon seit vielen Jahren mit Aikido und entdecke immer noch neue Dimensionen. Ich kann mir vorstellen, dass ich Musik und Aikido bis ins hohe Alter praktizieren werde und dabei immer intensivere Erfahrungen machen kann.“*

Eine Fagottistin: *„Die durch Aikido verbesserte Körperwahrnehmung und Körperhaltung wirkt sich besonders beim Fagottspiel positiv aus. Rückenschmerzen, die während des Studiums öfter aufgetreten waren und während meiner ersten Anstellung im Orchester anhielten, nahmen durch das regelmäßige Aikido-Training ab. Ich hatte das Gefühl, dass mein Körper während des Trainings seine Balance wiederfand und mein Atem entspannter und tiefer wurde. Nach Soloauftritten hatte ich keine Rückenschmerzen mehr.“*

14.4 Übungen

Aikido ist eigentlich eine Kunst, die zu zweit praktiziert wird. Es gibt jedoch viele Übungen, die man alleine, z. B. zu Hause, durchführen kann.

Die hier ausgewählten Übungen sind Vorübungen, die der inneren Vorbereitung und dem Aufwärmen des Körpers dienen. Sie beziehen Klänge mit ein und können deshalb insbesondere Musikern einen leichten Zugang ermöglichen. Zudem steht die bewusste Beschäftigung mit dem Atem im Mittelpunkt, was wiederum Anregungen für musikalische Phrasierung und Expressivität geben kann. Auch für den Gründer des Aikido, Morihei Ueshiba, gehörten Klangmeditationen mit Singen zum täglichen Training. Kototama ist eine uralte Meditationsform aus dem Shintoismus. Morihei Ueshiba praktizierte selbst täglich diese Form der Meditation, bei der

Vokale gesungen werden, und er legte großen Wert darauf. Heute führt Tada Sensei in Italien, einer seiner letzten direkten Schüler, diese Tradition mit großem Nachdruck weiter. In vielen Dojos des Aikido wird sie jedoch nicht mehr praktiziert. Hier wurde *Kototama* als Beispiel ausgewählt, da sie besonders für Musiker sehr geeignet ist.

Übung

Kototama – Atemübung mit Singen

Ziel: Das Singen der Vokale /u/, /o/, /a/, /e/, /i/ soll Stress abbauen und Spannungen lösen. Jeder Vokal wird mit einem Energiezentrum im Körper *(Chakra)* verbunden, hier in der Reihenfolge von unten nach oben:

/u/ – Damm (unterer Beckenboden)
/o/ – drei bis vier Finger unter dem Nabel
/a/ – Brustbein auf Höhe des Herzens
/e/ – Kehle
/i/ – Stirn

Zusätzlich können auch die klingenden Konsonanten /m/ und /n/ eingesetzt werden:

/n/ – über dem Kopf *(Kronenchakra)*
/m/ – unterer Bereich des Körpers

Beim Singen auf den Konsonanten /m/ breitet sich die Vibration im Körper bis in den Brust- und Kopfbereich aus, da der Mund geschlossen bleibt.

Nehmen Sie sich für die folgende Übung mindestens fünf Minuten Zeit. Um die Übung intensiver zu erleben, sind 15 bis 20 Minuten zu empfehlen.

In der Gruppe gewinnt die Übung, da hier durch den Zusammenklang und Mehrklang eine reiche Palette an Obertönen entsteht.

Atemübungen, Meditationsübungen und Ruhemomente finden im Aikido in einer sitzenden Körperposition (*Seiza*) statt. Bege-

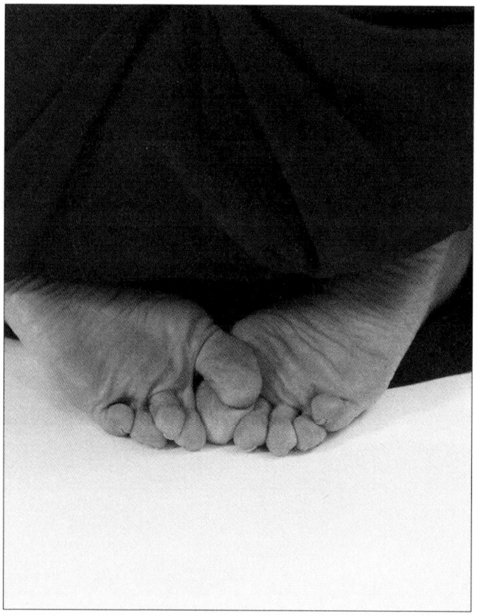

Abbildung 14–1: Position der Füße in der sitzenden Haltung

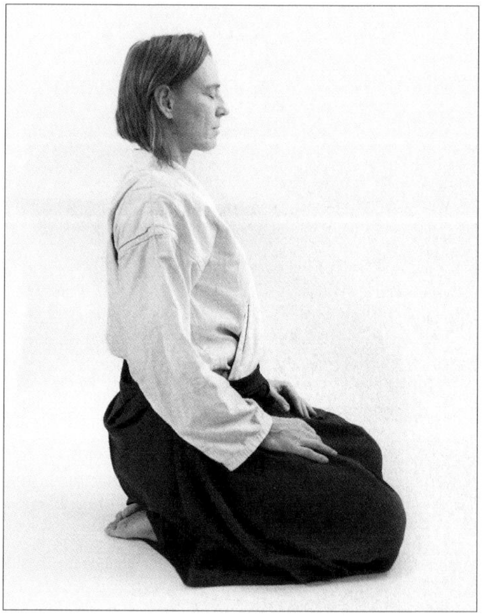

Abbildung 14–2: Sitzhaltung im Aikido

ben Sie sich deshalb zunächst in die im Folgenden beschriebene Sitzposition.

Ausgangsposition: Lassen Sie sich auf den Knien nieder, sodass zwischen beiden Kniegelenken etwa zwei Fäuste Platz haben. Legen Sie die großen Zehen leicht übereinander **(Abbildung 14–1)**. Der Oberkörper soll aufrecht, die Wirbelsäule gerade, das Kinn leicht nach unten zur Brust hin geneigt sein. Legen Sie beide Hände entspannt auf die Oberschenkel mit den Handflächen nach oben oder unten **(Abbildung 14–2)**.

Durchführung: Atmen Sie langsam ein und begleiten Sie die Ausatmung mit dem Klang Ihrer Stimme auf verschiedene Vokale. Lassen Sie den jeweiligen Vokal frei, d.h. ohne Druck, klingen. Variieren Sie auch die Tonhöhe. Der Klang Ihrer Stimme wird sich von alleine während der Übung verändern, wahrscheinlich wird sich der gesungene Ton verlängern und kräftiger werden.

Beginnen Sie mit dem Vokal */u/* und wiederholen Sie diesen Vokal während einiger Atemzüge lang mit der Ausatmung. Fahren Sie mit den nächsten Vokalen in der oben angegebenen Reihenfolge, also */u/, /o/, /a/, /e/, /i/* in gleicher Weise fort.

Wenn Sie die Übung öfters wiederholen, können Sie die Reihenfolge der Vokale frei wählen oder auch den Vokal mit jedem Ausatemzug verändern.

Diese Übung können Sie auch als Meditationsübung im Freien durchführen und dabei den Einklang mit der Natur erleben **(Abbildung 14–3)**.

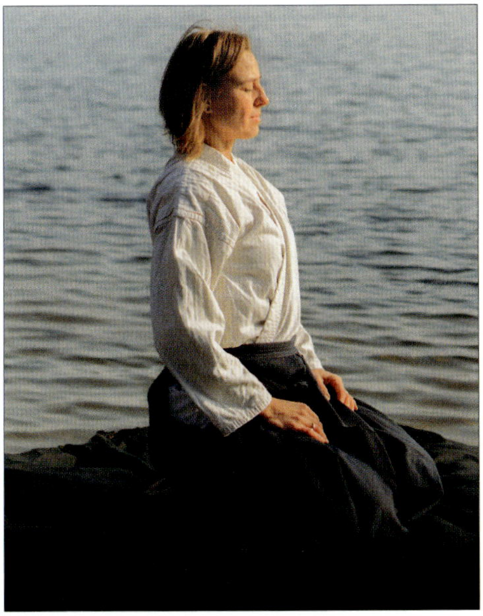

Abbildung 14–3: Meditationsübung im Freien

Übung

Torifune– Rudern

Auch bei dieser Übung ist das Praktizieren zu mehreren anregend, da durch die gemeinsame rhythmische Bewegung und den Zusammenklang der Silben mehr Energie spürbar wird.

Die Übung macht Sie mit einer Basishaltung (*Hanmi*) des Aikido im Stehen vertraut.

Ausgangsposition: Verlagern Sie Ihr Gewicht auf das linke, nach vorne gestellte Bein, der linke Fuß und die Zehen weisen nach vorn, der rechte Fuß weist schräg nach vorn, das rechte Bein ist leicht gestreckt. Linker und rechter Fuß sind ungefähr zwei Schritte voneinander entfernt **(Abbildung 14–4)**.

Durchführung: Nehmen Sie die oben beschriebene Ausgangsposition ein (linkes Bein vorne). Schieben Sie den Körper von den Hüften aus auf einer Ebene nach vorn und zurück. Während Sie Ihren Körper nach vorne bewegen, streckt sich das rechte

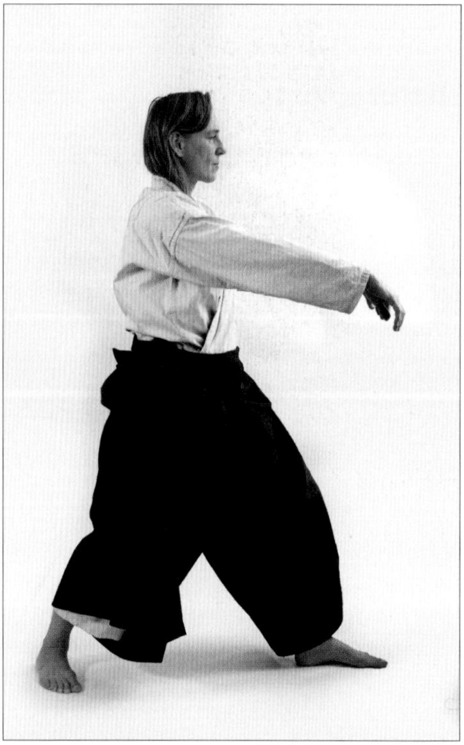

Abbildung 14–4: Übung Rudern: Gewicht auf dem linken Bein vorn, Arme und Finger nach vorne ausgestreckt

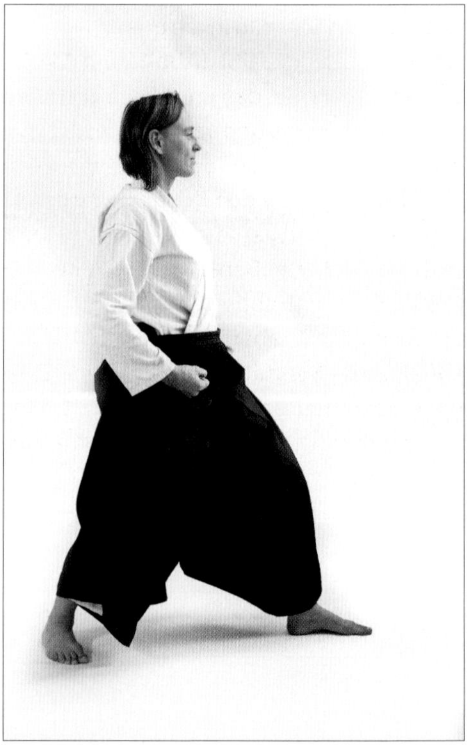

Abbildung 14–5: Übung Rudern: Gewicht auf dem rechten Bein hinten, Hände auf Hüfthöhe zur Faust

Bein mehr und das Hauptgewicht kommt auf den linken Fuß; während Sie Ihren Körper nach hinten schieben, streckt sich das linke Bein und das Gewicht ruht auf dem rechten Fuß. Die Arme folgen der Bewegung der Hüften in natürlicher Weise. Bei der Vorwärtsbewegung kommen die Arme gestreckt nach vorne und die Finger weisen ebenfalls nach vorne **(Abbildung 14–4)**, bei der Rückwärtsbewegung gelangen die Hände zurück zur Hüfte und bilden eine Faust **(Abbildung 14–5)**. Lassen Sie während der Vorwärtsbewegung die Silbe */hei/* und während der Rückwärtsbewegung die Silbe */ho/* erklingen. Wiederholen Sie diese Bewegung mehrmals während einiger Minuten.

Begeben Sie sich nun in die Position, die im Aikido *Furitama* heißt **(Abbildung 14–6)**. Stellen Sie hierfür das linke Bein auf Höhe des rechten Beins und verteilen Sie Ihr Gewicht gleichmäßig auf beide Füße. Der Abstand zwischen beiden Füßen sollte etwas mehr als hüftbreit sein, das Körpergewicht liegt bei beiden Füßen auf dem Vorderfuß. Falten Sie Ihre Hände vor dem Bauch, die linke Hand soll dabei über der rechten liegen. Führen Sie mit Ihren Händen kleine, nach oben und unten schüttelnde Bewegungen durch, und versetzen Sie dabei Ihren ganzen Körper in Schwingungen.

Wiederholen Sie nun den ersten Teil der Übung auf der anderen Seite, d.h. aus der Ausgangsposition mit dem rechten Bein nach vorne. Lassen Sie auf dieser Seite während der Vorwärtsbewegung die Silbe */hei/* und während der Rückwärtsbewegung die Silbe */sa/* erklingen.

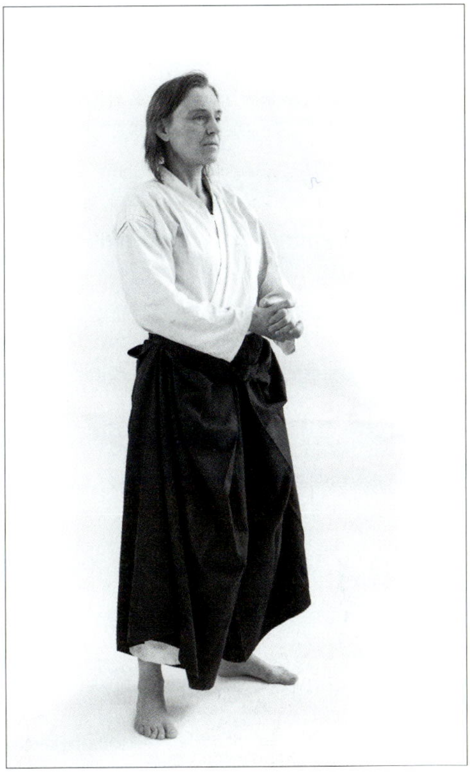

Abbildung 14–6: Position Furitama

Übung

Selbstmassage

Ziel: Zur Belebung des Kreislaufes und Aktivierung des ganzen Körpers ist diese Übung vor jedem Training und besonders auch morgens nach dem Aufstehen geeignet. Sie kann sowohl im Sitzen als auch im Stehen durchgeführt werden.

Durchführung: Beklopfen Sie mit Ihren eigenen Fäusten zunächst leicht den Kopf oben und hinten, dann den Nacken. Fahren Sie mit Schultern, Innen- und Außenseiten der Arme, Händen, Brustkorb, Bauch, Gesäß, Rücken und Beinen fort.

Massieren Sie danach das Gesicht. Klopfen Sie dabei rund um die Augen, auf Augenbrauen und Wangenknochen. Setzen Sie die Gesichtsmassage mit kreisenden Bewegungen fort, massieren Sie v. a. auch die Schläfen.

Bearbeiten Sie mit locker kneifenden Bewegungen die Stirn, streichen Sie die Haut von den Augenbrauen nach oben zum Haaransatz sowie entlang der Nase zur Oberlippe hin aus, massieren Sie auch das Gewebe ober- und unterhalb der Lippe.

Setzen Sie sich dann auf den Boden, ein Bein lang ausgestreckt, das andere Bein angewinkelt. Legen Sie das angewinkelte so über das ausgestreckte Bein, sodass Sie leicht die Zehen und das Fußgelenk des Fußes greifen können **(Abbildung 14–7)**. Eine Hand hält das Fußgelenk an seinem Platz, die andere Hand bewegt den Fuß kreisförmig in verschiedene Richtungen. Führen Sie diese kreisförmige Bewegung ebenfalls mit allen fünf Zehen einzeln durch. Biegen Sie die Zehen auch nach hinten und nach vorn. Klopfen Sie zum Abschluss leicht mit der Faust auf die Fußsohlen.

Wechseln Sie die Seite und wiederholen Sie die Übung auf der anderen Seite.

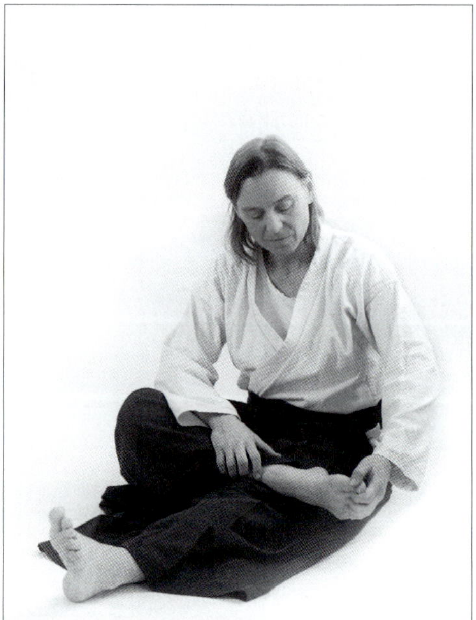

Abbildung 14–7: Massage der Füße in Sitzhaltung

14.5 Fazit für Musiker

Aikido ist eine japanische Kampfkunst, die der Beschäftigung mit der inneren Entwicklung von Körper und Geist und dem Streben dient, das Prinzip von Ki, der Lebensenergie, zu ergründen. Aikido zählt zu den Budo-Kampfkünsten und enthält ausschließlich Verteidigungstechniken. Der Begriff Aikido besteht aus den drei Silben *Ai* (Harmonie, Verbindung und Vermischung), *Ki* (Geist oder (Lebens-) Energie) und *Do* (Der Weg).

Das Training wird von einem Meister im Aikido geleitet. Es enthält verschiedene Elemente wie Meditation, Stretching, Atemübungen, Übungen für Abrollen und Fallen, Einüben grundlegender Körperhaltungen und Üben der Beinbewegungen. Die Techniken des Aikido, v. a. Wurf- und Haltetechniken, finden hauptsächlich mit einem Partner statt.

Bisher sind nur wenige wissenschaftliche Untersuchungen zum Themenkomplex Aikido durchgeführt worden, die sich zudem nicht mit Musikern, sondern mit dem Einfluss von kurzen Aikido-Trainings auf psychologische Parameter bei Kleingruppen von Jugendlichen und Studierenden beschäftigten.

Aikido ist bei Musikern bzw. an Musikhochschulen noch nicht sehr verbreitet.

Musiker können von einigen Aspekten des Aikido jedoch besonders profitieren.

Hierzu zählen die Auswirkungen auf Körper und Bewegung mit einer zentrierten Haltung im Stehen und Sitzen; einer Atmung, die in Harmonie mit den Bewegungen erfolgen soll sowie einem Ausgleich bei einseitigen muskulären Beanspruchungen. Die Bewegungsabläufe beim Aikido schulen außerdem die Koordination. Bewegungen werden mit möglichst geringem Kraftaufwand ausgeführt und aus dem Körperzentrum initiiert. Die Form der mühelosen Bewegung kann auch auf Spielbewegungen beim Musizieren übertragen werden. Die optimale Balance zwischen Loslassen und Kontrolle, welche beim Aikido eingeübt wird, ermöglicht beim Musizieren das Spielen mit hoher Konzentration, ohne schnell zu ermüden. Bei der Ausübung der verschiedenen Techniken entsteht ein Bewegungsrhythmus, der mit dem Trainingspartner abgestimmt ist. Diese Erfahrung lässt sich auch auf das Ensemblespiel beim Musizieren übertragen. Aikido schult systematisch die Konzentration und Handlungsbereitschaft sowie die Fähigkeit, schnell auf eine unvorhergesehene Situation zu reagieren. Es trainiert, gelassen zu bleiben und doch effektiv zu handeln, was auch in Konzertsituationen von Nutzen sein kann.

Praktische Hinweise

Auf der Suche nach einem geeigneten Dojo sollte man verschiedene Lehrer und Orte ausprobieren. Man sollte sicher sein, den richtigen Platz für sich gefunden zu haben, denn eine entspannte Trainingsatmosphäre stellt die Voraussetzung für ein gutes Training dar.

Jeder Lehrer legt andere Schwerpunkte. Manche fokussieren eher auf die äußere Form, andere achten sehr stark auf die innere Entwicklung.

Am Anfang sollte man eine Basis im Aikido bei demselben Lehrer oder derselben Schule erwerben. Für einen fortgeschrittenen Aikidoka kann es dagegen sehr inspirierend sein, andere Richtungen und Schulen kennenzulernen und einen eigenen Stil zu entwickeln.

http://www.aikidoinfo.de/
http://www.aikido-international.org/

Literatur

Originalliteratur

Ueshiba, M. (1984). *The way of peace*. Boston: Shambala.

Ueshiba, M. (1997). *Budō: Das Lehrbuch des Gründers des Aikidō*. Heidelberg: Kristkeitz.

Ueshiba, K., & Ueshiba, M. (2002). *Best Aikido: The Fundamentals*. Tokyo: Kodansha.

Weiterführende Literatur

Akuzawa-Foster, Y. (1997). Brief Aikido training versus karate and golf training and university students scores on self esteem, anxiety and expression of anger. Perceptual and Motor Skills, 84, 609–610.

Braunhardt, R., Gerber, H., Vortmüller, F., Haase, P. (2013). Das Aikido-Brevier (14. Aufl.). Berlin: Weinmann.

Delva-Tauiliili, J. (1995). Does brief aikido training reduce aggression in youth. Perceptual and Motor Skills, 80, 297–298.

Schettgen, P. (2009). Kreativität statt Kampf!: Aikido-Erweiterung in Theorie und Praxis. Augsburg: ZIEL.

Stevens, J. (1999). The Essence of Aikido: Spiritual Teachings of Morihei Ueshiba. Tokyo: Kodansha.

Stevens J. (1997). The Secrets of Aikido. Boston, Mass: Shambhala.

15 Yoga

Franziska Stadler

Die Wurzeln des Yoga liegen in Indien und reichen etwa viertausend Jahre zurück. Yoga ist eine der sechs klassischen Philosophiesysteme Indiens (Darshanas). Der Begriff Yoga entstammt der Sprache des Sanskrit und ist abgeleitet von „yuj" ‚verbinden, vereinen. Es gibt viele verschiedene Yoga-Systeme mit unterschiedlichen inhaltlichen und religiösen Ausrichtungen. Das übergeordnete Ziel von Yoga besteht darin, in die Tiefe des Daseins zu schauen und höchste Erkenntnis zu erlangen. In die westliche Welt gelangte Yoga Ende des 19. Jahrhunderts und in der Folge entwickelten sich zahlreiche neue Yogastile. Besonders häufig vertreten ist im Westen das Hatha Yoga (hatha = Kraft), das auf einen anstrengenden, energetischen Yogaweg verweist und Körper-, Atem- und Meditationsübungen enthält.

15.1 Entstehung und Konzept

15.1.1 Entstehung

Die historische Entwicklung des Yoga ist äußerst komplex und eng mit der indischen Religionsgeschichte verwoben. Bereits im Vedismus (ca. 1500–900 v. Chr.) findet sich in den vedischen Schriften der für Yoga kennzeichnende Gedanke, dass der Mensch sich einer systematischen Schulung des Körpers und Geistes unterziehen soll, um erlösende Erkenntnis zu erlangen. Mit dem Aufkommen der Idee einer persönlichen Befreiung des Menschen durch systematische Heilstechniken gewann Yoga während des Brahmanismus (ca. 900–300 v. Chr.) zunehmend an Bedeutung. In den *Upanisaden*, dem literarischen Hauptwerk dieser Zeit, wurden bereits praktische Yogatechniken beschrieben.

Als „Vater" der „klassischen Yoga-Tradition" gilt der indische Gelehrte Patañjali. Er lebte in der Zeit zwischen dem 2. Jh. v. Chr. und dem 4. Jh. n. Chr. und ist Autor des *Yogasutra (deutsch „Yoga-Leitfaden")* (Sriram, 2006). In dieser Schrift wird der *Königsweg des Yoga* in Sanskrit, der alten Sprache Indiens, in 196 kurzen Versen (*Sutren*) zusammengefasst. Patañjali definiert Yoga als *„das zur Ruhe Kommen der Denkbewegungen"* (*yogah cittavrtti nirodhah*) (Karambelkar, 1978, S. 5). Seiner Auffassung nach besteht der Grund, warum ein Mensch sich Yoga zuwendet, meist in der Erfahrung von Leid (*duhka*) (Sriram, 2006, S. 109). Auf den heutigen Menschen bezogen können dies körperliche Schmerzen aufgrund von Verspannungen und Fehlhaltungen sein oder auch Stress. Der Übungsweg, den Patañjali beschreibt, wird *Raja Yoga* genannt (Königliches Yoga). Er besteht aus acht Gliedern (Sriram, 2006, S. 123), die den Übenden von Außen (Körper) nach Innen (Geist) führen. Ein Bindeglied zwischen der äußeren

Hülle – dem materiellen Körper – und der inneren Hülle – dem aus Denken und Fühlen bestehenden Körper –, bildet der Atem (BDY, 2009). Raja Yoga bedient sich der wechselseitigen Wirkungen dieser Elemente und verfolgt das Ziel, sie in Einklang miteinander zu bringen. Raja Yoga gilt als die höchste Form des Yoga, auf das sich fast alle späteren Yogatraditionen berufen und hat höchste Erkenntnis zum Ziel. Es ist eine der ursprünglichen vier Hauptformen des Yoga, zu denen noch Jnana Yoga, Bhakti Yoga und Karma Yoga zählen.

Aus dem Raja Yoga ging im Zeitalter des Tantrismus (Beginn ca. 2 Jh. n. Chr., Blüte im 7./8. Jh. n. Chr.) das *Hatha Yoga* hervor. Dessen wichtigste Übungen wurden um 1300 n. Chr. zum ersten Mal in schriftlicher Form in der *Hatha Yoga Pradipika* (Digambarji Swami, Kokaje Pt. R. G., 1970) und *Gheranda Samhita* (Digambarji Swami, Gharote Dr. M. L.,1978) festgehalten. Hatha Yoga bildet ein System körperbezogener Praktiken, dem bestimmte physiologische Annahmen zugrunde gelegt wurden. Der menschliche Körper wird als Spiegel der Ordnung des Kosmos und als dessen höchster Ausdruck betrachtet. Hieraus entspringt ein System körperbezogener Yogapraktiken, durch die der Körper ein Weg zu höchster Einsicht werden kann. Die Yogaübungen nehmen Einfluss auf die feinstofflichen Energiebahnen (*Nadis*) und damit auf deren Energiezentren (*Cakren*). Die umfassenden Charakteristika des Hatha Yoga werden in der Pradipika in Kapitel III Vers 78 folgendermaßen beschrieben: *„Schlankheit des Leibes, ruhiger Gesichtsausdruck, Offenbarung des Nada (des inneren Klangs), klare Augen, Gesundheit, Beherrschung der Elemente, Verdauungsfeuer, Reinheit der nadi (feinstoffliche Energiebahnen); dies sind die Kennzeichen des Hatha-Yoga.*“(Digambarji, 1970, S. 58).

Bis zum 19. Jahrhundert wurden die Yoga-Lehren als geheime Weisheiten von Lehrern *(Yogis)* an ihre Schüler weitergegeben und Yoga war außerhalb Indiens kaum bekannt. Erst der hinduistische Priester und Yogi *Ramakrishna* (1836–1886) vertrat die Meinung, dass Yoga in der Welt Verbreitung finden sollte. Sein Schüler *Vivekananda* (1863–1902) proklamierte 1893 beim *Weltparlament der Religionen* in Chicago den Hinduismus als gleichwertig mit anderen Religionen. Vivekanandas Rede weckte großes Interesse für die indischen Lehren und sorgte auch für eine rasche Verbreitung von Yoga in den USA und in der gesamten westlichen Welt. Indische Lehrer begaben sich in den Westen, um dort Yoga zu unterrichten und es entstand eine Vielzahl an Yoga-Stilen, die nach ihren jeweiligen Gründern benannt wurden. Mit dem Einzug des Yoga in die westliche Welt entstand auch eine Anpassung der Inhalte an die westlichen Bedürfnisse.

In der westlichen Rezeption des Yoga erfreute sich insbesondere das *Hatha Yoga* großer Beliebtheit und es stellt noch heute die am häufigsten praktizierte Form des Yoga im Westen dar. Körperübungen des Hatha Yoga wurden in den vergangenen Jahrzehnten auch in andere Körperpraktiken, wie z. B. in die Gyrokinesis (vgl. Kapitel 18, S. 263), integriert und verbreiteten sich als Gesundheitsangebote im Fitness- und Wellnessbereich. Die ursprüngliche spirituelle Bedeutung des Yoga geriet hier jedoch teilweise in den Hintergrund.

Ein Beispiel für eine westliche Weiterentwicklung des Hatha Yoga ist das *TriYoga* (Trinity = Trias von Körperhaltung, Atem und Konzentration), welches die Amerikanerin Kali Ray zu Beginn der 1980er Jahre konzipierte (Huchzermeyer, 2006). Durch Praktizieren der Übungen soll im TriYoga eine Mühelosigkeit erreicht werden, die zum Aufgehen (*Flow*) in der Drei-Einheit von Körper, Atem und Bewusstsein führt. Bewegung, Atemrhythmus und Klang sollen sich verbinden und Energien in Fluss bringen.

Grundsätzlich ermöglicht die Offenheit und Vielschichtigkeit des Yoga eine Weiterentwicklung neuer Formen und Stile, die bis heute anhält.

15.1.2 Konzept

Der Mensch wird als Organismus betrachtet, dessen vielfältige Aspekte durch Yoga in Einklang gebracht werden können. Yoga bietet dem Menschen ein System von Verhaltensregeln und Übungen, das ihn dazu befähigen soll, in einem seelischen und körperlichen Gleichgewicht zur Ruhe zu kommen, die Achtsamkeit auf einen Punkt zu bündeln und ganz bei sich zu sein. Um diese Ziele zu erreichen, sind nach den Grundsätzen des Yoga klar strukturierte Methodik und Disziplin notwendig.

Patañjali beschreibt im achtgliedrigen Yoga-Pfad den Weg, den ein Schüler gehen soll, um Selbsterkenntnis zu erreichen:

- Regeln zum zwischenmenschlichen Verhalten (*Yama*): Gewaltlosigkeit, Wahrhaftigkeit, Ehrlichkeit, Spiritualität, Freiheit von Besitzgier
- Regeln des Alltagsverhaltens (*Niyama*): innere und äußere Reinheit, Bescheidenheit und Zufriedenheit, Selbstdisziplin, Selbstreflexion und Ehrfurcht, Körperhaltungen (*Asana*)
- Bewusste Atemwahrnehmung und Regulierung des Atems (*Pranayama*), Zurückziehen der Sinne (*Pratyahara*)
- Konzentration und ausschließliche Aufmerksamkeit auf das jeweilige Tun (*Dharana*), mühelose Bündelung der Wahrnehmung auf einen Punkt (*Dhyana*)
- Tiefe meditative Versenkung, höchste Bewusstheit und Freiheit (*Samadhi*)

Im Hatha Yoga hat sich ein Übungssystem herausgebildet, welches die Körperhaltungen/*Asanas* und Atemübungen/*Pranayama* in den Mittelpunkt stellt.

Zudem wird durch Körperwahrnehmung und Sammlung der Gedanken auf einen Gegenstand in der Meditation (Sriram, 2006, S. 63–68) eine Integration von Körper, Bewusstsein und Geist angestrebt. Ein Gegenstand der Meditation kann auch Musik sein. Es existiert demzufolge auch ein eigenes Yoga des Klangs, das *Nada Yoga*. So heißt es im Text *Das göttliche Bewusstsein* (*Vijnana Bhairava*) in der kaschmirischen Tradition aus dem 6. Jahrhundert: *„Wenn man mit unzerstreuter Aufmerksamkeit dem Klang von Saiten- oder anderen Instrumenten zuhört, der durch die Aufeinanderfolge der Töne gedehnt ist, dann wird man eins mit dem höchsten Raum des Bewusstseins.“* (Bäumer, 2008, S. 91).

Der Begriff *Asana* entstammt dem Sanskrit und bedeutet „Sitz“. Da im Sitzen meditiert wird, stellt eine lange durchzuhaltende und schmerzfreie Körperhaltung die entscheidende Voraussetzung für das Gelingen der Meditation dar. Patañjali entwickelte Übungen für die Sinneswahrnehmung, die vom körperlichen Schmerz ablenken. Körperbezogene Übungen, um das lange Sitzen vorzubereiten, entstanden später im Hatha Yoga. Heute hat sich *Asana* zu einem umfangreichen System von Körperhaltungen – nicht nur im Sitzen –, von Positionen der Entspannung und von dynamischen Bewegungsfolgen entwickelt. In der Literatur werden etwa 80 zugrundeliegende *Asanas* beschrieben, die noch variiert werden können (Puls, 2004).

Das Üben der Asanas soll beharrlich und mit einem gewissen Gleichmut erfolgen, denn nur so *„kommen die Denkbewegungen zur Ruhe."* (Sriram, 2006, S. 42). Konzentration auf die Bewegung und das Loslassen abweichender Gedanken sind beim Üben unabdingbar. Durch die Asanas und das Nachspüren nach jeder Übung wird die Körperwahrnehmung geschult. Dabei lernt der Übende auch besser, die eigenen Grenzen seines Körpers zu erkennen und zu respektieren. Nach Patañjali soll die Körperhaltung *„stabil und leicht zugleich"* (Sriram, 2006, S. 140) sein. In der Praxis der Asanas lassen sich auch die Gegensätze Anspannen und Loslassen verbinden: der Übende versucht in einer Körperposition gleichzeitig die notwendige muskuläre Spannung zu halten und dabei in bestimmten Körperregionen loszulassen.

Pranayama setzt sich aus den Sanskritwörtern *prana* und *ayama* zusammen. *Prana* bedeutet sowohl Atem als auch Lebensenergie. Der Ausdruck, dass jemand „sein Leben aushaucht" beschreibt diesen Zusammenhang von Atem- und Lebensenergie. *Ayama* bedeutet Ausweitung. Unter *pranayama* werden Atemübungen verstanden, die den Atemfluss beobachten und Einatmung, Ausatmung und die Wendepunkte des Atems rhythmisieren. Sie thematisieren den Zusammenhang von Atmung und Gefühlszuständen wie zum Beispiel innerer Unruhe.

Auf dem achtstufigen Weg des Patañjali steht das Zurückziehen der Sinne (*pratyahara*) an der Schwelle zwischen Körper und Bewusstsein. Die Sinneswahrnehmung soll so fokussiert werden, dass die Aufmerksamkeit ganz auf die jeweilige Tätigkeit gerichtet sein kann. Auch Erinnerungen an Früheres soll den Meditierenden dann nicht mehr ablenken.

15.2 Anwendungspraxis und Verbreitung

15.2.1 Anwendungsformen

Traditionell wird in Indien seit tausenden von Jahren Yoga in der persönlichen Beziehung von einem *Guru* (deutsch: Lehrer) an einen ausgewählten Schüler weitergegeben. Mit dem Einzug des Yoga in die westliche Welt entstand die Form des *Gruppenunterrichts*, die heute vielfach angeboten wird. Es besteht jedoch auch die Möglichkeit *Einzelunterricht* zu nehmen und sich für die persönliche Praxis ein Programm an Übungen zusammenstellen zu lassen. Der Aufbau einer Übungsstunde wird meist so gestaltet, dass verschiedene *Asanas* aufeinander aufbauen und zueinander hinführen. Entspannungs- und Atemübungen sowie Meditation bilden häufig den Abschluss.

Yoga erfordert seiner Philosophie nach tägliches Praktizieren. Der Unterricht unterstützt den Schüler dabei, die Übungen kennenzulernen, zu kombinieren und richtig auszuführen, er ersetzt jedoch nicht die eigenständige Praxis. Yoga zielt auf eine langfristige Verbesserung der persönlichen Entwicklung (s.o.), nicht auf kurzfristige Effekte. Das tägliche Praktizieren derselben Übungen führt erfahrungsgemäß nach einigen Monaten zu spürbaren Veränderungen.

Die unterschiedlichen Yogastile sind eng mit der Person des Lehrers verknüpft. Unabhängig von der Art des Yoga ist es deshalb zunächst vorrangig, sich über die Ausbildung und Qualifikation des Lehrers zu informieren. Yogalehrer, die vom *Berufsverband der Yogalehrenden* in Deutschland (BDY) und der *Europäischen Yogaunion* (EYU) zertifiziert sind, verfügen über eine vierjährige Ausbildung und über entsprechend fundierte Kenntnisse. Welche Form des Yoga der einzelne wählt, wird nicht selten durch die Wahl des Lehrers mitentschieden.

Yoga findet auch im therapeutischen Bereich bei der Behandlung von Herz-Kreislauf-Erkrankungen, Atemwegserkrankungen und bei chronischen Nackenschmerzen und anderen Schmerzsyndromen Anwendung.

15.2.2 Allgemeine Prinzipien in der Anwendungspraxis

Während der Körperübungen ist die Aufmerksamkeit im Yoga kontinuierlich auf die Körperempfindung ausgerichtet. Der Atem soll dabei beständig und ruhig fließen und von Anstrengung ungestört bleiben. Körper und Atem können so auch während einer anspruchsvollen Übung Ruhe finden. Durch die Übungen werden Gelenkigkeit und Stabilität trainiert, die am Anfang noch nicht ausgeprägt sind und erst langsam und behutsam aufgebaut werden müssen. Grenzen des Körpers, z. B. wenn bei noch ungewohnten Körperhaltungen Schmerzen auftreten, sollen immer respektiert werden. Es werden dann entweder Variationen der Übung angeboten oder es werden Hilfsmittel wie Decken, Kissen oder Klötze eingesetzt. Entscheidend ist die stetige Verfeinerung des Körpergefühls mit dem Ziel, eine Verbindung zwischen Körper, Atem und Bewusstsein aufzubauen und zu üben. In der Asana Praxis erfolgt über die Atembewegung eine gedankliche Hinwendung nach innen.

15.2.3 Verbreitung

In unserer heutigen Zeit, in der viele Menschen unter Stress leiden, erlebt Yoga als „Entspannung über den Körper" einen wahren Boom. Im Fitness- und Wellnessbereich ist Yoga als Methode für eine ganzheitliche Lebensführung und Lebenshaltung verbreitet. In Deutschland praktizieren etwa 3 Millionen Menschen Yoga, dies entspricht circa 3,7 % der Bevölkerung (BDY, 2014). In den USA sind es 17 Millionen (Harris Interactive Service Bureau, 2012), d. h. 7 % der Gesamtbevölkerung.

Da Yoga vielfältige Wege eröffnet, ist es nicht einfach, fragwürdige Angebote von fundierten zu unterscheiden. Ein verlässliches Kriterium für die Qualität des Yoga-Unterrichts ist die Qualifikation der Lehrenden. Von den Krankenkassen beispielsweise werden nur Yogalehrer anerkannt, die mindestens 500 Ausbildungseinheiten absolviert haben. In Deutschland und in der Europäischen Union bieten die Ausbildungsinstitute des *Berufsverbands Deutscher Yogalehrer* (BDY) und der *Europäischen Yoga Union* (EYU), die „Iyengar Yoga Lehrausbildung", die „Ashtanga Yoga Lehrausbildung" und die „Triyoga Lehrausbildung", solche Ausbildungen an.

Yoga findet auch Verbreitung durch Aufnahme von Elementen in anderen Methoden. So finden sich in der Gyrokinesis (vgl. Kap. 18) für Tänzer adaptierte Yogatechniken. Auch beispielsweise das Achtsamkeitstraining nach Kabat-Zinn lehnt sich an das Yoga an.

15.3 Spezifische Aspekte in der Anwendung bei Musikern

Für den ausübenden Musiker kann Yoga durch das Zusammenwirken von Körperwahrnehmung, Atembeobachtung und Meditation zu der Erfahrung führen, dass Musizieren in einer Einheit von Körper, Seele und Bewusstsein erlebbar wird.

Die inneren Haltungen, aus denen heraus Yoga täglich praktiziert wird, lassen sich auf die Einstellung beim täglichen Üben des Instruments oder der Stimme gewinnbringend übertragen. Beharrliches Üben, jedoch ohne Verbissenheit (s. u. die Übung „Der nach unten schauende Hund") und mit Respekt vor den körperlichen Leistungsgrenzen, sind Prinzipien, die Musiker direkt beim Musizieren anwenden können.

Darüberhinaus wird im Yoga sowohl bei den Körper- und Atemübungen, besonders aber in der Meditation geübt, sich auf eine Tätigkeit zu konzentrieren und ihr die ungeteilte Aufmerksamkeit zukommen zu lassen. Diese Fähigkeit ist für das Musizieren generell und ganz besonders beim Auftritt sehr wichtig.

Durch die Asanas wird im Yoga die Körperwahrnehmung geschult und der Musiker soll lernen, Anspannen und Loslassen zu verbinden (s. u. die Übung „Die Taube"). Diese Fertigkeit ist für das Instrumentalspiel von großem Vorteil, da hier oft über längere Zeit muskuläre Haltearbeit bei gleichzeitigem Erhalt der Geläufigkeit und Schnelligkeit geleistet werden muss. Ein perfektes Gleichgewicht von Anspannen (*sthira*) und gleichzeitigem Loslassen in bestimmten Körperregionen, um dort Entspannung zu finden (*sukha*), sowie von Bemühung (*prayatna*) und gelöster Unendlichkeit (*ananta samapatti*) ist als Idealzustand anzusehen, der sich im Alltag des Musikers nur mit Mühe durchhalten lässt. Doch wenn ein Musiker seine Körperempfindung durch Yoga schult, ist er in der Lage schneller zu registrieren, wann die Übepraxis zu sehr in die muskuläre Verspannung oder auch in die verkopfte Analyse führt. Nach der Interpretation von Karambelkar, der sich intensiv mit dem Yogasutra des Patañjali auseinandergesetzt hat, bezieht sich die Gewaltlosigkeit (*ahimsa*) des Yoga auch auf den Umgang mit dem eigenen Körper. Das Einüben des Prinzips der Gewaltlosigkeit im Yoga kann damit helfen, auch beim Üben am Instrument gelassener mit den eigenen Grenzen umzugehen und den eigenen Körper nicht zu schädigen.

Ein möglichst gelungenes Gleichgewicht von körperlicher Anstrengung, gleichzeitiger Lockerheit und verinnerlichtem Wissen kann als ideale Vorbereitung des Interpreten für einen Auftritt betrachtet werden.

Die Atemübungen im Yoga unterstützen einen ruhigen und regelmäßigen Grundpuls und ermöglichen es dem Musiker, den Puls der Musik, seine Atemenergie und seine Emotionen in einen Energiefluss zu bringen. Sie helfen auch, der Nervosität vor einem Auftritt zu begegnen. Eine grundlegende Atemtechnik ist dabei eine mit hörbaren Reibelauten verbundene Ein- und Ausatmung durch die Nase, im Deutschen auch als „Atmung mit dem Reibelaut" bezeichnet; im Sanskrit wird sie Ujjayi-Atmung genannt (*Ujjayi* Herrscher).

Zusätzlich zu den geschilderten grundlegenden Wirkungen des Yoga lassen sich auch spezifische Themen wie Training und Bewegungsausgleich bestimmter Körperpartien durch Yoga bearbeiten. So können beispielsweise Asanas so zusammengestellt sein, dass sie aufeinander aufbauend die Beweglichkeit der Schultern fördern. Im Alltag des Musikers bietet es sich an, längere Übesequenzen durch eine Yogaeinheit zu unterbrechen, um einerseits den Körper wieder in ein muskuläres Gleichgewicht zu bringen und andererseits den Geist zu erfrischen.

Berühmte Musiker

Es gibt einige sehr berühmte Musikerpersönlichkeiten, die sich intensiv mit Yoga beschäftigt haben. Im Bereich der klassischen Musik ist dies besonders *Yehudi Menuhin* (1916–1999), der in seiner Autobiographie *Unvollendete Reise. Lebenserinnerungen* (1979) sehr eindrücklich und ausführlich über seine Erfahrungen mit Yoga berichtet. Er kam durch ein Buch mit Yoga in Berührung und reiste nach Indien, um mehr darüber zu erfahren. Schließlich fand er in Bellur Krishnamachar Sundararaja Iyengar (1918–2014) einen Lehrer, der ihn auch nach seiner intensiven Phase der Yogapraxis in Indien während fünfzehn Jahren im Westen besuchte und mit ihm arbeitete.

Menuhin berichtet, dass Yoga ihm geholfen habe, die Mechanik des Geigens zu ergründen, die er als junger Geiger nur intuitiv beherrscht habe. Yoga habe ihn mehr Lockerheit, sinnvollen Einsatz von Kraft, keinerlei Verkrampfung und die Koordination sämtlicher Bewegungen zu einem Vorgang gelehrt (Menuhin, 1980).

Auch im Bereich der Rock-/Popmusik berichten zahlreiche prominente Künstler über sich, dass sie Yoga praktizieren. Unter den ersten, die sich öffentlichkeitswirksam mit indischer Philosophie, Yoga und indischer Musik beschäftigten, waren die Mitglieder der britischen Kultband *The Beatles.* Alle vier Mitlieder der Band lernten 1967 in England den indischen Guru Maharishi Mahesh Yogi bei Vorträgen und Workshops über die Transzendentale Meditation kennen und besuchten ihn 1968 in Rishikesh/Indien. Besonders *George Harrison* praktizierte bis zu seinem Tod diese Meditationsform und ließ sich darüber hinaus auch musikalisch stark von indischer Musik inspirieren, was besonders deutlich auf den Beatles-Alben Revolver und Sgt. Pepper zu hören ist. Harrison erlernte auch das Spiel des indischen Saiteninstruments Sitar und nahm zwischen den 1970er und 1990er Jahren als Solokünstler zusammen mit dem Sitar-Virtuosen Ravi Shankar zahlreiche Titel auf. Ebenso wie Yehudi Menuhin, der bereits in den 1960er Jahren mit diesem indischen Ausnahmekünstler Konzerte gegeben und Platten aufgenommen hatte, trat auch George Harrison mit ihm gemeinsam in Konzerten auf. Insgesamt förderte das Interesse prominenter Musiker an der indischen Kultur auch das Interesse für Yoga.

Wissenschaftliche Untersuchungen

Bei einer Recherche der wissenschaftlichen Untersuchungen zu Yoga aus den letzten 50 Jahren zeigt sich, dass die Anzahl der Studien innerhalb der letzten 10 Jahre gegenüber vorher um das Dreifache angestiegen ist (Jeter et al. 2015). Am häufigsten vertreten sind Untersuchungen zur therapeutischen Wirkung von Yoga bei Herz-Kreislauf-Erkrankungen, Atemwegserkrankungen und psychischen Belastungen (Jeter et al. 2015). Darüber hinaus konnte die positive Wirkung von Yoga bei chronischen Nacken- und Schulterschmerzen (Kim 2016, Dunleavy et al. 2016) sowie bei Schmerzen im unteren Rückenbereich nachgewiesen werden (Tilbrook et al. 2014).

Bei Musikern zeigte sich, dass Yoga einen positiven Umgang mit Auftrittsangst und mit Stimmungsschwankungen förderte (Khalsa 2009, Stern 2013). Zusätzlich steigerte Yoga die positive Einstellung und die gerichtete Aufmerksamkeit bei musikalischen Auftritten und führte zu mehr Sicherheit auf der Bühne (Butzer et al. 2016).

Erfahrungsbericht

Im Folgenden werden beispielhaft die Erfahrungen einer Geigerin mit der Praxis von Yoga geschildert.

Sie besucht seit circa einem Jahr einmal pro Woche den Gruppenunterricht in Hatha-Yoga. Nach einem halben Jahr nimmt sie eine Einzelstunde, um sich ein halbstündiges, speziell auf ihre Bedürfnisse abgestimmtes Programm zusammenstellen zu lassen. Dieses hat zum Ziel, der Verkürzung des Brustmuskels durch aktive Dehnung und Beweglichkeit in der Brustwirbelsäule und dem Überwiegen des Beugetonus der Arme entgegenzuwirken.

Das Programm beinhaltet zunächst die drei am Ende dieses Kapitels wiedergegebenen Übungen – von insgesamt ca.15 Minuten Dauer – sowie eine Entspannung in der Rückenlage während drei Minuten. Hierbei ist de Aufmerksamkeit auf das Loslassen der Körperspannung gerichtet. Die Yogaeinheit schließt mit der Konzentration auf den Atem und einer fünfminütigen Meditation ab.

Dieses Programm führte die Musikerin in der Pause zwischen den Übeeinheiten mit der Geige zu Hause durch. Sie profitierte sowohl durch die Ausgleichbewegungen als auch hinsichtlich ihrer Einstellung zum Körper. Beim Spielen fällt es ihr mittlerweile leichter, sich auf das Klangergebnis zu konzentrieren.

15.4 Übungen

Für Musiker liegt beim Praktizieren des Yoga ein Schwerpunkt auf denjenigen Körperübungen, die den Schulter- und Nackenbereich betreffen. Die folgenden Übungen wurden ausgewählt, um die körperliche Achtsamkeit im Schulter- und Nackenbereich sowie die Bedeutung des Brustraumes als wichtige Elemente zu zeigen.

Übung

Der nach unten schauende Hund *(adho mukha svanasana)*

Diese Asana hat eine Weitung des Brustraumes zum Ziel und soll Ausdauer und Kraft im Schultergürtel stärken. Die Übung wirkt einer Verengung des Brustraumes entgegen, wie sie insbesondere bei Instrumentalisten durch das Halten der Arme vor dem Körper entstehen kann. Die Körperwahrnehmung während der Übung kann auf die Haltung im Sitzen oder Stehen beim Spielen übertragen werden. Der Name der Übung erinnert an die Haltung eines Hundes, dessen Gesicht nach unten zeigt.

Durchführung: Knien Sie sich auf den Boden und stützen Sie beide Hände in Schulterhöhe auf dem Boden ab (Vierfüßlerstand). Schieben Sie das Gesäß nach oben, so dass ein „Giebeldach" entsteht (Vorbeuge). Die eine Seite des Daches besteht aus einer Ebene des Rumpfes mit den in der Verlängerung ausgestreckten Armen, die andere Seite des Daches aus den gestreckten Beinen. Hände und Füße sollen sich kraftvoll vom Boden abdrücken **(Abbildung 15–1)**. Wenn Sie die Übung noch nicht häufig gemacht haben, lassen Sie die Knie locker und akzeptieren Sie, wenn die Fersen noch nicht den Boden berühren. Verweilen Sie in ihrer Haltung mit fließendem Atem – bei der Einatmung öffnet sich der Brustraum, bei der Ausatmung entspannt er sich. Ziehen Sie in Ihrer Vorstellung Energie aus dem Kontakt Ihrer Handflächen mit dem Boden.

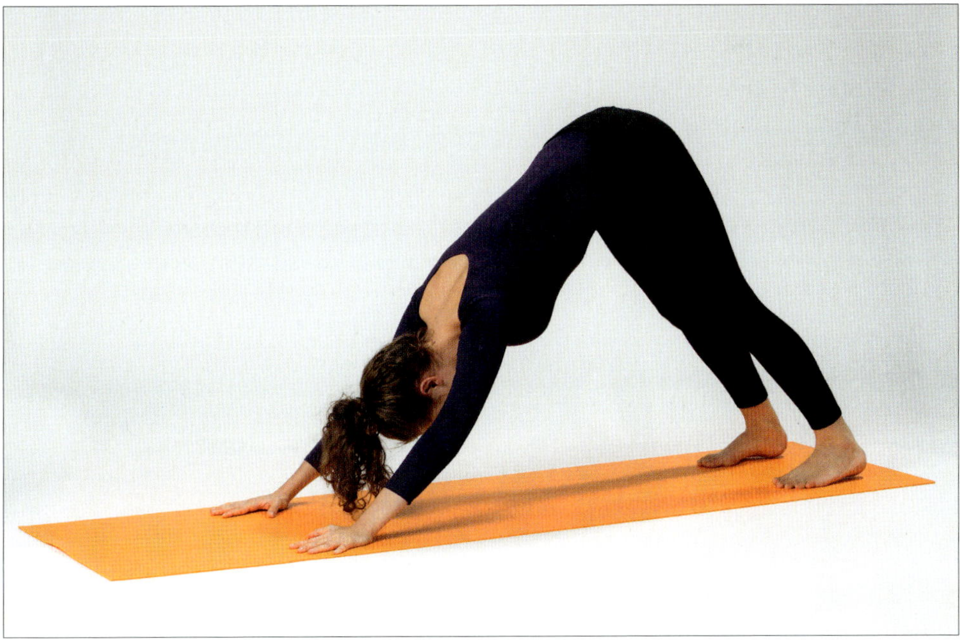

Abbildung 15–1: Der nach unten schauende Hund – das „Giebeldach"

Übung

Die Taube *(eka pada kapotasana)*

Diese Übung hat zum Ziel, das Gleichgewicht von Halten und Loslassen in der Schultermuskulatur zu verbessern, die Wahrnehmung von Weite im Nackenbereich zu erzeugen und das sog. Herz-Cakra (Energiezentrum in der Körpermitte auf Höhe des Herzens) zu öffnen. Die Übung soll einer Kyphose der Brustwirbelsäule entgegenwirken, indem die Schulterblätter bei der Rückbeuge in den Rücken integriert werden.

Durchführung: Nehmen Sie die Position der Körperübung „Der nach unten schauende Hund" (s.o.) ein. Verlagern Sie dann das Gewicht auf beide Hände und legen Sie ein Knie zwischen die aufgesetzten Hände. Senken Sie das Gesäß Richtung Boden ab **(Abbildung 15–2)**. Beim starken Anwinkeln des Knies zwischen den Händen können im Kniegelenk Schmerzen auftreten. Die Spannung im Knie kann verringert werden, indem ein Kissen zwischen Oberschenkel und Wade gelegt wird.

Wenn Sie die Haltung dieser Übung einnehmen, entwickeln Sie Kraft für die Aufrichtung, indem Sie sich mit den Schienbeinen vom Boden abdrücken und das Brustbein nach oben anheben. Gleichzeitig entspannen Sie die Schulterblätter, indem Sie sie in die Rückseite des Oberkörpers sinken und die Nackenregion weich werden lassen.

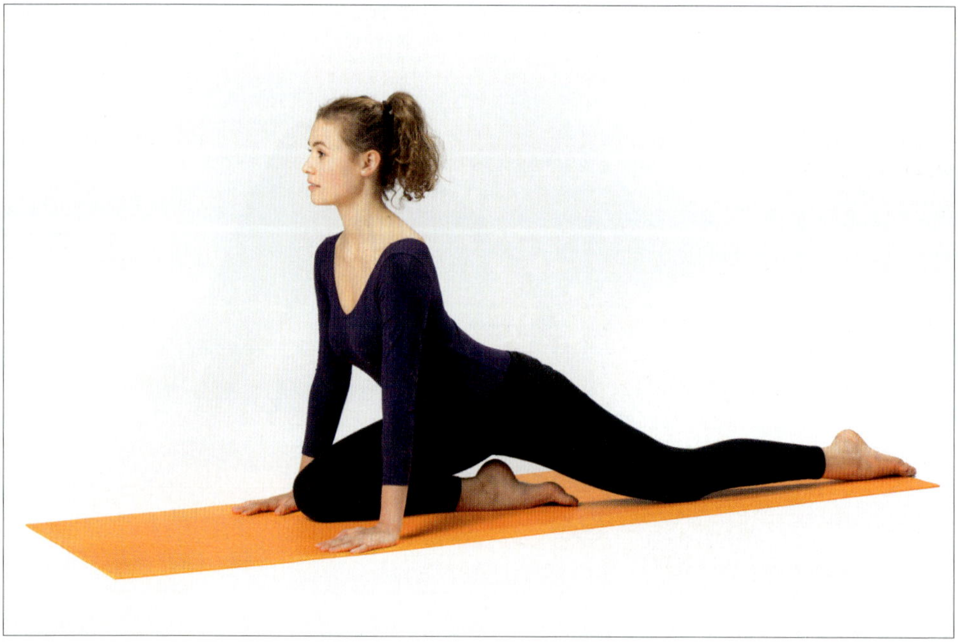

Abbildung 15–2: *Die Taube* – angewinkeltes Knie und Gesäß zum Boden

Übung

Der Sonnenvogel *(cakravakasana)*

Beim Praktizieren der Übungen soll eine Mühelosigkeit erreicht werden, die zum Aufgehen (*Flow*) in der Drei-Einheit von Körper, Bewusstsein und Seele führt. Hierbei wird eine spezielle Atmung (*Ujjayi*) angewandt: Ein- und Ausatmung erfolgen bei geschlossenem Mund durch beide Nasenlöcher. Dies wird begleitet durch ein leichtes Rauschen, dessen Resonanzkörper der Brustraum bildet. Bewegung, Atemrhythmus und Klang sollen sich verbinden und die Energie des Herz-Chakra (s.o.) in Fluss bringen.

Körperlich gesehen geht es um die Beweglichkeit im Schultergürtel in Verbindung mit der Atembewegung. Hierdurch soll die ganze Wirbelsäule einschließlich der Brustwirbelsäule mobilisiert werden.

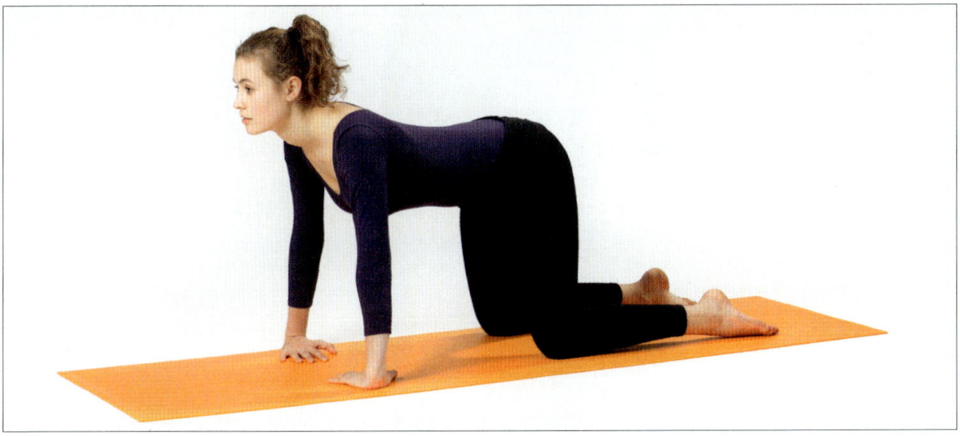

Abbildung 15–3: *Der Sonnenvogel* – Vierfüßlerstand/Einatmung

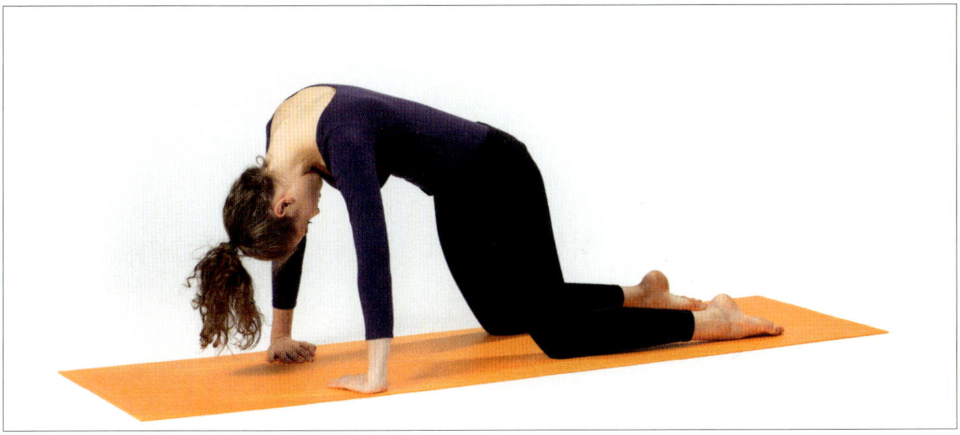

Abbildung 15–4: *Der Sonnenvogel* – Katzenbuckel/Ausatmung

Durchführung: Die Übung verbindet die Grundhaltung im Vierfüßlerstand beim Einatmen **(Abbildung 15–3)**, den Katzenbuckel im Vierfüßlerstand beim Ausatmen **(Abbildung 15–4)**, die Grundhaltung beim Einatmen **(Abbildung 15–5)** und das Absenken des Brustkorbs im Vierfüßlerstand beim Ausatmen **(Abbildung 15–6)**.

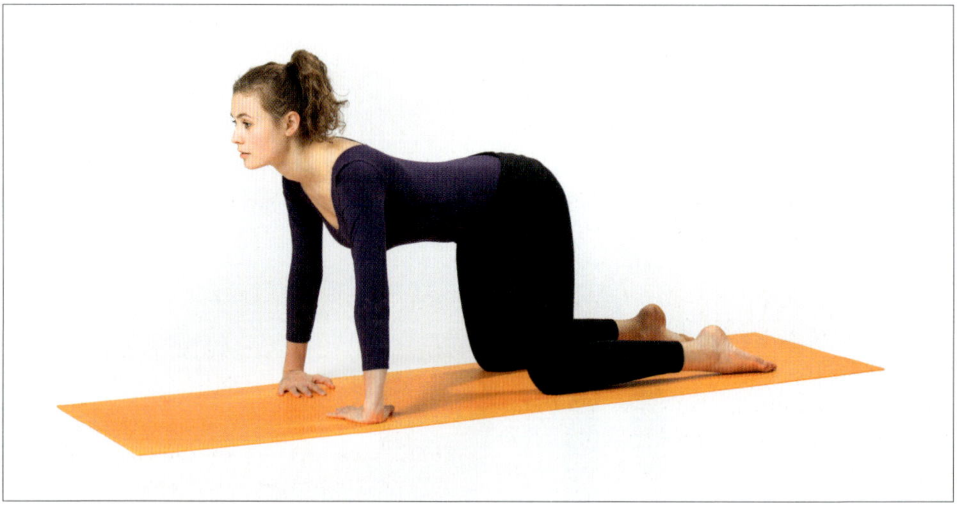

Abbildung 15–5: *Der Sonnenvogel* – Vierfüßlerstand/Einatmung

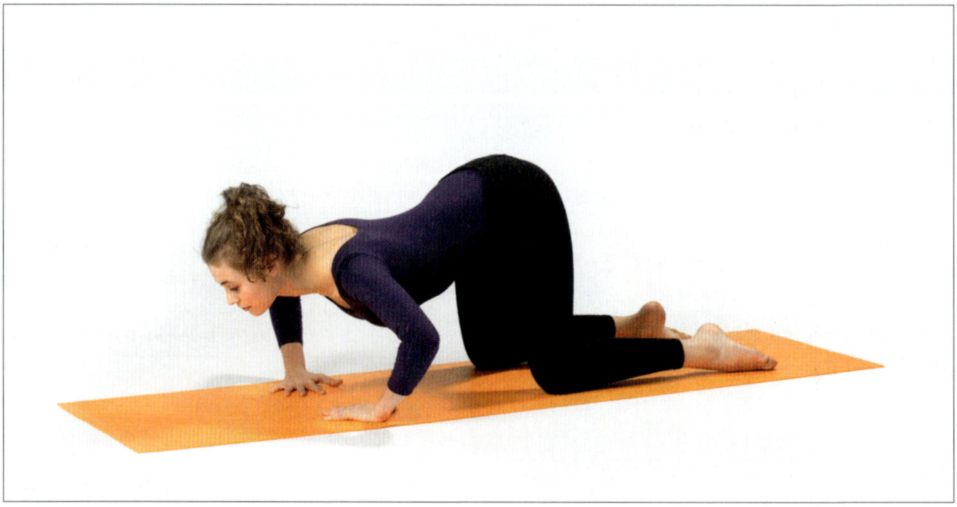

Abbildung 15–6: *Der Sonnenvogel* – Absenken des Brustkorbs/Ausatmung

15.5 Fazit für Musiker

Yoga ist ein aus Indien stammendes, etwa viertausend Jahre altes Philosophiesystem, dessen übergeordnetes Ziel darin besteht, in die Tiefe des Daseins zu schauen und höchste Erkenntnis zu erlangen. Der Begriff Yoga entstammt dem Sanskrit und ist abgeleitet von „yuj" verbinden, vereinen. Der Mensch wird als Organismus betrachtet, dessen vielfältige Aspekte durch Yoga in Einklang gebracht werden können. Die Grundsätze des Yoga sehen eine klar strukturierte Befolgung des achtgliedrigen Yoga-Pfades vor.

Traditionell wurde in Indien Yoga in der persönlichen Beziehung von einem Lehrer an einen ausgewählten Schüler weitergegeben. Mit dem Einzug des Yoga in die westliche Welt entstand die heute vielfach angebotene Form des Gruppenunterrichts. In der häufig praktizierten Form des Hatha Yoga hat sich ein Übungssystem herausgebildet, welches die Körperhaltungen (*Asanas*) und die Atemübungen (*Pranayama*) in den Mittelpunkt stellen. Zudem wird durch Körperwahrnehmung und Sammlung der Gedanken auf einen Gegenstand in der Meditation, der auch Musik sein kann, eine Integration von Körper, Bewusstsein und Geist angestrebt.

In mehreren wissenschaftlichen Untersuchungen zu Yoga konnten positive Wirkungen bei Schmerzen des Nacken- , Schulter- und unteren Rückenbereichs nachgewiesen werden. Bei Musikern ließ sich die Förderung eines positiven Umgang mit Auftrittsangst und mit Stimmungsschwankungen sowie eine positive Einstellung und gerichtete Aufmerksamkeit bei musikalischen Auftritten belegen, die zu mehr Sicherheit auf der Bühne führten. Auch wenn Yoga nicht speziell für die Anwendung bei Musikern konzipiert ist, gibt es eine Vielzahl prominenter Musiker, die sich öffentlich über ihre eigenen Erfahrungen mit Yoga äußern. Demnach kann Yoga für den ausübenden Musiker durch das Zusammenwirken von Körperwahrnehmung, Atembeobachtung und Meditation zu der Erfahrung führen, dass Musizieren in einer Einheit von Körper, Seele und Bewusstsein erlebbar wird. Die inneren Haltungen, aus denen heraus Yoga täglich praktiziert wird, lassen sich auf die Einstellung beim täglichen Üben des Instruments oder der Stimme gewinnbringend übertragen.

Praktische Hinweise

Unter folgenden Internetadressen finden Sie weiterführende Informationen:

http://www.yoga.de/yogalehrerin-finden
http://www.iyengar-yoga-deutschland.de/
http://www.ashtanga-yoga-association.com/
http://triyoga.com/

Literatur

Originalliteratur

Digambarji Swami, Gharote Dr. M. L. (1978). *Gheranda Samhita*. Lonavla (India): Kaivalyadhama.

Digambarji Swami, Kokaje Pt. R.G. (1970). *Hathapradipika*. Lonavla (India): Kaivalyadhama.

Karambelkar, P.V. (1978). *Patañjali Yoga Sutras*. Lonavla (India): Kaivalyadhama.

Sriram, R. (2006). *Patañjali Das Yogasutra*. Stuttgart: Theseus.

Weiterführende Literatur

Bäumer, B. (2008). Vijñâna Bhairava – Das göttliche Bewusstsein. Frankfurt a.M, Leipzig: Verlag der Weltreligionen.

BDY (Berufsverband Deutscher Yogalehrer) (2009). Der Weg des Yoga. Petersberg: Verlag Via Nova.

Blitz, G. (2008). Der Yogaweg des Patañjali. Petersberg: Verlag Via Nova.

Wer als Unterstützung für die Körperübungen einen Bildband sucht, dem sei folgendes Buch empfohlen:

Trökes, A. (2010). Das Grosse Yogabuch. München: Gräfe und Unzer.

Wem an einem tieferen Einstieg in die Yogaphilosophie gelegen ist, der findet allgemeine Zusammenhänge hier gut erläutert:

Eliade Mircea (2004). Yoga. Frankfurt a.M.: Insel-Verlag.

Zusätzlich zitierte Literatur

BDY (Berufsverband Deutscher Yogalehrer) (2014). Management Summary (Broschüre Yoga in Zahlen). Omnibus & Legal Research Nürnberg, September 2014.

Butzer, B, Ahmed, K, Khalsa, SB (2016). Yoga Enhances Positive Psychological States in Young Adult Musicians. Appl Psychophysiol Biofeedback 41 (2), 191–202.

Dunleavy, K., Kava, A., Goldberg, M.H., Malek, S.A. Talley, V., Tutag-Lehr, J., Hildreth (2016). Comparative effectiveness of Pilates and yoga group exercise interventions for chronic mechanical neck pain: quasi-randomised parallel controlled study. Physiotherapy 102, 236–242.

Harris Interactive Service Bureau (2012). Yoga in America. Yoga Journal, 6.12.2012.

Huchzermeyer, W. (2006). Das Yoga-Wörterbuch. edition sawitri, Karlsruhe: Verlag W. Huchzermeyer.

Jeter, PE., Slutsky, J., Singh, N, Khalsa, SB (2015). Yoga as a Therapeutic Intervention: A Bibliometric Analysis of Published Research Studies from 1967 to 2013. J Altern Complement Med., 21 (10), 586–592.

Khalsa Sat Bir, S., Shorter, S.M., Cope, S., Wyshak, G., Sklar, E. (2009). Yoga Ameliorates Performance Anxiety and Mood Disturbance in Young Professional Musicians. Appl Psychophysiol Biofeedback 34, 279–289.

Kim Sang-Dol (2016). Effects of yoga on chronic neck pain: a systematic review of randomized controlled trials. J. Phys. Ther. Sci. 28, 2171–2174.

Menuhin, Y. (1980). Unvollendete Reise. Lebenserinnerungen (3. Aufl.). Kassel: Bärenreiter.

Puls, H. (2004). Hatha-Yoga für Musiker. Musikphysiologie und Musikermedizin (11) 1&2, 79–86.

Stern, J.R.S., Khalsa, S.B.S., & Hofmann, S.G. (2012) Yoga Intervention for Music Performance Anxiety in Conservatory Students. Med Probl Perform Art 27 (3), 123–128.

Tilbrook, H.E., Hewitt, C.E., Aplin, J.D., Semlyen, A., Trewhela, A., Watt, I., & Torgerson, D.J. (2014) Compliance effects in a randomised controlled trial of yoga for chronic low back pain: a methodological study. Physiotherapy, 100 (3), 256–62.

16 Tanz

Claudia Spahn

Unter dem Begriff *Tanz* werden sehr unterschiedliche Tanzformen zusammengefasst. Ihr gemeinsames Merkmal besteht darin, *Bewegung* als Mittel menschlichen und künstlerischen Ausdrucks einzusetzen. Letzteres trifft in besonderem Maße auf Formen des Bühnentanzes wie *Klassisches Ballett* und *Modern Dance* zu.

Neben dem künstlerischen Bühnentanz bestand seit jeher auch der *Gesellschaftstanz*, der soziale Funktionen erfüllte und heute als Tanz*sport* im Bereich des Sports organisiert ist. Als geografische und nationale Besonderheiten und Entwicklungen bestehen außerdem folkloristische und historische Tanzformen in einer fast unüberschaubaren Fülle.

Ein Spezifikum stellt der *Stepptanz* dar, der sich vor einem ethnologischen Hintergrund zu einer solistischen Form des Bühnentanzes entwickelte.

Ähnlich wie Musik und Sport wird Tanz sowohl in der Freizeit als auch im professionellen Rahmen ausgeübt. Alle Formen des Tanzes haben eine große Nähe zur Musik.

In diesem Kapitel werden Klassisches Ballett, Modern Dance und Stepptanz hinsichtlich ihrer spezifischen Aspekte in der Anwendung für Musiker vorgestellt.

16.1 Musik und Tanz

Die Kunstformen Musik und Tanz haben gemeinsam, dass sie sich beide prozesshaft in der Zeit vollziehen, d.h. eine Kunst des Augenblicks sind.

Seit Beginn der Menschheitsgeschichte bildeten Bewegung, rhythmische Klangerzeugung und stimmliche Lautäußerung als unmittelbare Ausdrucksmöglichkeiten des Menschen eine Einheit. Auch die Entwicklung hin zur Differenzierung künstlerischer Formen wie Gesang, Klangerzeugung durch Instrumente, Tanz und Poesie vollzog sich lange Zeit noch in der Einheit religiös geprägter Rituale. Etwa seit der Antike wurden die Künste eigenständiger.

Der Begriff *Musik* – griechisch *musiké* – bezeichnete noch in den Anfängen der griechischen Antike die Einheit aus Poesie, Tanz und Musik, erst im 4. Jahrhundert v.Chr. erfolgte die Einengung des Begriffs auf die Tonkunst. Auch das griechische Wort *chorós* bedeutete ursprünglich *Tanzplatz*, bezeichnete dann aber in der Bedeutung von *Reigentanz* auch die in der Gruppe tanzenden Personen und ihren Gesang (Lehmann, 2016). Der Bedeutungswechsel zum *Chor* als einer ausschließlich *singenden* Gruppe von Personen vollzog sich erst in der einstimmigen liturgischen Musik des christlichen Mittelalters (Lehmann, 2016).

Musik und Tanz traten sich in Europa als eigenständige Künste seit dem Entstehen des künstlerischen Bühnentanzes – *Ballett* – gegen Ende des 17. Jahrhunderts gegenüber. Die Kunstform Ballett inspirierte Komponisten über Jahrhunderte hinweg zu Kompositionen, die gleichzeitig für die Musikgeschichte von großer Bedeutung sind. Als Beispiele seien hier die heute immer noch häufig aufgeführten großen Handlungsballette Peter Tschaikowskys sowie die Ballettkompositionen von Igor Strawinsky und Erik Satie genannt, die in der Kulturgeschichte den Beginn der Moderne und des Surrealismus markieren.

Bis heute ist nahezu jegliche Form des Tanzes weiterhin mit Musik verbunden. So hat die Entwicklung neuer Musikstile wie beispielsweise des Jazz und Rock'n Roll auch neue Tanzformen entstehen lassen. Konzertformen mit choreografierten Bewegungselementen auf der Bühne und einem bewegungsdynamischem Publikum gibt es im Bereich des Rock, Pop und in weiteren Musikstilen der sogenannten U-Musik. Außerdem entstehen im Tanz- und Musiktheater sowie in zahlreichen im Kino präsentierten Tanzfilmen immer wieder Ansätze zur kreativen Annährung von Musik und Tanz.

Im Gegensatz hierzu rückte aus der Perspektive der klassischen Musik die Schwesterdisziplin in größere Ferne und der Bezug der Musik zur Bewegung ging weitgehend verloren.

Bereits Anfang des zwanzigsten Jahrhunderts entwickelte der Schweizer Komponist und Musikpädagoge Emile Jaques-Dalcroze (1865–1950) unter dem Begriff *Rhythmik* ein Ausbildungssystem, in dem er den Zusammenhang von Musik und tänzerischem Ausdruck – verbunden durch den Rhythmus – wieder in den Mittelpunkt stellte. Seit 1925 wird das Fach Rhythmik an deutschen Musikhochschulen unterrichtet.

Auch in der *Elementaren Musikpädagogik* steht die Verbindung von Musik mit anderen Formen künstlerischen Ausdrucks im Mittelpunkt. Bewegung wird als ein Grundelement der Musik verstanden, welches beim Musizieren mit allen Altersgruppen von Kleinkindern bis Senioren Berücksichtigung findet. Durch Integration der Fächer Elementare Musikpädagogik und Rhythmik in die pädagogische und künstlerische Ausbildung heutiger Musiker soll der Bewegungsaspekt der Musik wieder stärker ins Bewusstsein gerückt werden.

16.2 Klassisches Ballett und Modern Dance

16.2.1 Klassisches Ballett

Das Klassische Ballett ist die historisch älteste europäische Form des heute praktizierten künstlerischen Bühnentanzes und wird nach wie vor an Theatern gepflegt. In Deutschland werden zahlreiche Kinder und Jugendliche, überwiegend Mädchen, in meist privat geführten Ballettschulen in klassischem Ballett ausgebildet. Von diesen werden nur wenige professionelle Tänzer und Tänzerinnen.

Historische Entwicklung

In Frankreich gründete Ludwig XIV 1661 die *Académie Royale de danse* in Paris. Von ihr gingen entscheidende Einflüsse auf die Weiterentwicklung des Balletts als künstlerischer Disziplin aus. So tanzten in den Opern Jean-Baptiste Lullys und Jean-Philippe Rameaus neben dem „Sonnenkönig“ selbst bereits Berufstänzer. Ende des 17. Jahrhunderts durften auch Frauen als Tänzerinnen auftreten.

Der Choreograph *Jean George Noverre* (1727–1810) forderte als einer der ersten Tanztheoretiker eine Reform der Ballettpraxis – weg vom reinen Divertissement hin zu einer ernsthafteren künstlerischen Aussage. Er wird deshalb als Wegbereiter des Handlungsballetts gesehen, das in der zweiten Hälfte des 19. Jahrhunderts in Russland in der Zusammenarbeit des Komponisten Peter Ijitsch Tschaikowsky (1840–1893) und des Choreografen Marius Petipa (1818–1910) eine Blüte erlebte. Hier entstanden die drei Ballette *Schwanensee*, *Dornröschen* und *Der Nussknacker*, die heute noch einen festen Platz im internationalen Ballett-Repertoire einnehmen.

Die russische Schule der Ballettkunst gelangte 1909 mit *Serge Diaghilew* (1872–1929) und seinen *Ballets Russes* nach Paris. Hier entstanden während der folgenden zwanzig Jahre in der Zusammenarbeit zwischen namhaften Komponisten, Choreografen und bildenden Künstlern Werke auf hohem künstlerischen Niveau. Zu diesen zählen u. a. die Ballette *L'Oiseau de Feu* (1910) und *Le Sacre du printemps* (1913) von Igor Strawinsky sowie das Ballett *Parade*, das in der Zusammenarbeit von Jean Cocteau, Erik Satie, Pablo Picasso und Léonide Massine entstand und 1917 in Paris uraufgeführt wurde.

Der Choreograph *George Balanchine* (1904–1983) knüpfte in den USA mit neoklassizistischen Balletten wie *Apollon Musagète* wieder an die russische Tradition an.

Technische Grundlagen

Das Klassische Ballett enthält ein regelhaftes System an Positionen und Bewegungen, die in französische Fachbegriffe gefasst sind. Charakteristisch im Klassischen Ballett sind die Auswärtsstellung der Füße, die Auswärtsdrehung der Beine im Hüftgelenk sowie die Öffnung des ganzen Körpers zum Publikum. Auch die Armbewegungen *(Port de bras)* folgen festen Formen. Die tänzerischen Bewegungen sollen möglichst leicht und die Tänzerinnen und Tänzer schwerelos wirken. Drehungen *(Pirouetten)* um die zentrale Körperachse erfordern wie alle anderen Bewegungen im Klassischen Ballett eine hohe Körperbeherrschung.

Eine Besonderheit des Klassischen Balletts stellt das Tanzen auf *Spitzenschuhen* dar. Der Spitzenschuh besteht vorne aus einer stabilen Kappe mit der Standfläche, auf welcher der Fuß zum Spitzenstand kommt. Hierdurch soll der Eindruck der Schwerelosigkeit verstärkt werden. Die italienische Ballerina *Maria Taglioni*

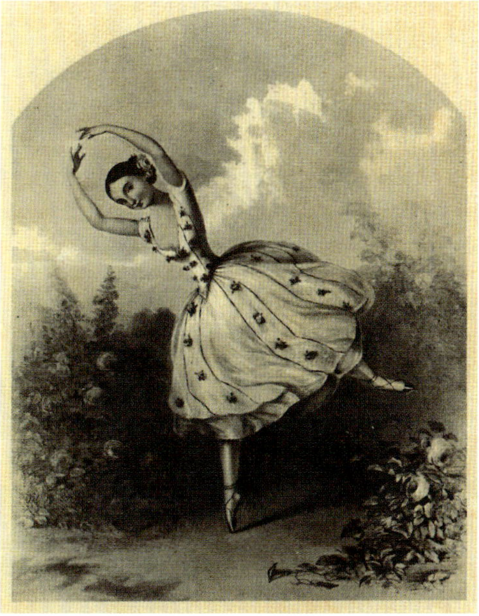

Abbildung 16–1: Die italienische Ballerina Maria Taglioni

(1804–1884) tanzte 1832 in Paris als eine der ersten Tänzerinnen im Ballett *La Sylphide* (Musik J. Schneitzhoeffer, Choreografie Filippo Taglioni) auf Spitzenschuhen **(Abbildung 16-1)** (Reinhardt, 2007).

16.2.2 Modern Dance

Modern Dance ist eine Stilrichtung des künstlerischen Bühnentanzes, die im Unterschied zum Klassischen Ballett von natürlichen Bewegungen ausgeht. Durch Veränderung werden diese dem gewünschten Ausdruck so weit angepasst, dass sie eine artistische Form erhalten (Karina und Sundberg, 1992, S. 7).

Historische Entwicklung

Die Entwicklung des *Modern Dance* begann etwa um 1900 in Europa und den USA. In Mitteleuropa war die Verbreitung von Meditation und Yoga sowie die Gründung der Eurythmie – einer selbständigen Form der Tanztherapie – durch den Anthroposophen *Rudolf Steiner* (1861–1925) und der Rhythmik durch *Jaques-Dalcroze* (s. o.) Wegbereiter des neuen Tanzstils. In den USA ist der Beginn des *Modern Dance* mit der Tänzerin *Isadora Duncan* (1877–1927) verknüpft. Sie entwickelte eine eigene Tanzphilosophie, nach der die Bewegung ganz aus dem Innern entspringt und der Tanz sich an natürlichen Bewegungen wie Laufen und Springen orientieren soll. Isadora Duncan hatte als Tänzerin in den USA zeitlebens wenig Erfolg, sodass sie sich hauptsächlich in Europa aufhielt. Hier war sie mit vielen anderen Künstlern im Austausch.

In Mitteleuropa stand der Tänzer und Tanztheoretiker *Rudolf von Laban* (1879–1958) an der Spitze der modernen Tanzentwicklung. Er hatte Klassisches Ballett studiert und war der Auffassung, dass die Bewegungsfähigkeit des menschlichen Körpers im Klassischen Ballett nicht vollständig genutzt sei. Auch er entwickelte sein eigenes Tanzsystem, nach dem das Zentrum, von dem alle Bewegung ausgeht, im Bereich des Solarplexus (vgl. S. 157) liegt. Rudolf von Laban kommt v. a. durch die von ihm entwickelte kinematographische Tanzschrift, die *Labannotation*, große Bedeutung zu.

1913 stieß *Mary Wigman* (1886–1973) in München als Schülerin zu ihm. Sie hatte vorher bei Jaques-Dalcroze gelernt, begann aber erst mit 26 Jahren, sich ernsthaft zur Tänzerin auszubilden. Sie entwickelte einen Tanzstil, der durch seine Ausdruckskraft bestach. Im Unterschied zum Ideal der Schwerelosigkeit im Klassischen Ballett betonte Wigman das Körpergewicht und die Beziehung zum Boden. 1920 eröffnete sie in Dresden ihre Schule, die zum Zentrum des deutschen Ausdruckstanzes wurde. Die Schule wurde ab 1945 in Berlin weitergeführt.

Wie Isadora Duncan und Mary Wigman war auch die amerikanische Tänzerin *Martha Graham* (1894–1991) davon überzeugt, dass der Tanz auf inneren Erfahrungen des Tänzers aufbauen müsse. Sie entwickelte ein systematisches Bewegungssystem, nach dem genau trainiert wurde. Unter ihren Schülern waren u. a. *Erick Hawkins* (vgl. S. 68) und *Merce Cunningham* (1919–2009).

Unter den Tänzerinnen der zweiten Generation ist *Gret Palucca* (1902–1993) eine der hervorragenden Vertreterinnen des modernen deutschen Tanzes **(Abbildung 16-2)**. Sie war Schülerin bei Mary Wigman und eröffnete 1925 ihre eigene,

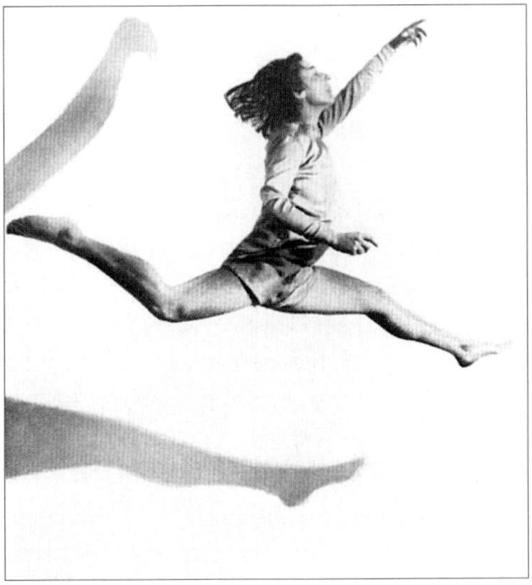

Abbildung 16–2: Die Tänzerin Gret Palucca

nach ihr benannte Schule in Dresden, die heute noch besteht.

Seit den 1980er Jahren entwickelte sich der Tanz weiter zu neuen Formen, unter denen das Tanztheater von *Pina Bausch* (1940–2009) in Wuppertal europa- und weltweite Akzente setzte.

16.2.3 Ausbildung

Alle Formen des Bühnentanzes erfordern eine jahrelange Ausbildung, die bei professionellen Tänzern in der Regel im frühen Kindesalter beginnt und zunächst mehrmals pro Woche, später täglich, mehrere Stunden Training umfasst. Im Laienbereich findet das Balletttraining weniger häufig statt und kann auch im Erwachsenenalter begonnen werden, wobei dann nur noch ein begrenztes Niveau erreicht werden kann.

Die Ausbildung in künstlerischem Tanz umfasst heute üblicherweise auch Techniken des Modern Dance, wobei Klassisches Ballett weiterhin meist die Grundlage bildet.

16.2.4 Spezifische Aspekte in der Anwendung für Musiker

Für Musiker ist künstlerischer Tanz – sei es Klassisches Ballett, Modern Dance oder auch andere Tanzstile – aus mehreren Blickwinkeln interessant.

Zunächst wird Musikern der Zugang zum Tanzen durch ihre musikalischen Kenntnisse erleichtert. Umgekehrt kann der Zugang über die Bewegung zu neuen Erfahrungen beim Musizieren verhelfen.

Das präzise und methodisch differenzierte Training im Tanz liefert Musikern wertvolle Anregungen für das Üben mit dem Instrument und der Stimme. Durch die Ganzkörperbewegungen beim Tanzen werden Muskelketten in ungewohnten Bewegungsfolgen aktiviert, koordiniert und trainiert. Tanzen verbessert die körperliche Kondition und die Ausdauer. Es führt gleichzeitig zu einem Aufbau der tiefliegenden Rückenmuskulatur, die für die Haltung beim Musizieren eine sehr wichtige Voraussetzung darstellt. Die im Ballett geschulte Aufrichtung gewährt außerdem eine gute Bühnenpräsenz. Die Bedeutung der tänzerischen Ausbildung für Musiker wird auch dadurch unterstrichen, dass Sänger an vielen Musikhochschulen ein Körpertraining durchlaufen, welches Elemente des Tanztrainings beinhaltet.

Hinsichtlich gesundheitlicher Aspekte beim Tanzen steht die Tanzmedizin zur Verfügung. Sie hat sich – parallel zur Musikermedizin – entwickelt, um Tänzern Grundlagen der Prävention zur Verfügung zu stellen (Simmel, 2009). Ähnlich wie Musiker sind auch Tänzer auf eine ökonomische und gesunde Körperbewegung angewiesen.

16.3 Stepptanz

Ein Stepptänzer ist gleichzeitig Tänzer und Musiker, da er mit seinen Köperbewegungen als „Schlagzeuger“ den erklingenden Rhythmus erzeugt. Um dies zu ermöglichen, wird der Stepptanz mit Schuhen getanzt, an deren Sohlen – an der Spitze und Ferse – zwei Metallplatten mit Schrauben befestigt sind **(Abbildung 16-3)**. Beim Tanzen werden hierdurch rhythmische Klänge erzeugt, welche zu den Rhythmen der Musik in Beziehung gesetzt werden.

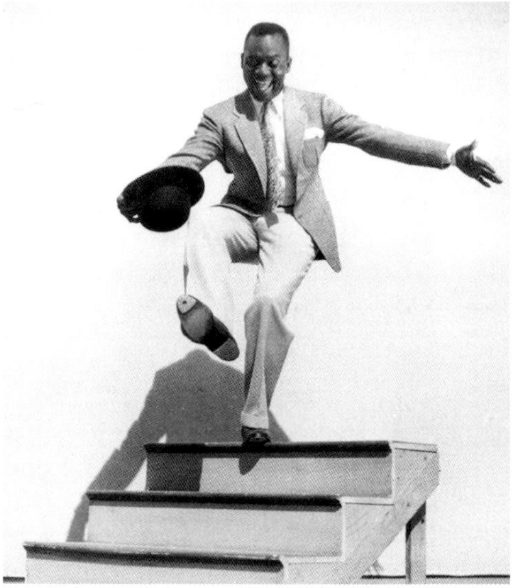

Abbildung 16–3: Bill „Bojangles“ Robinson bei seiner berühmten Stepptanznummer, dem Stair Dance[4]

16.3.1 Historischer Abriss

Der Stepptanz – englisch *Tap Dance* – entstand im 19. Jahrhundert in den USA und hatte ursprünglich afrikanische und irische Wurzeln. Zwischen 1900 und 1930 war er die populärste Form des Bühnentanzes am New Yorker Broadway. Einer der berühmtesten Vertreter war der Tänzer *Bill „Bojangles“ Robinson* (1878–1949), der als einer der ersten schwarzen Künstler zu Weltruhm gelangte. Seinen Durchbruch erlebte Bill Robinson 1928 in der Broadway Show „Blackbirds“, in der er seine legendäre Steppnummer, den *Stair Dance,* auf einer Treppe tanzte **(Abbildung 16–3)**. Er trat auch in mehreren Filmen, häufig zusammen mit Shirley Temple, auf. Die Tatsache, dass ihm zu seinem Begräbnis tausende Menschen die letzte Ehre erwiesen und dass sein Sarg von Duke Ellington, Cole Porter und Irving Berlin getragen wurde, zeigt seine große Beliebtheit und die enge Verbindung zu den Jazz-Größen seiner Zeit.

Der Stepptanz wurde in den dreißiger Jahren in New York auf der Straße gelebt, rund um die Uhr trafen sich die Stepptänzer im Hoofer's Club, wo man improvisierte und neue Schritte ausprobierte. Dort stand auch ein Klavier.

Mit Aufkommen des Films in den Zwanziger Jahren wurden weiße Stepptänzer in Hollywood engagiert. Einer der berühmtesten war *Fred Astaire* (1899–1987). Er war Tänzer, Choreograf, Sänger und Schauspieler und prägte seinen eigenen, durch verschiedene Tanzformen geprägten Tanzstil. Neun Filme drehte er zusammen mit der Tanzpartnerin und Stepptänzerin *Ginger Rogers* (1911–1995). Eine bekannte Gesangs- und Steppnummer

4 Quelle: Getty Images/Hulton Archive/Freier Fotograf

von Fred Astaire zusammen mit Eleanor Powell ist der Titel *Begin the Beguine* von Cole Porter aus dem Film *Broadway Melody of 1940*. Ein weiterer berühmter Stepptänzer, Sänger, Schauspieler und Choreograf war *Gene Kelly* (1912–1996). Zwei seiner bekanntesten Filme sind *Ein Amerikaner in Paris* (1951), der mit sechs Oscars ausgezeichnet wurde, und *Singin' in the Rain* (1952).

In den sechziger und siebziger Jahren war der Stepptanz weniger populär, der Jazztanz nahm in den Filmen und großen Shows seine Rolle ein und es wurden kaum noch Stepptänzer engagiert. Erst Anfang der 1980er Jahre kam es zu einem Revival, u. a. durch den Stepptänzer, Sänger und Schauspieler *Gregory Hines* (1946–2003). Als Darsteller in dem amerikanischen Spielfilm *Tap* (1989) machte er den Stepptanz wieder bekannt.

Nach Deutschland kam der Stepptanz im Jahr 1925 durch den Tänzer *Egon Bier*, der mit Fred Astaire Kontakt hatte und der als erster in seiner Tanzschule in Deutschland Stepptanz unterrichtete.

Seit 1995 besteht in Deutschland der *German TAP Verein zur Förderung des Steptanzes e. V.*, der auch eine Fachzeitschrift für Stepptanz, *Das German Tap Magazin*, herausbringt. Auf der website sind Adressen von Schulen und Dozenten für Stepptanz zu finden (www.germantap.de).

Heute wird der Stepptanz in seinen verschiedenen Stilen international gepflegt und ist beispielsweise in Musical-Produktionen wie *Mary Poppins* 2016 in Stuttgart neben anderen Tanzstilen zu sehen.

Die irische Tradition des Stepptanzes lebt in Form des *Riverdance* weiter, bei dem mehr als zwanzig Tänzerinnen und Tänzer in großen Shows, die das breite Publikum erreichen, synchron steppen.

16.4 Spezifische Aspekte in der Anwendung bei Musikern

Stepptanz stellt aufgrund seiner starken rhythmischen Komponente eine besonders direkte Verbindung zwischen Musik und Bewegung her. Im Unterschied zum Instrumentalspiel, bei dem – außer bei Schlagzeugern, Organisten und Harfenisten – die Klangerzeugung fast ausschließlich mit den Händen geschieht, werden beim Steppen Klänge und Rhythmen mit den Füßen erzeugt. Für Musiker verbessert dies einerseits die Kraft und Ausdauer in den Fuß- und Beinmuskeln, aber es erzeugt auch generell eine intensivierte Wahrnehmung der unteren Körperhälfte, die beim Musizieren oft in den Hintergrund tritt. Da eine optimale Aufrichtung die entscheidende Grundlage für ein gelungenes und gesundes Musizieren darstellt und diese auf den unteren Extremitäten aufbaut, wird im Stepptanz eine für Musiker sehr wichtige, elementare Grundlage geübt.

Die Gestaltung der Rhythmen durch Fußbewegungen im Kontakt zum Boden schult zudem die Koordinations- und Konzentrationsfähigkeit. Bei der stärker tänzerischen Variante des Stepptanzes ist die Anforderung an die Koordination noch dadurch erhöht, dass zu den Tanzbewegungen der Füße die Choreografie der Arme hinzukommt. Die Flexibilität in der Bewegungsgestaltung wird dadurch gefördert, dass beim Stepptanzen eine schnelle und kontrollierte Gleichgewichtsverlagerung zwischen rechts und links erforderlich ist.

Der Stepptanz steht zudem in der Tradition der Improvisation, sodass hier auch grundlegende musikalische Elemente wie

Metrum, Rhythmus und Timing praktiziert werden und gleichzeitig musikalisches Lernen auf improvisatorische Weise stattfinden kann. Ebenso ermöglicht der Stepptanz das Kennenlernen von Off Beat Rhythmen im Jazz, zumal häufig mit Klavier oder Big Band gesteppt wurde.

Tanzen generell, insbesondere aber auch Stepptanzen erfordert und fördert ein gut entwickeltes Körpergefühl. Zudem verlangen die Fußtechniken hohe Präzision und Schnelligkeit. Diese ist besonders hoch, wenn der Stepptänzer als Musiker mit seinen Füßen musiziert wie z. B. in Morton Goulds *Tap Dance Concerto* (1953) und in Duke Ellingtons *First Sacred Concert* in *„David Danced Before the Lord With All His Might"* (1965), in denen eine solistische Stimme für Stepptanz komponiert ist.

Steppunterricht findet meist in der Gruppe statt. Dies wirkt zusätzlich anregend und motivierend.

16.5 Fazit für Musiker

Künstlerischer Tanz kann wegen seiner Nähe zur Musik gerade Musiker stark ansprechen und ihnen einen leichten Zugang verschaffen. Das Körpertraining im Tanz liefert für Musiker Trainingseffekte hinsichtlich Koordination, Ausdauer, Präzision und Schnelligkeit, die ebenso beim Musizieren genutzt werden können. Im Unterschied zu den anderen körperorientierten Ansätzen stellt der Tanz eine eigene Kunstform dar. Gerade hiervon können auch Musiker profitieren.

Praktische Hinweise

Unterrichtsangebote in Klassischem Ballett, Modern Dance, Jazz Dance etc. finden Sie an den ortsansässigen, meist privat geführten Ballettschulen. Von der Ausbildung und Qualifikation der Dozentinnen können Sie sich durch eine Probestunde einen persönlichen Eindruck verschaffen.

Der Stepptanz ist in Deutschland im German TAP Verein zur Förderung des Stepptanzes e. V. organisiert. Dieser bringt viermal jährlich das *german tap magazin* mit Informationen zu Aktivitäten im Stepptanz heraus. Weitere Informationen finden Sie unter http://www.germantap.de/.

Literatur

Driver, I. (2001). *Tanzfieber. Von Walzer bis HipHop. Ein Jahrhundert in Bildern.* (Aus dem Englischen von Petra Thoms.) Berlin: Henschel.

Karina, L., & Sundberg, L. (1992). *Modern Dance. Geschichte, Theorie, Praxis.* Berlin: Henschel.

Koegler, H. (1984). *Reclams Ballettlexikon* Stuttgart: Reclam.

Lehmann, C. (2016). Chorgesang. In: Mecke, A.-C., Pfleiderer, M., Richter, B., & Seedorf, T. *Lexikon der Gesangsstimme*, Laaber: Laaber-Verlag.

Reinhardt, A. (2007) *Der passende Spitzenschuh: Tipps & Tricks für Kauf, Tuning und Pflege* (2. Aufl.). Leipzig: Henschel.

Simmel, L. (2009). *Tanzmedizin in der Praxis. Anatomie. Prävention. Trainingstipps.* Leipzig: Henschel.

Spahn, C. (1991). *Das Verhältnis von Musik und Tanz in Parade* (Diplomarbeit). Hochschule für Musik Freiburg.

17 Pilates

Cornelia Berberich

Die Pilates-Methode – oder auch kurz *Pilates* – trägt den Namen ihres Entwicklers Joseph Pilates (1883–1967). Sie umfasst ein systematisches Körpertraining mit dem Schwerpunkt der Kräftigung der Muskulatur und verfolgt dabei das Ziel einer umfassenden Gesundheitsförderung, realisiert durch einen kontrollierten Körpereinsatz und eine bewusst geführte Atmung.

17.1 Entstehung und Konzept

17.1.1 Entstehung

Joseph Hubert Pilates wurde in der Nähe von Düsseldorf geboren (Rincke, 2015). Als Kind litt er unter Asthma und Rachitis, konnte aber durch viele Sportarten wie Turnen, Boxen, Skifahren, Schwimmen u.a. seinen Körper kräftigen. Während des ersten Weltkriegs vermittelte er in England Mitsoldaten, wie sie sich durch Körpertraining fit halten konnten. Während seiner Internierung auf der Isle of Man – einer britischen Insel in der Irischen See – half er Kriegsverletzten in der Rehabilitation. Er baute erste Trainingsgeräte aus Federn von Betten und begann seine Übungen zu systematisieren. Seine Trainingsmethode nannte er *Contrology*, da durch sie eine umfassende Kontrolle und Koordination des Körpers sowie von Verstand und Geist erlangt werden sollten. Als Joseph Pilates nach dem Krieg nach Deutschland zurückkehrte, begegnete er Rudolf von Laban (1879–1958) und Mary Wigman (1886–1973) und kam so in Kontakt mit dem zeitgenössischen Tanz (vgl. S. 244). Das Angebot der Regierung, deutsche Soldaten zu trainieren, schlug er aus und emigrierte 1926 in die USA. Auf der Überfahrt lernte er seine spätere Frau Clara Zeuner (1883–1976) – von Beruf Krankenschwester – kennen, mit der er in New York ein Fitnessstudio eröffnete. Dieses befand sich in der Nähe des New York City Ballet, sodass viele Tänzerinnen und Tänzer – unter diesen George Balanchine, Ted Shawn, Martha Graham u.a. – seine Methode als Trainingsunterstützung und zur Technikverbesserung nutzten. Seine Übungen verstand Pilates als Teil eines umfassenden Gesundheitsprogramms, welches auch eine bewusste Ernährung, Körperpflege und Hygiene, ausgewogene Schlafgewohnheiten, Bewegung in der Sonne und an der frischen Luft sowie ein Gleichgewicht von Arbeit, Freizeit und Entspannung mit einschloss. 1945 erschien sein Buch *Return to Life through Contrology*. Gesundheit stellt in seinem Verständnis eine aktive Aufgabe des Menschen dar: *„Um in allen Lebensbereichen optimale Ergebnisse innerhalb unserer Fähigkeiten zu erzielen, müssen wir ständig* *nach einem starken, gesunden Körper streben und danach, unseren Verstand bis an die Grenzen unserer Fähigkeiten zu entwickeln.“* (Pilates, 1945, S. 15). 1967 starb Joseph Pilates im Alter von 84 Jahren in New York.

Die Weiterführung seiner Arbeit hatte Pilates zu Lebzeiten nicht mehr geregelt, jedoch führten Schüler – nach seinem Tod unter dem Namen *Pilates* – die Methode fort. In den 80er Jahren fasste die Pilates-Methode insbesondere im Bereich der Tanzmedizin in den USA Fuß (Kuhnert, 2008). Mit Aufkommen der Fitnessbewegung in den neunziger Jahren und dem Ende eines langjährigen Rechtsstreits im Jahre 2000, demzufolge der Name Pilates nicht geschützt werden konnte, kam es zu einem regelrechten „Pilates-Boom“, der auch auf Europa übergriff. So wird bis heute in vielen Fitnesszentren *Pilates* angeboten. Die Trainingsmethode von Pilates wurde zum Teil unter Einbeziehung sportwissenschaftlicher Erkenntnisse weiterentwickelt und existiert heute in unterschiedlichen Varianten. Dies erklärt, warum differierende Anleitungen zur Durchführung der Übungen oder auch abweichende Bezeichnungen nebeneinander bestehen.

17.1.2 Konzept

Ziel der Pilates-Methode ist es, die Eigenwahrnehmung durch gezielte körperliche Bewegungen zu verbessern und im weiteren Sinne Personen zu ermutigen, Verantwortung für ihren Körper und ihr Handeln zu übernehmen. Das Körpertraining nach Pilates und die mit der Ausführung verbundene geistige Disziplin sollen auch zu einer verstärkten Selbstwahrnehmung verhelfen. Das Bewegungskonzept legt einen besonderen Schwerpunkt darauf, dass Bewegungen aus der Körpermitte heraus geführt werden. Der Ausführende soll sich dabei genau beobachten und sowohl Stabilität als auch Beweglichkeit entwickeln. Die Kräftigung des Körpers soll gleichzeitig zu einem stärkeren Vertrauen in die eigenen Fähigkeiten führen.

Bei der Durchführung der Übungen wird neben einer präzisen und kontrollierten Ausführung der Bewegungen auch auf eine geführte Atmung geachtet. Dies ermöglicht eine optimale Sauerstoffversorgung des Körpers und kann zu einer verbesserten Atemfunktion führen. Durch regelmäßiges Training können die motorischen Fähigkeiten und Fertigkeiten im Alltag verbessert werden.

17.2 Anwendungspraxis und Verbreitung

17.2.1 Anwendungsformen

Pilates wird einzeln oder in Gruppen unterrichtet. Außerdem sollen die erlernten Übungen selbstständig geübt und vertieft werden.

Das Körpertraining enthält eine Sammlung verschiedener Übungen, die auf einer Matte auf dem Boden oder an von Pilates speziell entwickelten Geräten durchgeführt werden. Grundsätzlich werden die beiden Formen Bodentraining und Gerätetraining unterschieden.

Das traditionelle *Bodentraining* findet auf einer Matte statt. Zusätzlich können hierbei auch Kleingeräte wie zum Beispiel der Magic Circle (ein mit Gummi überzogener Metallring mit zwei Griffpolstern), das Pilates-Band (ein ca. 20 cm breites,

150 cm langes Stoffband mit Taschen für die Hände bzw. Füße), Rotating-Discs (zwei beweglich übereinander liegende runde Holzscheiben, die miteinander verbunden sind), Balancekreisel, Schaumstoffrollen, Bälle oder Therabänder eingesetzt werden.

Das *Gerätetraining* findet an speziell von Pilates entwickelten Geräten statt. Es hat den Vorteil, dass die Bewegungen durch die Geräte geführt und unterstützt werden und dass es vielfältige Abstufungsmöglichkeiten hinsichtlich des Schwierigkeitsgrades gibt. Zu den Pilates-Geräten gehören der Reformer (ein bettähnliches Gestell mit einem beweglichen Schlitten), der Cadillac (ein Tisch mit einem Metallrahmen, an den zum Beispiel ein Trapez oder Federn gespannt werden können), der Chair (ein Stuhl, an dem Federn eingehängt werden können) und der Spine Corrector (ein Bodengerät zur Korrektur von Bewegungsproblemen der Wirbelsäule).

17.2.2 Allgemeine Prinzipien in der Anwendungspraxis

Eine angeleitete Trainingseinheit umfasst in der Regel 45 bis 60 Minuten. Alle Übungen können dem jeweiligen Leistungsstand angepasst werden. Hierfür werden beispielsweise die Hebellänge, die Geschwindigkeit, der Widerstand, die Unterstützungsfläche, die Bewegungsamplitude, die Bewegungsebenen und Bewegungsachsen oder die verbale oder taktile Anleitung verändert. Dies kann erreicht werden, indem Übungen beispielsweise mit angewinkelten oder gestreckten Beinen durchgeführt werden oder die Unterstützungsfläche dadurch verändert wird, dass man sich bei seitlichen Stützübungen auf den Ellenbogen oder nur auf die Hand abstützt. Bei Gruppenkursen gibt es Angebote in den Kategorien Anfänger, Mittelstufe und Fortgeschrittene. Beim selbstständigen Training sind insbesondere bei Anfängern auch kürzere Trainingseinheiten von 10–15 Minuten sinnvoll und lassen sich dadurch gut in den Alltag integrieren.

Um Pilates-Übungen mit Erfolg auszuführen, sind verschiedene Prinzipien zu beachten:

- Bei einer Pilates-Übung soll immer der ganze Körper unter dem Motto „so viel wie nötig, so wenig wie möglich“ beteiligt sein. Durch den Einsatz des gesamten Körpers an einer Bewegung soll die Muskelkraft ausgewogen entwickelt und der Körper dadurch in Form gebracht und gestrafft werden. Der eigene Körper wird insbesondere bei Übungen auf der Matte als Trainingsgewicht genutzt.
- Die Atmung, und hierbei insbesondere die komplette Ausatmung, spielt eine zentrale Rolle. Die Einatmung soll durch die Nase erfolgen, bei der Ausatmung strömt die Luft gegen einen geringen Widerstand durch die leicht geöffneten Lippen.
- Während der Übungen ist die mentale Konzentration auf die Haltung, die Steuerung der Bewegung und auf die Wahrnehmung ihrer Auswirkungen sehr wichtig.
- Generell kommt dem Prinzip der Kontrolle in Bezug auf die Regelmäßigkeit des Trainings und die effektive und präzise Durchführung der einzelnen Übungen – insbesondere hinsichtlich der aufgebrachten Muskelkraft – eine hohe Bedeutung zu.
- Grundsätzlich ist die Qualität der Bewegungen wichtiger als die Quantität.

Eine Überbeanspruchung einzelner Bereiche des Körpers während einer Übung sollte vermieden werden, da hierdurch Fehlhaltungen gefördert werden. Dennoch ist es auch wichtig, beim Training immer wieder an seine natürlichen Grenzen zu gehen.

- Das Training erfolgt nach dem Prinzip der Zentrierung: Jede Bewegung wird aus der Kraft in der Körpermitte eingeleitet. Hierzu wird der Bauchnabel nach innen und oben gezogen, der untere Bauch wird eingezogen, der Beckenboden angespannt und die Rippen werden aufeinander zu und in Richtung der Beckenknochen nach unten geschoben. Dieses Kraftzentrum wird auch als *Powerhouse* bezeichnet. Der Begriff stammt jedoch ursprünglich nicht von Joseph Pilates selbst.
- Das Training sollte in Anlehnung an die Atmung einem natürlichen Rhythmus folgen. Durch die Verbindung des ganzheitlichen Körpereinsatzes mit der Atmung kann das Training zum Flow-Erleben führen, womit das Aufgehen in der Durchführung einer Tätigkeit gemeint ist.

17.2.3 Verbreitung

Die größte Pilates-Organisation weltweit ist die *Pilates Method Alliance* (PMA) in den USA. In Deutschland besteht seit 2006 der *Deutsche Pilates Verband e. V.* mit 700 Mitgliedern. Die Ausbildung zum Pilates-Lehrer für das Mattentraining, die von den genannten Verbänden angeboten wird und anerkannt ist, umfasst mindestens 60 Zeitstunden Präsenzunterricht an 8 Unterrichtstagen und 15 Stunden Hospitation. Anerkannte Ausbildungsinstitute und Pilates-Lehrer sind zum Beispiel auf der Homepage des Deutschen Pilates Verbands e. V. oder auf den Seiten der einzelnen Ausbildungsinstitute zu finden.

17.3 Spezifische Aspekte in der Anwendung bei Musikern

Obwohl *Pilates* ursprünglich sehr stark im Tanz und Sport verwurzelt ist, haben sich in den vergangenen Jahren auch zunehmend Musiker der Methode zugewandt und von ihr profitiert. Dabei liegt der Schwerpunkt von *Pilates* auf der Verbesserung von Kraft und Stabilität. Durch die hohe Qualitätskontrolle der Bewegungen (s. o.) wird gleichzeitig auch die Bewegungskoordination geschult. Beispielsweise können Strategien für effektive Bewegungsabläufe durch bewusst durchgeführte Schwachlastaufgaben gelernt und etabliert werden (Vleeming, 2012, S. 6). Da im *Pilates* Übungen individuell angepasst werden können, eröffnet dies auch die Möglichkeit, die spezifischen Bewegungsabläufe beim Musizieren im Training zu berücksichtigen.

Pilates-Angebote in Fitnesszentren, die auch von Musikern häufig besucht werden, werden meist in der Gruppe durchgeführt und enthalten Übungen aus dem Bodentraining. Hierbei werden besonders die Muskeln im Bereich von Becken, Rücken und Bauch trainiert. Hinzu kommen Übungen zur Dehnung und Straffung des gesamten Körpers.

Da eine stabile Aufrichtung des Körpers im Sitzen und Stehen die Grundlage optimaler Musizierbewegungen darstellt und hierfür die Rücken-, Becken- und Bauchmuskulatur ausreichend entwickelt sein muss, eignet sich *Pilates* für Musiker sehr gut als Basistraining. Darüber hinaus können auch einseitige Bewegungsanforderungen durch das jeweilige Instrument durch die Übungen ausgeglichen werden. Gegenüber unspezifischen Sportarten wie Joggen oder Schwimmen hat *Pilates* den Vorteil, dass unterentwickelte oder fehlbelastete Körperbereiche spezifisch trainiert werden können.

Die Anwendung von *Pilates* als Musikerin oder Musiker sollte idealerweise so ablaufen, dass zunächst einige Einzelstunden bei einem Pilates-Trainer stattfinden, der zum einen die grundlegenden Prinzipien des Pilates-Trainings erläutert und sie durch entsprechende Übungen verdeutlicht. Der Musiker wird dann unter Anleitung des Trainers eine Reihe von – möglichst individuell abgestimmten – Pilates-Übungen durchführen und diese regelmäßig selbständig üben. Um die Durchführung der Übungen von einem Trainer weiter beaufsichtigen zu lassen, empfiehlt sich die regelmäßige Teilnahme an einem Gruppenangebot. Das Training in der Gruppe wirkt zudem motivationssteigernd.

Bei einem Cellisten, dessen Haltung häufig durch eine Beugung der Brustwirbelsäule nach vorne gekennzeichnet ist, würde ein Pilates-Trainer an der Stärkung der Rumpfmuskulatur arbeiten, um den Rücken während des Sitzens zu unterstützen. Grundsätzlich würde an der Beweglichkeit der Wirbelsäule gearbeitet, um Fehlhaltungen beim Spielen spürbar werden zu lassen und sie gegebenenfalls korrigieren zu können. Ein weiterer Ansatzpunkt könnte darin bestehen, durch die sitzende Spielhaltung entstandene Verkürzungen der Muskeln an der Rückseite der Beine und der Brustmuskulatur durch Dehnungsübungen auszugleichen.

Pilates unterstützt durch die genaue Selbstbeobachtung die Wahrnehmung des eigenen Körpers beim Musizieren. Dies eröffnet dem Musiker neue Möglichkeiten, seine Bewegungen besser zu kontrollieren und selbst zu verbessern.

Ein Sänger kann mit der kontrollierten Atmung während der Übungen gleichzeitig seine Atemorgane trainieren. Das Ganzkörpertraining führt zudem zu einer aufrechten Haltung, was ebenfalls der Bühnenpräsenz zu gute kommt. Insgesamt kann der Aufbau der stabilen Körpermitte in den Übungen die geistige Konzentration fördern und zu einer besseren Resistenz gegenüber Stress führen. Für Musiker verbessert dies die Ausgangsvoraussetzungen für Prüfungen oder Konzerte. Das Gefühl, den eigenen Körper kontrollieren zu können, vermittelt insgesamt ein stärkeres Selbstbewusstsein. Dies kann insbesondere im Musikerberuf mit seinen hohen körperlichen und psychologischen Anforderungen von Nutzen sein.

Wissenschaftliche Untersuchungen

Bisher sind die Wirkungen von *Pilates* nicht wissenschaftlich untersucht und nachgewiesen.

Erfahrungsberichte von Musikern

Im Folgenden sind Erfahrungen von Musikern mit der Pilates-Methode als Eindruck wiedergegeben.

Eine Pianistin berichtet: *„Ich habe mit Pilates angefangen, weil ich beim Klavierspielen Schmerzen in meiner linken Schulter hatte und mein unterer Rücken beim längeren Sitzen Probleme bereitet hat. Besonders die*

Rollübungen auf dem Rücken, wie zum Beispiel Bridging oder Roll Up tun mir gut. Ich habe das Gefühl, dass mein Rücken beweglicher und stärker wird. Außerdem mache ich Armbögen oder Kräftigungsübungen für die Arme mit dem Magic Circle. Seitdem habe ich keine Schmerzen mehr beim Spielen.“

Ein Violinist: „*Durch die Pilates-Übungen bringe ich meinen Körper wieder in die Ausrichtung. Oft habe ich nach dem Geigespielen das Gefühl, dass mein Körper in sich verdreht ist. Durch die Übungen auf dem Boden werde ich wieder gerade. Neben den Übungen auf dem Rücken empfinde ich auch die Übungen in Bauchlage, etwa Prone Press Up oder Scarecrow, als wohltuend.“*

Eine Sängerin: „*Als Sängerin versuche ich meinen Körper fit und beweglich zu halten. Beim Pilates gefällt mir die Kombination aus Muskelarbeit und bewusster Steuerung des Atems. Das entspannt mich und ist gleichzeitig hilfreich für den Umgang mit der eigenen Stimme. Auch mag ich Übungen, die mich in Schwung bringen oder aufrichten, etwa die Hundreds oder Standing Roll Up.“*

17.4 Übungen

Die folgenden Übungen kommen aus dem Bereich des Bodentrainings und können ohne spezielle Geräte durchgeführt werden.

Übung

Roll up

Die Übung dient der segmentalen Artikulation der Wirbelsäule und dem Aufbau der Rumpfkraft. Außerdem liegt ein Fokus auf der Organisation des Schultergürtels.

Ausgangsstellung: Sie liegen mit dem ganzen Körper flach ausgestreckt auf dem Rücken. Die Wirbelsäule befindet sich in Neutralstellung, d.h. unter dem Rücken im Bereich der Lendenwirbelsäule ist ein bisschen Luft. Die Arme sind rückwärts über dem Kopf ausgestreckt. Die Handflächen zeigen zueinander. Die Beine sind geschlossen und die Füße gestreckt. Der Bauchnabel ist nach innen und oben gezogen, der untere Bauch ist eingezogen, die Rippen werden dabei aufeinander zu in Richtung der Beckenknochen nach unten geschoben. Die Schulterblätter sind am Boden entlang in Richtung der Fersen heruntergezogen. Die Einatmung lenken Sie in die Flanken. Der ganze Körper ist kraftvoll gespannt **(Abbildung 17–1)**.

Durchführung: Ziehen Sie beim Ausatmen die Arme durch die Bauchkraft in Richtung Decke. Lassen Sie den äußeren Rand der Schulterblätter dabei in Richtung Boden sinken. Rollen Sie während des Einatmens den Oberkörper Wirbel für Wirbel nach oben bis die Schulterblattspitzen den Boden verlassen. Beim nächsten Ausatmen rollen Sie den Oberkörper weiter in einem runden Bogen nach oben bis Sie in eine vollständig gebeugte Position gelangen, als ob Sie sich über einen großen Ball beugen würden. Der Blick ist nach unten zu den Beinen gerichtet. Strecken Sie Ihre Arme parallel zum Boden nach vorne, während Sie die Schulterblätter gleichzeitig am Rücken entlang in Richtung Gesäß ziehen **(Abbildung 17–2)**. Die Beine bleiben während der Übung am Boden liegen und werden leicht zusammengepresst, der Bauch bleibt eingezogen.

Mit der Einatmung richten Sie Ihren Körper vom Kreuzbein beginnend auf, bis Sie so aufrecht sitzen, als würden Sie den Rücken gegen eine Wand lehnen. Ihr Blick geht dabei nach vorne, die Arme bleiben parallel zum Boden **(Abbildung 17–3)**.

Während der folgenden Ausatmung kippen Sie das Becken nach hinten und rollen wieder Wirbel für Wirbel abwärts zurück auf die Matte. Mit dem Einatmen schweben Ihre gestreckten Arme zurück hinter den Kopf in die Ausgangsstellung.

Während der Übung sollten die Schultern die ganze Zeit nach unten gezogen werden. Der Kopf ist in der Verlängerung der Wirbelsäule. Die Übung sollte sechs- bis achtmal durchgeführt werden.

Falls Ihre Rumpfkraft noch nicht ausreichend entwickelt ist, können Sie die Übung zunächst mit angezogenen Beinen durchführen. Die Hände greifen hierbei an die hinteren Oberschenkel, während die Ellenbogen jeweils nach links und rechts geöffnet werden. Im Sitzen werden die Füße am Boden abgestellt.

Fortgeschrittene können die Arme beim Auf- bzw. Abrollen früher zur Decke strecken, dadurch den Schwerpunkt verlagern und den Rumpf stärker belasten.

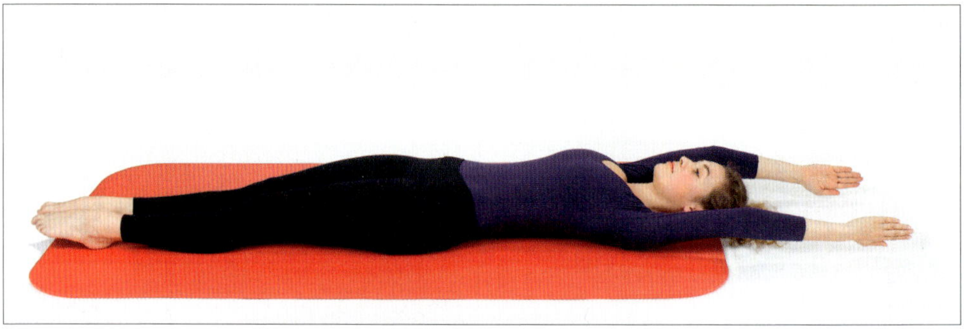

Abbildung 17–1: Roll up – Ausgangsstellung

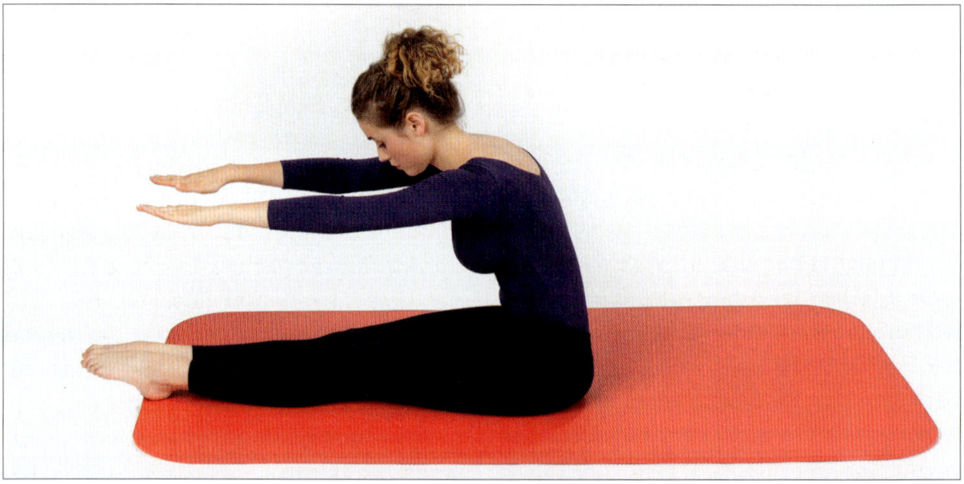

Abbildung 17–2: Roll up – Gebeugte Position, Arme nach vorne

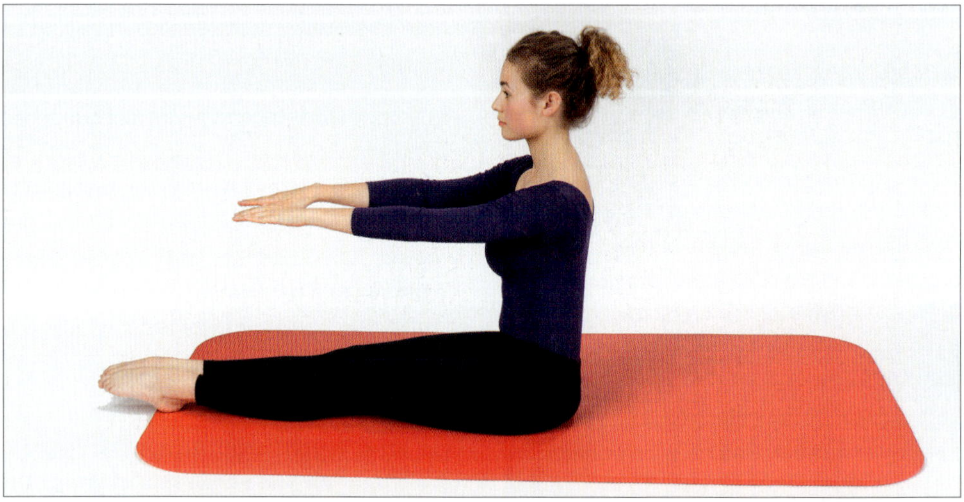

Abbildung 17–3: Roll up – Aufrechte Sitzposition

Übung

Quadruped

Ziel dieser Übung ist es, die neutrale Position der Wirbelsäule im Raum so zu stabilisieren, dass eine gute Stützposition entstehen kann und sich Arme und Beine frei bewegen können.

Ausgangsstellung: Sie beginnen im Vierfüßlerstand. Hierbei sind die Hände unter den Schultern und die Knie unter den Hüften platziert. Die Füße sind auf der Matte abgelegt. Das Becken, die Wirbelsäule und der Kopf befinden sich in Neutralstellung, d.h. sie sind so ausgerichtet, als würden Sie auf dem Rücken auf der Matte liegen. Steißbein und Scheitel werden in entgegengesetzter Richtung auseinander gezogen. Der Bauchnabel ist nach innen und oben gezogen, der untere Bauch ist eingezogen, die Rippen werden dabei aufeinander zu und in Richtung der Beckenknochen nach unten geschoben. Lenken Sie die Einatmung in die Flanken und richten Sie Ihren Blick auf die Matte. Zur Kontrolle der Position kann ein Stab auf den Rücken gelegt werden. Dieser sollte am Hinterkopf, zwischen den Schulterblättern und am Steißbein aufliegen **(Abbildung 17–4)**.

Durchführung: Mit der Ausatmung heben Sie den rechten Arm und strecken ihn nach vorne. Der Rest des Körpers bleibt stabil in der neutralen Position. Vermeiden Sie eine sichtbare Ausgleichsbewegung des Körpers. Mit der Einatmung führen Sie den gestreckten Arm in die Ausgangsposition. Danach führen Sie die gleiche Bewegung mit dem linken Arm aus. Anschließend schieben Se beim Ausatmen das rechte Bein nach hinten hinaus in die Streckung und heben es gestreckt an. Mit der Einatmung gehen Sie zurück in die Ausgangsposition. Danach strecken und heben Sie das

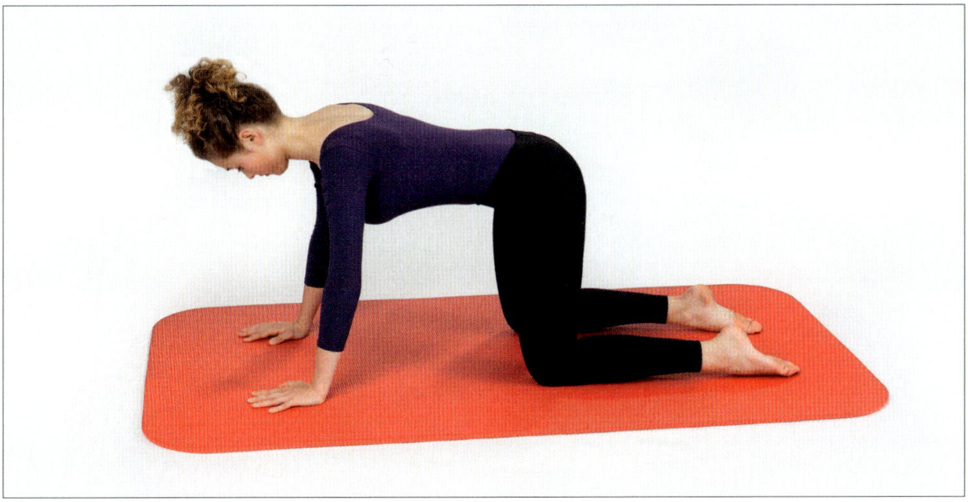

Abbildung 17–4: Quadruped – Ausgangsstellung

linke Bein. Wenn Sie die Extremitäten einzeln sicher bewegen können, kombinieren Sie jeweils einen Arm und ein Bein: zunächst diagonal (rechter Arm mit linkem Bein **(Abbildung 17–5)** bzw. linker Arm mit rechtem Bein) und dann Arm und Bein derselben Seite. Hierbei darf eine minimale Ausgleichsbewegung in der Schulter und im Becken stattfinden. Die Bewegung sollte zunächst mental vorbereitet werden. Stellen Sie sich die Bewegung des Arms bzw. des Beins vor, bevor Sie die Bewegung durchführen. Bei der Durchführung sollten Sie darauf achten, dass die Arme und Beine immer den gleichen Weg durch den Raum beschreiben und nicht zur Seite abweichen.

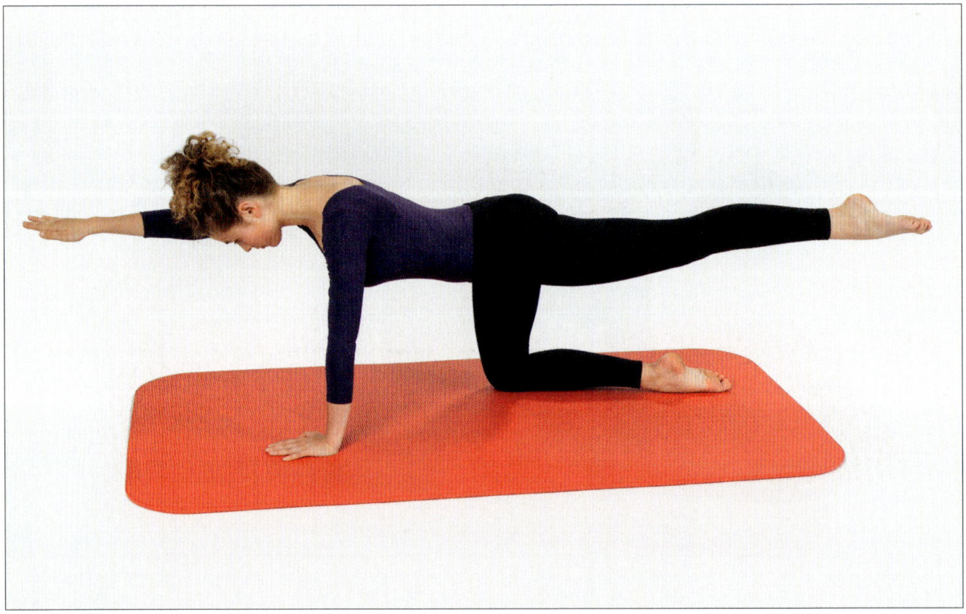

Abbildung 17–5: Quadruped – rechter Arm und linkes Bein gestreckt

Übung

Hundreds

Der Fokus der Übung liegt auf der Kontrolle der Atmung. Außerdem werden die Rumpf- und die Brustmuskulatur gestärkt.

Ausgangsstellung: Die Übung wird liegend auf dem Rücken ausgeführt. Die Beine sind angewinkelt als würden Sie auf einem Stuhl sitzen. Hierbei bilden Ober- und Unterschenkel sowie Oberkörper und Oberschenkel einen rechten Winkel zueinander. Die Knie befinden sich senkrecht oberhalb der Hüften, die Arme sind neben dem Körper abgelegt. Der Bauchnabel ist nach innen und oben gezogen, der untere Bauch ist eingezogen, die Rippen werden aufeinander zu und in Richtung der Beckenknochen nach unten geschoben. Der Kopf liegt auf dem Hinterkopf, wobei das Kinn leicht in Richtung Brust gezogen wird, um den Nacken zu strecken **(Abbildung 17–6)**. Lenken Sie die Einatmung in die Flanken.

Durchführung: Während des Ausatmens rollen Sie den Oberkörper hoch bis die Schulterblattspitzen die Matte nicht mehr berühren. Gleichzeitig heben Sie die Arme parallel zum Boden an und strecken Sie die geschlossenen Beine zur Decke. In dieser Position sind die Handflächen zur Decke gedreht **(Abbildung 17-7)**. Während des Einatmens beginnen Sie mit gestreckten Armen fünfmal zu pumpen. Drehen Sie danach die Handflächen nach unten und pumpen Sie beim Ausatmen fünfmal mit gestreckten Armen. Wiederholen Sie dieses Atemmuster zehnmal (insgesamt entste-

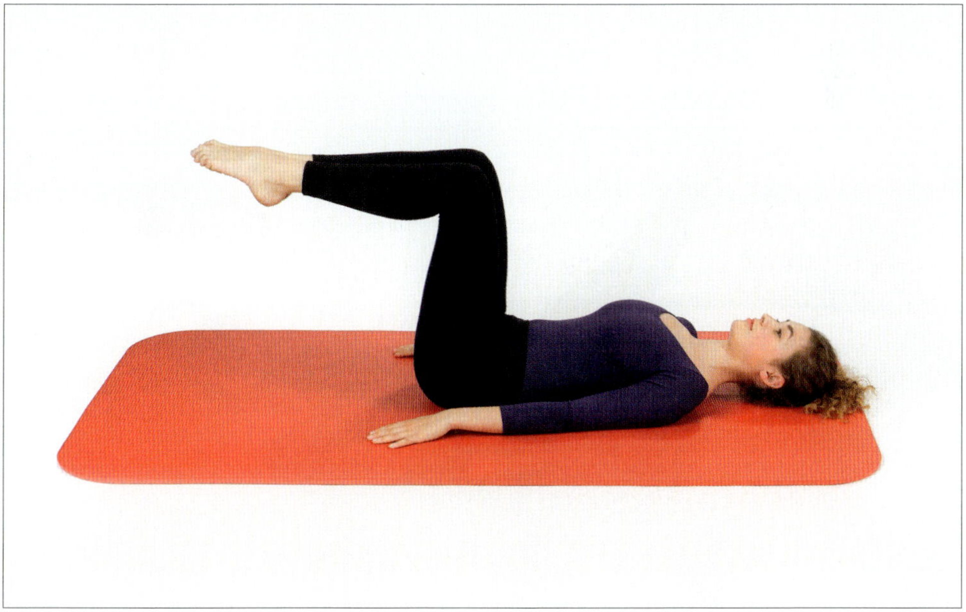

Abbildung 17–6: Hundreds – Ausgangsposition

hen hundert Atmungswiederholungen, woher der Name der Übung rührt.). Rollen Sie danach den Oberkörper langsam ab, legen Sie die Arme zurück auf die Matte, ziehen Sie die Beine an den Körper und stellen Sie sie nacheinander am Boden ab.

Anfänger sollten während der Übung die Beine in der Ausgangsposition halten. Außerdem kann die Anzahl der Pumpbewegungen beim Ein- bzw. Ausatmen auf drei reduziert werden. Fortgeschrittene können die gestreckten Beine so weit in Richtung Boden absenken, bis ihre Rumpfmuskulatur ausreichend gefordert wird. Der untere Rücken sollte dabei immer in die Matte gedrückt werden.

Eine *Variante* besteht darin, zu einer perkussiven Atmung (auch Stakkato-Atmung genannt) überzugehen: Atmen Sie stoßweise fünfmal durch die Nase ein und fünfmal durch die leicht geöffneten Lippen aus.

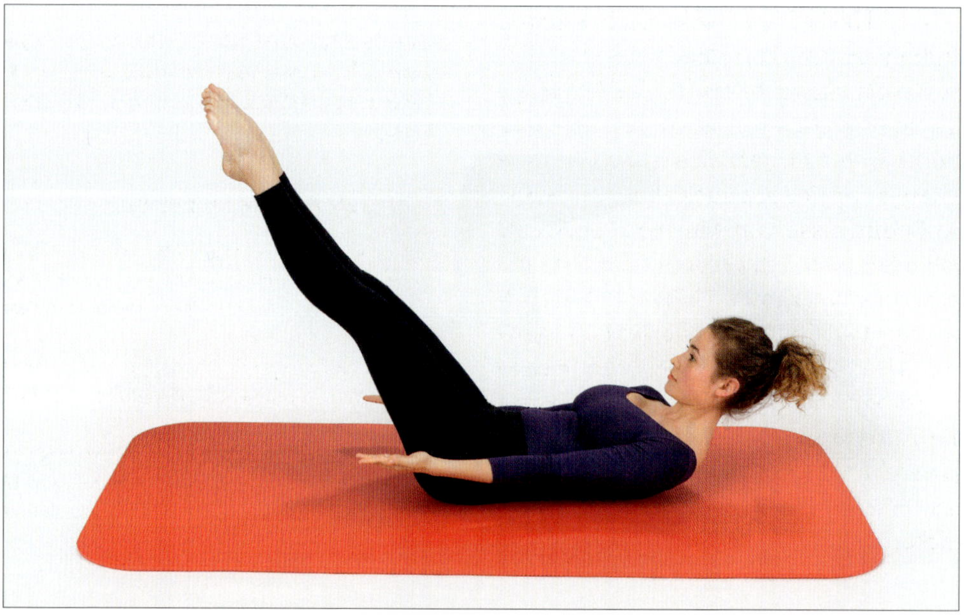

Abbildung 17–7: Hundreds – Vollständige Position

17.5 Fazit für Musiker

Die Pilates-Methode umfasst ein systematisches Körpertraining mit dem Schwerpunkt der Kräftigung der Muskulatur. Sie verfolgt dabei das Ziel einer umfassenden Gesundheitsförderung, realisiert durch einen kontrollierten Einsatz des ganzen Köpers und eine bewusst geführte Atmung. Die Methode wird einzeln oder in Gruppen unterrichtet. Grundsätzlich werden die beiden Formen Bodentraining und Gerätetraining unterschieden. Das Körpertraining enthält eine Sammlung verschiedener Übungen, die unter Zuhilfenahme von Kleingeräten, wie beispielsweise Therabändern o. Ä., auf einer Matte auf dem Boden oder an speziell entwickelten Geräten durchgeführt werden. Dabei kommt der präzisen Durchführung der einzelnen Übungen hinsichtlich der aufgebrachten Muskelkraft eine hohe Bedeutung zu. Grundsätzlich ist die Qualität der Bewegungen wichtiger als die Quantität.

Es sind bisher keine wissenschaftlichen Studien zum Wirkungsnachweis von Pilates bei Musikern bekannt. Die Methode war ursprünglich sehr stark im Tanz und Sport verwurzelt, hat sich in den vergangenen Jahren jedoch auch zunehmend für die Bedürfnisse von Musikern geöffnet. Dabei liegt der Schwerpunkt auf der Verbesserung von Kraft und Stabilität. Durch die hohe Qualitätskontrolle der Bewegungen wird gleichzeitig auch die Bewegungskoordination geschult. Da eine stabile Aufrichtung des Körpers im Sitzen und Stehen die Grundlage optimaler Musizierbewegungen darstellt und hierfür die Rücken-, Becken- und Bauchmuskulatur ausreichend entwickelt sein muss, eignet sich die Methode für Musiker als Basistraining. Darüberhinaus können auch einseitige Bewegungsanforderungen durch das Instrumentalspiel durch individuell angepasste Übungen im Pilates-Training ausgeglichen werden.

Praktische Hinweise

Informationen zu Pilates finden Sie unter http://www.pilates-verband.de/

Literatur

Originalliteratur

Pilates, J. H., Miller, W. J. (2015). *Return to Life through Contrology (Reprint). Neues Leben durch Contrology.* (Deutsche Erstausgabe und Facsimile der amerikanischen Ausgabe von 1945.) Paderborn: Verlag Peter Ewers.

Weiterführende Literatur

Geweninger, V., Bohlander, A. (2012). Das Pilates Lehrbuch. Matten- und Geräteübungen für Prävention und Rehabilitation. Berlin, Heidelberg: Springer.

Zusätzlich zitierte Literatur

Kuhnert, C. (2008). Die Pilates-Methode. In: Exner-Grave, E. TanzMedizin. Die medizinische Versorgung professioneller Tänzer. Stuttgart: Schattauer (S. 113–117).

Rincke, E. (2015). Joseph Pilates. Der Mann, dessen Name Programm wurde (Biografie). Freiburg: Herder.

Vleeming, A. (2012). Geleitwort. in: Geweninger, V., Bohlander, A. Das Pilates Lehrbuch. Matten- und Geräteübungen für Prävention und Rehabilitation. Berlin, Heidelberg: Springer (S. V-VII).

18 Gyrokinesis®

Emma-Louise Jordan

Die Gyrokinesis stellt ein ganzheitliches Bewegungskonzept dar, das den menschlichen Körper als Einheit und die Wirbelsäule als dessen zentrale Trägerstruktur in den Mittelpunkt stellt und von Juliu Horvath (geb. 1942) ursprünglich für Tänzer entwickelt wurde. Gyrokinesis enthält Elemente aus Yoga, Bühnentanz und Thai Chi und kombiniert diese zu einer neuen Bewegungslehre.

Ausgehend von der Gyrokinesis – welche auf Matten, Stühlen und im Stehen durchgeführt werden kann – entwickelte Horvath auch spezielle Trainingsgeräte, die in der Gyrotonic zum Einsatz kommen. Gyrokinesis und Gyrotonic bilden als komplementäre Trainingsmethoden zusammen das Gyrotonic Expansion System[5].

Dieses Kapitel konzentriert sich auf die Darstellung der Gyrokinesis.

18.1 Entstehung und Konzept

18.1.1 Entstehung

Juliu Horvath, der Gründer der Gyrokinesis, ist ungarisch-deutscher Herkunft und kam 1942 in Temeschburg, Rumänien, zur Welt. Schon in seiner Kindheit war er von Bewegung und Sport angezogen und praktizierte erfolgreich Schwimmen, Kunstturnen und Rudern. Erst im Alter von 19 Jahren jedoch begann er seinen Werdegang als klassischer Tänzer. Den späten Beginn seiner tänzerischen Ausbildung und Karriere machte er durch große Zielstrebigkeit, Intuition und Hingabe wett. Schon bald stellte sich der erstrebte Erfolg ein und Horvath wurde Solotänzer an der Temeschburger Oper. Bereits mit achtundzwanzig Jahren, im Jahre 1970, musste er Rumänien jedoch aus politischen Gründen verlassen und erhielt Asyl in den USA. In New York gelang ihm eine internationale Karriere als Tänzer, in der er zwischen 1971 und 1978 in Hauptrollen an der New York City Opera, der Radio City Music Hall und dem Houston Ballet mit internationalen Stars wie Dame Margot Fonteyn, Jacques d'Amboise und Melissa Hayden auf der Bühne zu sehen war.

Wegen einer schweren Wirbelsäulenverletzung musste Horvath seine erfolgreiche Karriere als Tänzer plötzlich beenden. Zurückgezogen auf St. Thomas/Virgin Islands beschäftigte er sich mit Formen der östlichen Heilkunde wie dem Kundalini Yoga und mit Akupunktur. Dabei verknüpfte er seine Erfahrungen als Tänzer mit den Grundsätzen der östlichen Heillehren. Er entwickelte ein Bewegungssystem, welches er unter dem Na-

5 Gyrotonic®, Gyrotonic® & logo und Gyrokinesis® sind eingetragene Warenzeichen der Gyrotonic Sales Corp. und werden mit deren Genehmigung verwendet.

men *Yoga for Dancers* in New York zu unterrichten begann. Heute trägt dieses System den Namen *Gyrokinesis.*

Kurz danach baute er geeignete Geräte, um die Durchführung von dreidimensionalen Bewegungsabläufen zu unterstützen. Im New Yorker „White Cloud Studio" startete das *Gyrotonic Expansion System.* Anfangs wurde es hauptsächlich von Tänzern genutzt, in kurzer Zeit fand es jedoch auch außerhalb der Tanzwelt Verbreitung.

18.1.2 Konzept

Ziel der Gyrokinesis ist das Training von Muskelketten durch zusammenhängende, in sich geschlossene Bewegungsabläufe, die im dreidimensionalen Raum gegen gleichförmige Widerstände durchgeführt werden. Die Gelenke sollen dabei nur minimal belastet werden. Der funktionellen Kapazität der Wirbelsäule wird besondere Aufmerksamkeit beigemessen. Die Übungen sind so konzipiert, dass die sieben Bewegungsrichtungen der Wirbelsäule ausgeführt werden. Diese sind Beugen nach vorwärts und rückwärts sowie zur rechten und zur linken Seite und Drehungen zur rechten und zur linken Seite sowie wellenförmige Bewegungen der ganzen Wirbelsäule. In den Übungsfolgen kommen kreisförmige Bewegungen sehr häufig vor, um die Beweglichkeit der Gelenke zu erweitern. Dehnen von Muskeln spielt ebenfalls eine wichtige Rolle in der Gyrokinesis. Bei allen Übungen muss genau auf körperliche Grenzen geachtet werden.

Die aus dem Yoga kommende Vorstellung des Energieflusses im Körper und der Lösung von Blockaden wird in der Gyrokinesis aufgegriffen. Die Atmung unterstützt durch rhythmische Anpassung an die Bewegungsmuster den Übungseffekt. Insgesamt sollen durch die Übungen Koordination, Beweglichkeit und Körperspannung verbessert werden. Gyrokinesis soll so gleichermaßen die Leistungsfähigkeit und die Gesundheit fördern.

18.2 Anwendungspraxis und Verbreitung

18.2.1 Anwendungsformen

Gyrokinesis wird in der Regel in der Gruppe unterrichtet. Die erlernten Übungen sollten jedoch im Alltag individuell selbstständig weitergeübt und vertieft werden. Die Gruppenangebote sind in die Kategorien Anfänger, Mittelstufe und Fortgeschrittene unterteilt.

Eine angeleitete Trainingseinheit umfasst entweder 60 oder 90 Minuten.

Das Körpertraining besteht aus einer Sammlung verschiedener Übungen. Diese werden entweder auf einem Hocker, auf einer Matte, auf dem Boden oder im Stehen durchgeführt.

Im Unterschied zu Gyrokinesis wird Gyrotonic an Trainingsgeräten ausgeführt, die mit Gewichten, Seilzügen und rotierenden Scheiben ausgestattet sind. Dies ermöglicht, gegen Widerstand zu trainieren und den Kraftaufwand stufenweise zu erhöhen. Gyrotonic wird im Einzel- und Gruppensetting angeleitet.

Gyrokinesis und Gyrotonic werden auch therapeutisch eingesetzt, z. B. bei Beschwerden im Bereich der Wirbelsäule und insbesondere des Beckens und des Schultergürtels sowie bei Schmerzen und Fehlstellungen der Wirbelsäule wie beispielsweise der Skoliose.

18.2.2 Allgemeine Prinzipien in der Anwendungspraxis

Alle Übungen in der Gyrokinesis werden von bewussten, auf die Bewegung abgestimmten und mit ihr koordinierten, Atemmustern begleitet. Hierdurch soll ein fließender Übergang zwischen verschiedenen Körperpositionen hergestellt werden. So wird in der Gyrokinesis nicht in einer Position länger verharrt, sondern die Bewegungen sollen fließend ineinander übergehen und sich eher wie ein Tanz anfühlen.

Zu Beginn einer Trainingseinheit stehen Atemübungen und die Eigenmassage des Körpers zum Aufwärmen. Anschließend werden zur Mobilisation der Wirbelsäule bogenförmige Bewegungen ausgeführt. Durch Spiralbewegungen in alle Richtungen, im Wechsel von Spannung und Entspannung, sollen die Muskeln vom Becken bis zu den unteren Extremitäten, insbesondere die hinteren und vorderen Oberschenkelmuskeln, aktiviert und gedehnt werden. Die bewusste Synchronisierung der Bewegungen mit dem Atem hat zudem das Ziel, den Kreislauf zu aktivieren.

Für Fortgeschrittene beinhaltet das Training zusätzlich Ausdauerübungen, die auf hohe körperliche Leistungsanforderungen vorbereiten sollen.

18.2.3 Verbreitung

Der Sitz der weltweiten Organisation von *Gyrotonic Expansion System* befindet sich in Miami, USA. Das Zentrum in Europa liegt im Münstertal (Baden-Württemberg), Deutschland. Die Ausbildung zum Gyrokinesis- und Gyrotonic- Lehrer, die von den organisierten Verbänden angeboten wird und anerkannt ist, findet während eineinhalb bis zwei Jahren statt. Sie beginnt mit einem sogenannten „Pre-Training“ von sechs Tagen, gefolgt vom „Foundation Training“ von neun Tagen. Im Anschluss müssen sechzig Lehr-Probestunden und ein Supervisions-Wochenende bei einem anerkannten Lehrtrainer in Gyrokinesis und Gyrotonic abgeleistet werden. Abschließend findet eine dreitägige Prüfung statt.

18.3 Spezifische Aspekte in der Anwendung bei Musikern

Die Gyrokinesis zeichnet sich dadurch aus, dass die Bewegungsabläufe der Übungen so ineinandergreifen, dass ein rhythmischer Fluss entsteht.

Alle Übungen der Gyrokinesis fördern die Mobilität und Stabilität der Wirbelsäule. Rücken- und Bauchmuskulatur sollen dadurch in ausreichendem Maße entwickelt werden. Dies kann eine stabile Aufrichtung des Körpers im Sitzen und im Stehen fördern, welche die Grundlage bildet für optimale Musizierbewegungen. Stabilität in der unteren Körperhälfte gepaart mit Beweglichkeit im Oberkörper kann Flexibilität auch im musikalischen Spiel ermöglichen. Verspannungen, die beim Musizieren durch repetitive Bewegungsmuster entstehen können, kann durch regelmäßiges Training vorgebeugt werden.

In der Gyrokinesis wird während der Übungen auch die Imagination von Bewegungsbildern angeregt, die mit Musik in Verbindung stehen können – beispielsweise das Hintupfen von Noten mit dem Pinsel, das Schweben und Springen von Klängen, das Anschlagen der Tasten oder das Zupfen von Saiten sowie die Vorstellung, den eigenen Körper zu einem Teil eines sich bewegenden Orchesters werden zu lassen.

Die erlebte Rhythmisierung aufeinander folgender Bewegungen in der Gyrokinesis lässt sich auf das Musizieren übertragen und kann hier zu einer Leichtigkeit und Mühelosigkeit des Spiels führen. Dies kann einhergehen mit einem erweiterten Raumgefühl.

Die Übungen der Gyrokinesis ermöglichen es Musikern, gleichzeitig körperlich und kognitiv zu lernen und diese Erfahrung auf die biomechanischen Anforderungen beim Instrumentalspiel anzuwenden. Dies kann zu einem verbesserten Verständnis und Bewusstsein verschiedener Ausdrucksqualitäten beim Musizieren z. B. der physischen Präsenz, des Gesichtsausdrucks, der Haltung, der Spielbewegung, etc. führen.

Wissenschaftliche Untersuchungen

Günter et al. (2005) untersuchten bei 5 Probanden die Wirkung von zehn Trainingseinheiten des Gyrotonic Expansion Systems auf die Propriozeption. Der Kraftsinn verbesserte sich signifikant, während sich Stellungs- und Bewegungssinn nicht nachweislich veränderten.

Erfahrungsberichte von Musikern

Die folgenden Berichte stammen von Musikstudierenden, die ihre Erfahrungen mit Gyrokinesis beschreiben.

Studierende der Schulmusik, Hauptfach Klavier: *„Bei Gyrokinesis wird der Körper von Kopf bis Fuß systematisch bearbeitet, die Muskeln werden beansprucht und die Gelenke gelockert. So werden Anspannungen gelöst und einseitige Belastungen, die besonders beim Musizieren häufig vorkommen, ausgeglichen. Nach dem Training fühlt man sich größer und geerdeter. Gyrokinesis bietet aber auch eine Auszeit oder Entspannung für den Kopf. Man konzentriert sich beim Training so sehr auf die Bewegungen und die Atmung, dass man an nichts anderes mehr denken kann. So kann man kurz vom stressigen Alltag abschalten, etwas für sich und seinen Körper tun."*

Studierende der Schulmusik, Hauptfach Violine: *„Mit Gyrokinesis trainiere ich systematisch meine Gelenke, meine Muskulatur und stärke meine Wirbelsäule. Durch das begleitende, rhythmische Atmen kann ich gezielt Verspannungen im ganzen Körper lösen. Das kontinuierliche Training liefert Energie und bewirkt ein elastisches Körpergefühl."*

Studierender im Hauptfach Klavier: *„Gyrokinesis löst meine muskulären Verspannungen. Immer, wenn ich Gyrokinesis gemacht habe, fühle ich mich beim Spielen wohler – entspannter und frischer!"*

18.4 Übungen

Im Folgenden finden Sie Beispiele für Übungen aus der Gyrokinesis, die ohne besondere Hilfsmittel durchgeführt werden können.

Übung
Achter

Diese Übung hat die Mobilisierung der Wirbelsäule zum Ziel.

Durchführung: Nehmen Sie auf einem Hocker Platz. Legen Sie Ihre linke Hand auf die rechte Schulter und anschließend die rechte Hand auf die linke Schulter. Bewegen Sie nun Ihre Wirbelsäule in schleifenförmigen Bewegungen, indem Sie abwechselnd mit dem rechten und dem linken Bein einen Impuls geben **(Abbildung 18–1)**. Stellen Sie sich unterschiedliche Qualitäten Ihrer Bewegung vor, z. B. „schwer wie Blei", „wie ein Milchstrahl beim Eingießen", „frei und luftig". Machen Sie dann eine kurze Pause.

Verschränken Sie nun beide Hände im Nacken. Wiederholen Sie die vorige Bewegung der Wirbelsäule, diesmal mit nach oben gerichtetem Brustbein und nach oben gestreckten Ellenbogen **(Abbildung 18–2)**. Folgen Sie mit den Augen der Position der Ellenbogen, z. B. nach vorne, zur Seite oder von vorne nach hinten. Passen Sie dabei Ihren Atemrhythmus der Bewegung an.

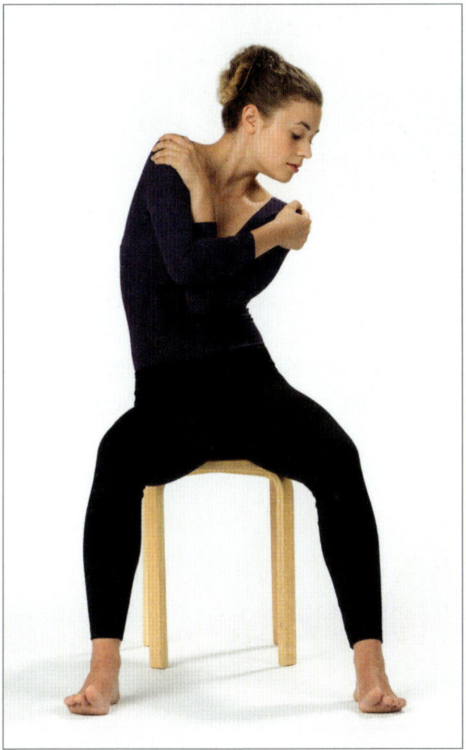

Abbildung 18–1: Achter – Mobilisation der Wirbelsäule in der Beugung

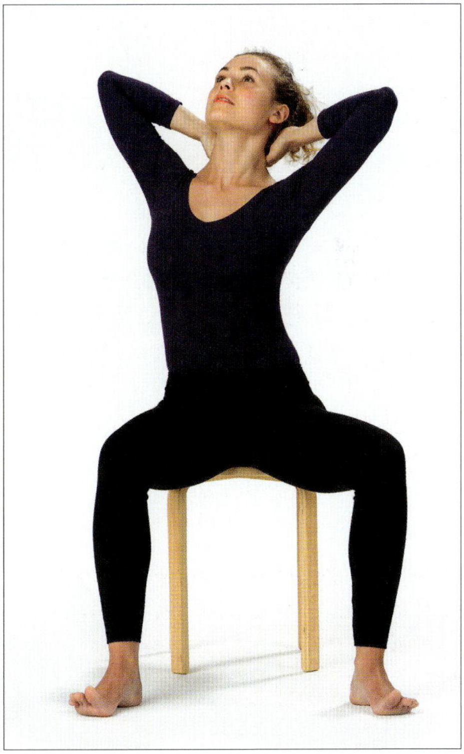

Abbildung 18–2: Achter – Mobilisation der Wirbelsäule in der Streckung

Übung

Hüft-Knie-Mobilisation

Diese Übung soll die Hüftgelenke in Bewegung bringen und den Bereich des unteren Rückens aktivieren.

Durchführung: Setzen Sie sich auf eine Matte und strecken Sie Ihre Beine und Füße gerade aus. Lehnen Sie Ihren Oberkörper nach hinten und stützen Sie sich mit beiden Händen ab **(Abbildung 18–3)**. Nähern Sie dann Knie und Stirn einander an **(Abbildung 18–4)**. Öffnen Sie beide Knie zur Seite **(Abbildung 18–5)** und kommen Sie langsam wieder in die Ausgangsposition zurück **(Abbildung 18–6)**. Wiederholen Sie diese Übung viermal.

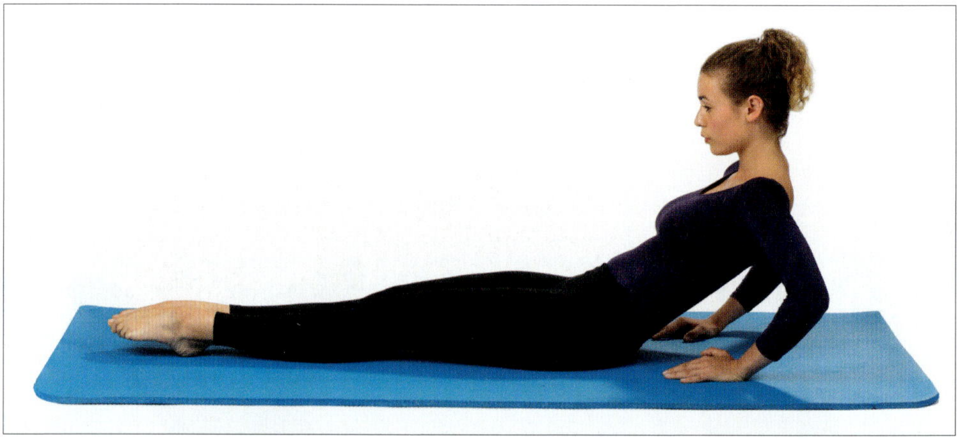

Abbildung 18–3: Hüft-Knie-Mobilisation: Ausgangsposition

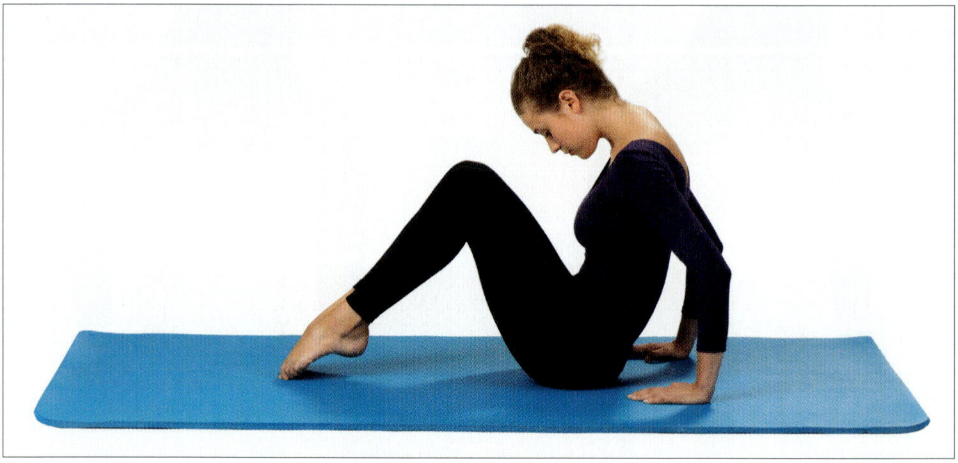

Abbildung 18–4: Knie und Stirn annähern

Beginnen Sie dann in umgekehrter Richtung: Öfnnen Sie zuerst die Knie, schließen Sie sie wieder und nähern Sie Stirn und Knie einander an. Wiederholen Sie auch diesen Ablauf viermal. Passen Sie Ihren Atemrhythmus den Bewegungen an.

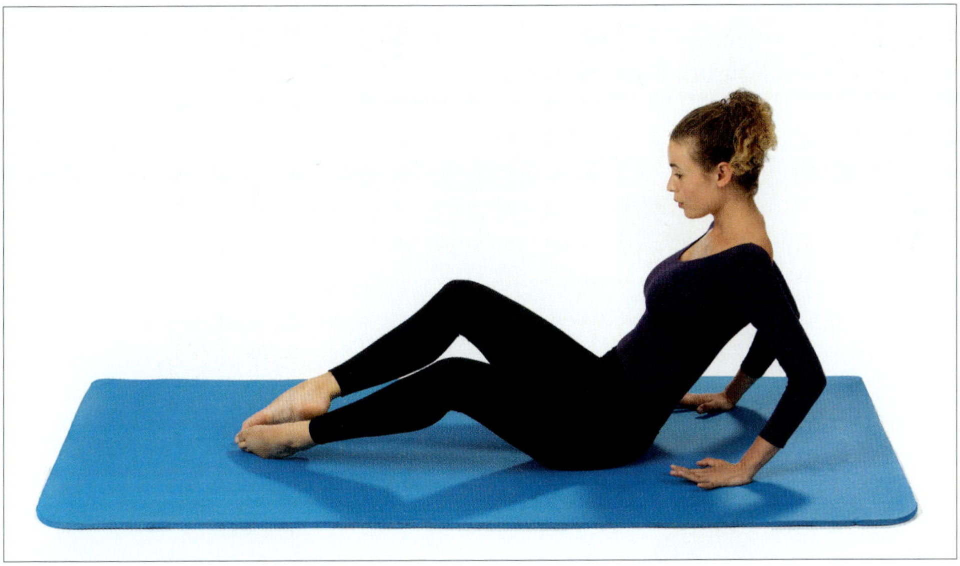

Abbildung 18–5: Knie zur Seite öffnen

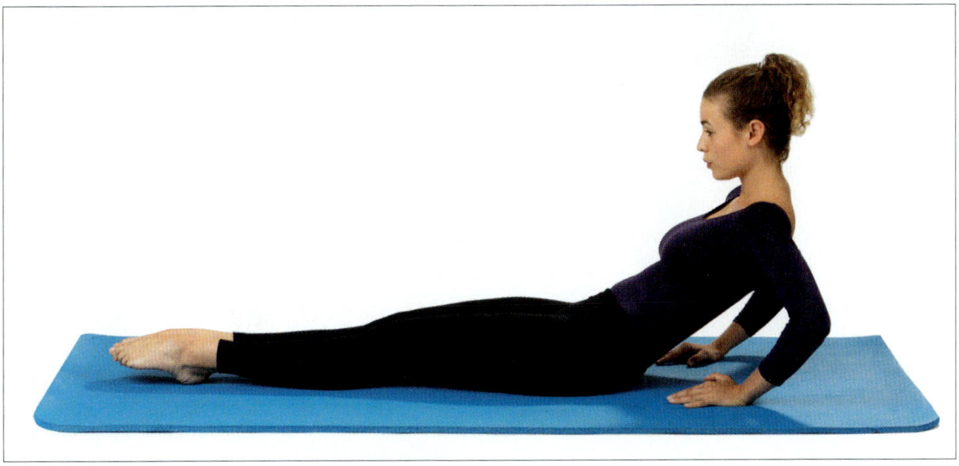

Abbildung 18–6: zurück in die Ausgangsposition

Übung

Stehende Welle

Stellen sie sich aufrecht so hin, dass sich die Fersen berühren und die Zehenspitzen auswärts zeigen. Legen Sie ihre Hände auf den Bereich der Hüftgelenke. Richten Sie nacheinander Augen, Kopf und Brustbein nach oben **(Abbildung 18–7)**, strecken Sie sich und rollen Sie in einer großen Welle nach vorne und unten. Richten Sie sich dann Wirbel für Wirbel auf **(Abbildung 18–8)** und rollen Sie die Wirbelsäule nach oben auf, bis Sie wieder aufrecht stehen. Wiederholen Sie die Bewegung nun in umgekehrter Reihenfolge. Der Kopf beginnt nach unten zu tauchen, Sie rollen die Wirbelsäule nach oben auf, strecken sich und gelangen zurück in den aufrechten Stand.

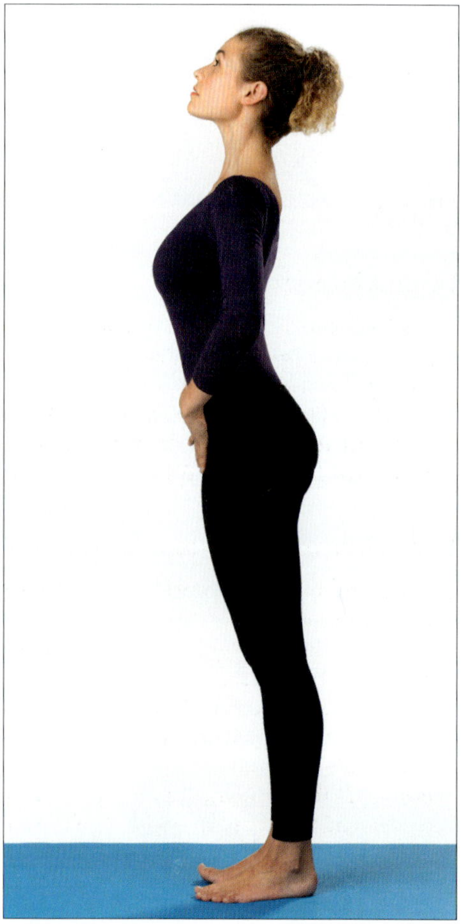

Abbildung 18–7: Stehende Welle – Streckung nach oben

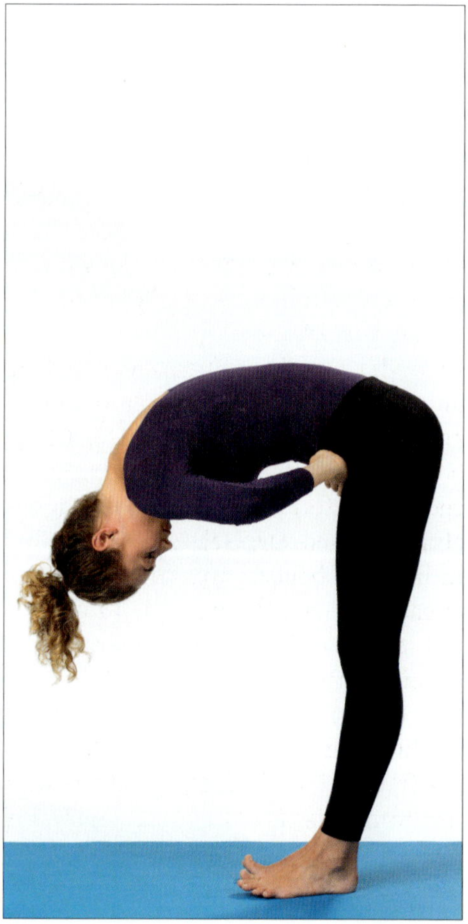

Abbildung 18–8: aus der Beugung der Wirbelsäule nach oben aufrollen

18.5 Fazit für Musiker

Die Gyrokinesis wurde ursprünglich für Tänzer entwickelt und stellt ein ganzheitliches Bewegungskonzept dar, das den menschlichen Körper als Einheit und die Wirbelsäule als dessen zentrale Trägerstruktur in den Mittelpunkt stellt. Die Gyrokinesis enthält Elemente aus Yoga, Bühnentanz und Thai Chi und kombiniert diese zu einer neuen Bewegungslehre.

Die Methode wird in der Regel in der Gruppe unterrichtet. Die Übungen sind so konzipiert, dass Bewegungen in sieben Bewegungsrichtungen der Wirbelsäule ausgeführt werden. Diese sind Beugung vorwärts und rückwärts, Beugung zur rechten und zur linken Seite, Drehung zur rechten und zur linken Seite sowie wellenförmige Bewegungen der ganzen Wirbelsäule.

Es sind bisher nur vereinzelte wissenschaftliche Studien zur Anwendung der Gyrokinesis bekannt.

Ziel der Gyrokinesis ist das Training von Muskelketten durch zusammenhängende, in sich geschlossene Bewegungsabläufe, die im dreidimensionalen Raum gegen gleichförmige Widerstände durchgeführt werden. Die Gelenke sollen dabei nur minimal belastet werden. Die Bewegungsabläufe der Übungen sind so konzipiert, dass sie derart ineinandergreifen, dass ein rhythmischer Fluss entsteht. Viele der Übungen fördern die Mobilität und Stabilität der Wirbelsäule. Für Musiker schafft das Training der Rücken- und Bauchmuskulatur Voraussetzungen für eine stabile Aufrichtung des Körpers im Sitzen und im Stehen beim Musizieren. Die in der Gyrokinesis angestrebte Stabilität in der unteren Körperhälfte gepaart mit Beweglichkeit im Oberkörper kann auch im musikalischen Spiel eine Flexibilität ermöglichen. Während der Übungen kann die Imagination von Bewegungsbildern angeregt werden, die mit Musik in Verbindung stehen können.

Praktische Hinweise

Hier kann man sich informieren, wo ausgebildete Gyrokinesis- und Gyrotonic-Lehrer Training anbieten:

http://www.gyrotonic.com/

Literatur

Originalliteratur

Horvath J. (2002). *Gyrotonic Expansion System – Foundation Course Manual.* New York: Gyrotonic Sales Incorporation.

Campbell J., Miles W. (2006). *Analyzing the Gyrotonic® „Arch and Curl“.* Journal of Bodywork and Movement Therapies 10 (2), 147–153.

Weiterführende Literatur

Calais-Germain, B. (1993). Anatomy of Movement. Seattle: Eastland Press.

Günter A., Stähli M. & Burri T. (2005). Gyrotonic Expansion System. Eine Untersuchung zum Einfluss eines ganzheitlichen Körpersystems auf die Propriozeption. (Diplomarbeit) Bern: Physiotherapieschule Bern.

Myres, T. (2001). Anatomy Trains: Myofascial for manual and Movement Therapists. London: Harcourt Publishers Ltd.

19 Sport

Ulf Henrik Göhle

Sport stellt einen Sammelbegriff für eine große Bandbreite körperlicher Aktivitäten dar, die in unterschiedlichen Kontexten und mit unterschiedlicher Zielorientierung betrieben werden können. Für die folgenden Betrachtungen erscheinen die Bereiche Amateur- und Breitensport – in Abgrenzung zu Leistungs- und Profisport –, Mannschafts- und Individualsportarten sowie der Fitnessbereich, relevant.

Musiker betreiben Sport in der Regel vorwiegend mit dem Ziel der Prävention und Gesundheitsförderung sowie der Verbesserung körperlicher Voraussetzungen für die Musikausübung (Spahn, 2015). Für manche Musiker mag Sport auch eine Freizeitaktivität darstellen, die vorwiegend dem Spaß an der Bewegung dient.

Sport bietet für Musiker zunächst dasselbe wie für nicht musizierende Personen gleichen Alters. Darüberhinaus muss jedoch berücksichtigt werden, dass Musiker beim Singen und Instrumentalspiel hochdifferenzierte Bewegungen ausführen. Ihre optimale körperliche Verfassung hat deswegen einen vergleichbar hohen Stellenwert wie bei Sportlern. Auswahl, Planung und Durchführung sportlicher Aktivitäten müssen deshalb für jeden Musizierenden gut überlegt sein. In diesem Punkt sind Musiker Leistungssportlern ähnlich, da sie ihr Training bewusst planen müssen.

Das Wissen über die Wirkung verschiedener Sportarten und über Trainingsgrundlagen stellt aus diesem Grund auch für Musiker eine entscheidende Voraussetzung zur sinnvollen Sportausübung dar. Musiker sollten abschätzen können, welche spezifischen Belastungen des Instrumentalspiels sie durch Sport positiv ausgleichen und präventiv abfangen können. Andererseits ist auch zu berücksichtigen, welche Eigenschaften einer Sportart für einen Musiker in seiner spezifischen Situation riskant sein können. Neben dem Gesundheitsaspekt ist außerdem die Frage interessant, ob regelmäßiger Sport einen Nutzen für das Musizieren selbst haben kann.

In diesem Kapitel werden elementare Erklärungen zu Sport und Training sowie eine Einschätzung von Nutzen und Risiken bestimmter Sportarten für Musiker so vermittelt, dass ein orientierender Überblick entsteht.

19.1 Sport, Training und Gesundheit

19.1.1 Gesundheitsfördernde Potentiale sportlicher Aktivität

Aufgrund vielfältiger Untersuchungen der Sportwissenschaft und der Sportmedizin können wir heute davon ausgehen, dass sportliche Aktivität in der richtigen Dosierung der Gesundheit zuträglich ist.

Regelmäßige Bewegung erwies sich als lebensverlängernd (Paffenbarger et al., 1986; Blair & Connelly, 1996) und wirkt sich positiv auf die Gehirnleistung aus (Hollmann & Strüder, 2004; Erickson und Hollmann, 2013). Neuere Forschungsergebnisse aus der Sportphysiologie zeigen, dass Muskeln nicht nur reine Ausführungsorgane unseres Nervensystems sind, sondern dass sie selbst als endokrine Drüsen fungieren (Febbraio & Pedersen, 2005). Sind die Muskeln aktiv, so produzieren sie hormonähnliche Botenstoffe, die sog. Myokine, die vermutlich positive Wirkungen auf den gesamten Organismus und seinen Stoffwechsel haben (Brandt und Pedersen, 2010; Itoh, 2014).

Personen, die regelmäßig Sport treiben, verfügen über eine höhere Stresstoleranz und die körperliche Belastbarkeit sowie die psychische Erholungsfähigkeit nehmen in positiver Weise zu (Salmon, 2001). Diese Wirkungen sind für Musiker direkt nutzbar, da hierdurch beispielsweise ein zu hohes und beeinträchtigendes Ausmaß an Lampenfieber auf einem positiven Level gehalten werden kann.

19.1.2 Grundlagen der Trainingslehre

Um die genannten positiven Wirkungen zu ermöglichen, müssen allerdings bestimmte Kriterien bei der Ausführung beachtet werden. Eine herausragende Bedeutung hat die richtige Dosierung.

Musiker müssen hierbei beachten, dass die Belastungen durch die Musiziertätigkeit – besonders im Bereich der oberen Extremitäten – und durch sportliches Training gemeinsam wirken.

In der Trainingslehre im Sport geht man davon aus, dass sich eine Belastung oberhalb von 3500 kcal pro Woche, die einem wöchentlichen Training von mehr als ca. 5–7 Stunden entspricht, nicht mehr gesundheitsfördernd auswirkt, sondern im Gegenteil eine Überlastung der Strukturen wahrscheinlicher macht. Bei sehr intensiver Belastung des Herz-Kreislauf-Systems konnte sogar beobachtet werden, dass hierdurch langfristig die Lebenserwartung sinkt (O'Keefe et al., 2014).

Dies liegt unter anderem am Immunsystem, das auf eine Dosis von ca. 2000 kcal pro Woche an Sport und Training am stärksten positiv reagiert. Als Anhaltspunkt für eine optimale Wirkung auf das Immunsystem kann die Dosis einer halb- bis dreiviertelstündigen Trainingseinheit mit körperlicher Belastung an den meisten Tagen der Woche angenommen werden (**Abbildung 19-1**; Gabriel, 2006).

Sportliche Anstrengung über dieses Maß hinaus nivelliert zunächst diese positiven Effekte und wirkt bei anhaltender Anstrengung sogar hemmend auf das Immunsystem.

Darüber hinaus ist mindestens eine Stunde körperlicher Aktivität pro Tag, die idealerweise in der Natur oder im Freien stattfinden sollte, ebenfalls eine optimale Dosis, um das Immunsystem zu stärken und die Infektanfälligkeit zu senken (Abbildung 19-1). Hierbei ist erwiesen, dass gerade die Bewegung im Kontakt zur Natur eine breite gesundheitsfördernde Wirkung hat (Späker, 2016).

Gerade für Musiker ist zu beachten, dass zu geringe physische Anstrengung jedoch auch ein Gesundheitsrisiko darstellt (Blair, 2009). Im Hinblick auf das

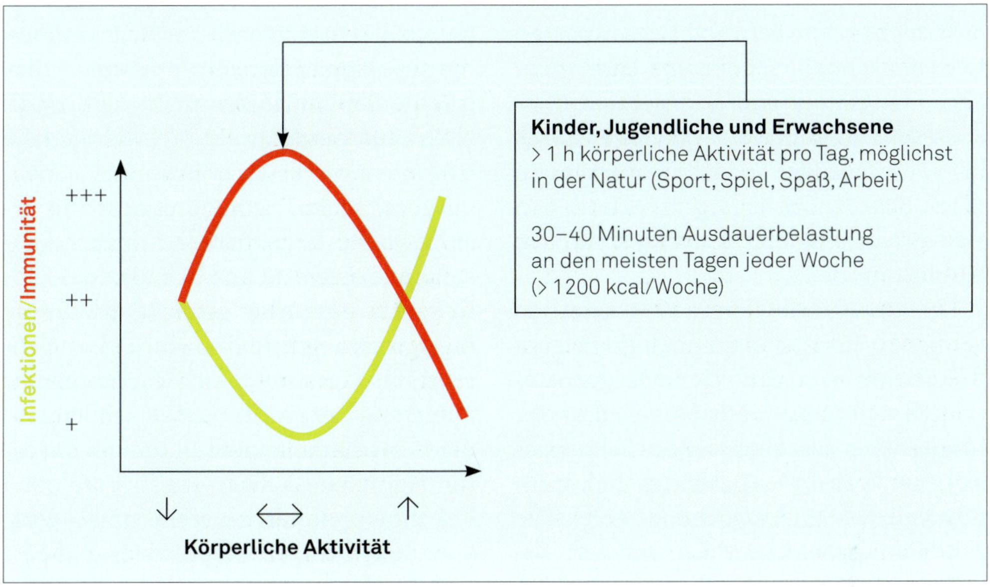

Abbildung 19–1: Einfluss körperlicher Aktivität auf das Immunsystem. (aus Gabriel, 2006, S. 414)

geringe Zeitbudget, das Musikern für sportliche Betätigung in der Regel bleibt, liegt wohl eher hierin eine Gefahr und weniger darin, zu viel Sport zu treiben. Als Leitsatz für die richtige Dosierung ist es insgesamt für Musiker wichtig, das optimale Maß an sportlicher Betätigung zu suchen und nicht die maximale Belastung anzustreben, d.h. nicht um jeden Preis möglichst *viel* Sport zu treiben. Unbestritten bleibt, dass die Regelmäßigkeit körperlicher Aktivität der wichtigste Garant für deren positive Wirkung ist und deshalb an erster Stelle stehen sollte.

Trainingsreize und Adaptation

Die Fachbegriffe *bio-positiv* und *bio-negativ* beschreiben zwei prinzipiell unterschiedliche Reaktionen des Organismus auf körperliches Training.

Von *bio-positiver Adaptation* spricht man, wenn sich Zellen, Gewebe und letztlich der gesamte Körper an Trainingsreize physiologisch so anpassen, dass eine höhere Leistungsfähigkeit entsteht.

Bio-negative Adaptation dagegen bedeutet, dass es zu einer Überlastung oder zu einer unvollständigen Anpassung – mit Kompensation – kommt und dass mittel- und langfristig eine Schwächung der Leistungsfähigkeit resultiert.

Zur Beantwortung der Frage, ob sich sportliche Belastung im individuellen Fall auf den gesamten Organismus positiv oder negativ auswirkt, ist das eigene Erfahrungswissen ein sehr entscheidender Faktor. Denn auch wissenschaftlich begründete Trainingskonzepte müssen in der Realität erprobt werden.

In jedem Fall müssen die wiederkehrenden Wirkungen körperlicher Belastungen von den unterschiedlichen Strukturen des Körpers wie Muskeln, Sehnen, Gelenkknorpeln und Knochen, verarbeitet werden. Diese Strukturen besitzen allerdings eine unterschiedlich schnelle Adaptationsfähigkeit: Muskeln und Nerven passen sich sehr schnell, Sehnen und Bänder dagegen langsamer und Knorpel und Knochen sehr langsam an. So kann es durch die unterschiedlich schnelle Anpassung zu einer Scherenbewegung zwischen den Strukturen kommen. Dies veranschaulicht **Abbildung 19-2**.

Die Graphik (Abbildung 19-2) zeigt den zeitlichen Verlauf einer hypothetischen Adaptation von drei Gewebetypen: a) schnell sich anpassendes Muskelgewebe b) langsamer sich anpassendes Sehnengewebe und c) sehr langsam sich anpassendes Knorpel- und Knochengewebe. Die Mittellinie, *Homöostase* genannt, verweist auf die physiologische Balance, und der Verlauf der roten Linien zeigt die Anpassungsreaktion in Relation dazu an. Zunächst ist die Belastbarkeit von Gewebe nach Belastung im Vergleich zur aktuellen Homöostasis reduziert. Wie auf dieser Graphik zu sehen ist, erreichen die Gewebetypen a) und b) nach der Regeneration die sogenannte *Superkompensation* – dies ist eine höhere Leistungsfähigkeit verglichen zum Ausgangsniveau –, während die Regeneration für das Stützsystem c) nicht ausgereicht hat, um zumindest die ursprüngliche Belastbarkeit wiederherzustellen. Gewebe a) und b) haben eine höhere Homöostasis erreicht und eine bio-positive Adaptation vollzogen, während das Gewebe c) sich nach erneuter Belastung bio-negativ entwickelt hat und die Belastbarkeit somit unterhalb der alten Homöostasis liegt. Dies ist die oben erwähnte gefährliche Scherenbewegung von gleichzeitiger bio-positiver und bionegativer Anpassung. Typisch für solch einen Verlauf sind ambitionierte Läufer, die auf einen Wettkampf hin trainieren, dies aber nicht über Jahre hinweg langsam und behutsam aufbauen, damit Knorpel und Knochen der enormen Belastung standhalten, sondern eben nur über Wo-

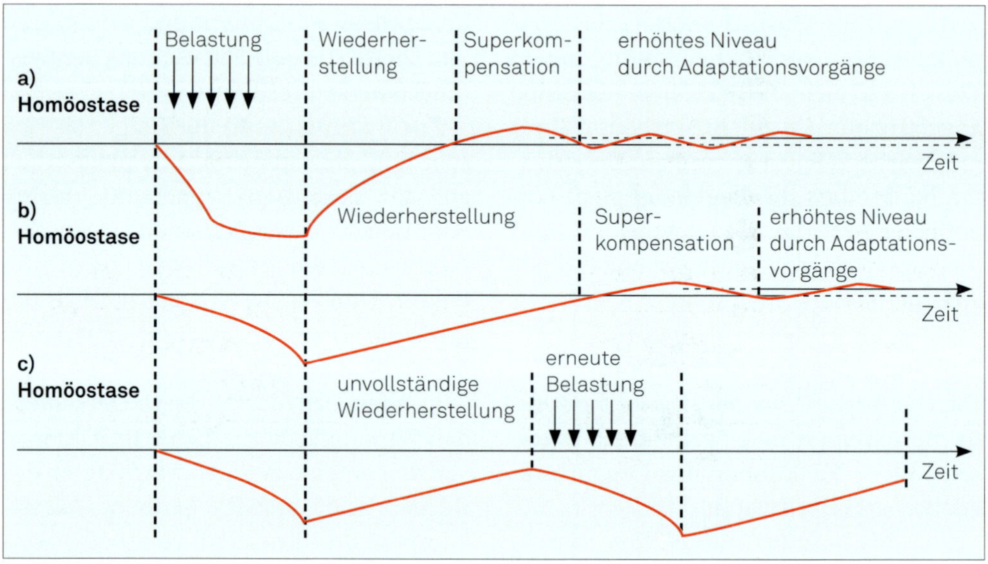

Abbildung 19-2: Unterschiedliche Adaptationsprozesse unter Belastung: a) Muskelgewebe, b) Sehnengewebe und c) Knorpel- und Knochengewebe (aus Weineck, 2007, S. 179)

chen und Monate hinweg schnell „hochtrainieren“. Dabei kommt es fast immer zu Überlastungen mindestens eines Teilsystems, typischerweise der Knorpel und Sehnen. So kann es passieren, dass bio-positive und bio-negative Adaptationen gleichzeitig auftreten. Ein klassisches Beispiel ist das Training für einen Marathon: Die Patella-Spitze ist entzündet vom vielen Laufen auf Asphalt, aber Herz, Lungen und Muskelsystem sind viel leistungsfähiger geworden – *der Mensch fühlt sich fit wie noch nie, wären da nicht die Schmerzen im Knie.*

Qualität sportlicher Bewegung

Ähnlich wie bei Spielbewegungen am Instrument ist auch die Qualität sportlicher Bewegungen entscheidend für den motorischen Lernerfolg. Hinsichtlich der Koordination und der Nutzung von Muskelsynergien ergeben sich deutliche Parallelen zur Musikausübung.

Dies lässt sich gut am Beispiel des Kraulschwimmens veranschaulichen. **Abbildung 19–3** zeigt die intermuskuläre Koordination eines untrainierten (links) und eines trainierten (rechts) Schwimmers in der Gegenüberstellung.

Im Vergleich beider Schwimmer ist eindrucksvoll zu sehen, dass der Schultermuskel (M. Deltoideus) ebenso wie der Kapuzenmuskel (M. Trapezius) bei dem ungeübten Schwimmer viel aktiver sind. Dies wirkt jedoch störend auf den Bewegungsablauf, insbesondere auf die Streckung der Arme oberhalb von 90°. Der trainierte Schwimmer dagegen hat stattdessen den Unterarmstrecker (M. Trizeps) stärker aktiviert, was für den Bewegungsablauf günstiger ist. An der Aktivität des Trizeps-Muskels und des großen Brustmuskels (M. Pectoralis major) lässt sich auch ein unterschiedliches Timing zwischen beiden Schwimmern ablesen. Die Muskelkontraktionen setzen zu unter-

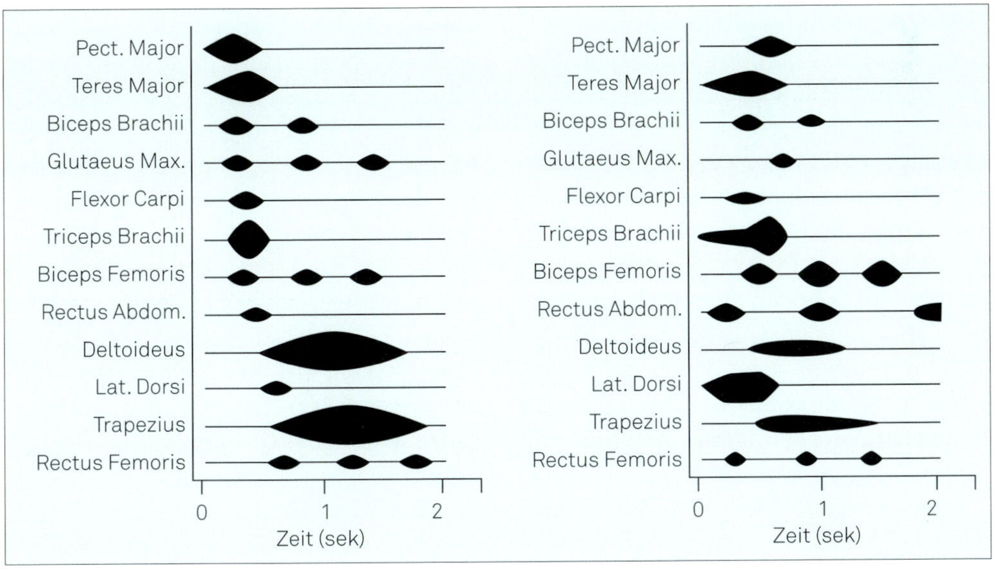

Abbildung 19–3: Muskelaktivierung im Elektromyogramm (EMG) bei einem untrainierten (links) und einem trainierten (rechts) Kraulschwimmer (aus Weineck, 2007, S. 398)

schiedlichen Zeitpunkten ein und zeigen auch einen verschiedenen Kontraktionsrhythmus. Hierbei spielt die *Phrasierung* eine Rolle, welche an der Gestalt der Aktivierung des Muskels erkennbar ist. Eine unterschiedliche Phrasierung lässt sich an einem Muskel (M. Teres Major) ablesen, der ein Teil der hinteren Schultermuskulatur darstellt. Beide Schwimmer setzen diesen Muskel zwar fast zur selben Zeit ein, bei der Kraftdosis des trainierten Schwimmers wird jedoch erst nach zwei Dritteln der Zeit die maximale Kontraktion erreicht **(Abbildung 19-3)**.

Das Beispiel veranschaulicht, dass die intermuskuläre Koordination bei komplexen Bewegungen im Sport ein hohes Lernpotential für Musiker birgt. Dieses Potential wird dann besonders gut ausgeschöpft, wenn die sportliche Aktivität ganzkörperliche Koordination enthält und wenn die Bewegungen mit hoher Qualität ausgeführt werden (siehe auch Kapitel 20 Nordic Walking).

Erstellen eines Trainingsplans

Auch wenn ein Trainingsplan auf jede Person individuell zugeschnitten werden muss, kann allgemein empfohlen werden, intensive Trainings einmal bis zweimal pro Woche zu leisten und an den meisten anderen Tagen nur moderates Training zu praktizieren. Selbstverständlich gehört hierbei – für Sportler, aber auch für Musiker! – angemessenes Aufwärmen vor jeder Trainingseinheit dazu. Auch sollten im Training die verschiedenen Komponenten Koordination, Flexibilität, Mobilität und Kraft ausgewogen vertreten sein.

Eine sinnvolle Abfolge von Aktivitäten, in die bei Musikern auch das Spielen einberechnet werden muss, berücksichtigt, dass Körperbereiche im Sport wiederholt trainiert werden, jedoch auch Pausen zur Erholung enthalten sind.

Wiederholt sich eine Abfolge bestimmter Trainingsaktivitäten, so spricht man in der Trainingswissenschaft von einem sogenannten *Mikrozyklus*. Mehrere Mikrozyklen ergeben einen *Makrozyklus*. Im Rahmen von Mikro- und Makrozyklen werden im Sport Ablauf und Inhalt des Trainings gestaltet, moduliert und optimiert. Dabei geht es um eine stufenartige Steigerung der Belastung, wobei typischerweise erst das Volumen (also die Menge an Übungen und an Wiederholungen) und später erst die Intensität gesteigert wird. Eine substanzielle Intensitätssteigerung muss zumindest temporär mit einer Reduktion des Volumens einhergehen, damit nicht die Summe der Belastungen plötzlich zu stark ansteigt.

Eine gute Trainingsplanung sollte das Wissen um die Gestaltung von Trainingszyklen, welche in der Trainingswissenschaft als *Periodisierung* bezeichnet werden, nutzen (Bompa, 1999). Bisher tun dies v. a. Leistungssportler. Gesundheits- und Freizeitsportler – und nicht zuletzt Musiker – können jedoch gleichermaßen von diesem Erfahrungswissen profitieren, da die Methode der Periodisierung das Problem der unterschiedlichen Anpassungsgeschwindigkeiten (s. o.) lösen kann. Dabei liegt die Kunst nicht nur in der geplanten Steigerung des Trainings, sondern auch in geplanten und gestalteten Entlastungsphasen, in denen die Menge und Intensität gezielt reduziert wird, damit langsam anpassendes Gewebe zusätzliche Zeit erhält. Weiterhin lehrt uns diese bereits im alten Griechenland begonnene Trainingslehre der Zyklen auch, dass wir immer nach einer gewissen Zeit auch die Routinen wechseln müssen, damit ein neuer, frischer Trainingsreiz mit neuen Übungen oder Variationen auf den Organismus wirkt. Gesundes Training benötigt einen Wechsel zwischen Stabilität und Veränderung.

19.2 Sport für Musiker – Nutzen und Risiken

Musiker sind durch die tägliche Mehrfachbelastung aus Üben, Proben, Aufführen, Musikhören, Schreiben, Büroarbeiten, Transport und Freizeitaktivitäten viele Stunden am Tag in einer Haltung und an einem Ort gefangen und haben wenige Möglichkeiten, sich mit dem ganzen Körper zu bewegen. Hinzu kommt, dass je nach Instrument spezifische Haltungs- und Bewegungsmuster über längere Zeit produziert werden. Dies hat zur Folge, dass zwischen stark geforderten und weniger geforderten Muskelbereichen Dysbalancen entstehen können.

19.2.1 Nutzen

Für Musiker bietet sportliche Bewegung die Möglichkeit, einseitige Belastungen auszugleichen und den ganzen Körper hinsichtlich Koordination und Kraft zu schulen. Dies betrifft alle Bewegungen, welche die Feinmotorik der oberen Extremitäten ergänzen, insbesondere jedoch eine gut ausgebildete Muskulatur an Rücken und Bauch. Insgesamt stellt gute körperliche Kondition eine wichtige Grundlage für alle Anforderungen des Musizierens dar. Sport hat zudem auch im psychischen Bereich eine stabilisierende und stressreduzierende Wirkung.

Unter optimalem Trainingsaspekt muss die Dosierung der sportlichen Aktivität möglichst gut plan- und kontrollierbar sein. Auch die Frage, ob eine Belastung über- oder unterdosiert wirkt, hängt vom Trainingszustand, der Genetik und der bewegungsbiographischen Historie der Person ab.

19.2.2 Risiken

Um den größtmöglichen Nutzen aus dem Sport für sich zu ziehen, sollte man sich als Musiker fragen, wie gut die Dosis der sportlichen Aktivität dosiert werden kann und ob der Sport neuralgische Stellen stark belastet. Dabei kommt den Händen selbstverständlich eine besondere Aufmerksamkeit zu, aber auch Schultern und Nacken sind sensible Regionen. Dabei geht es nicht nur um die Prävention von Verletzungen, sondern auch darum, dass bei Sport oder Fitnesstraining mit intensivem Kraftaufwand primär die Koordination und Feinmotorik ermüdet. Wer versucht, vor dem Gitarre- oder Klavierüben Hanteltraining zu machen, wird diesen Zusammenhang schnell bemerken. Auch Sänger spüren, wie intensives Krafttraining der Schulter-Nacken-Region einen Einfluss auf die Stimme haben kann. Die Organisation des Trainings ist deshalb wichtig, und zwischen Training und Musizieren sollte immer ein zeitlicher Abstand liegen.

Das Training sensibler Körperstellen generell auszusparen, ist jedoch auch nicht sinnvoll, denn auf diese Weise würde keinerlei Belastungsreserve aufgebaut. Beim Musizieren werden nämlich insbesondere die großen Muskeln der oberen Extremitäten nicht intensiv genug gefordert. Einfacher ausgedrückt: Schonen wir sensible Stellen, wird schnell deren Belastbarkeit so gering, dass schon der Alltag zur Überlastung werden kann. Diesem Risiko sind besonders Musiker ausgesetzt. Regelmäßige sportliche Betätigung ist deshalb zu empfehlen.

Die bei Instrumentalisten bereits intensiven feinmotorischen Belastungen der Hände und auch die Sorge vor Sportverletzungen sind berechtigte Limitationen bei der Auswahl empfehlenswerter sportlicher Aktivitäten. Daher finden sich unter Musikern wenig ambitionierte Tennisspieler, Ruderer und kaum Vollkontakt-Boxer bzw. Kampfsportler.

Bei Sportarten mit Wettkampfcharakter ist es oft besonders schwer, bei sich zu bleiben und herauszufinden, was einem selbst gut tut. Sportliche Aktivitäten zielen auf Gewinnen oder besser Sein als andere ab. Dann geht es nicht mehr darum, seine passende Dosis der Belastung, d.h. sein eigenes Maß im Sinne einer „inneren Angemessenheit“ (Gadamer, 1993, S. 139) zu finden. Wer gewinnen will, kann sich per se nicht an seinem optimalen Maß, an der momentan für ihn gesunden Dosis orientieren, sondern muss sein Maximum herausholen und sich an der Stärke des Gegners orientieren. Über persönliche Grenzen hinauszugehen, ist immer wieder notwendig, um zu gewinnen, und so ist der Verschleiß vorprogrammiert. Beim *Gesundheitssport* kann es also aufgrund dieser Überlegungen nicht um das Gewinnen gehen. Wenn es um Gesundheit geht, dann muss es primär um Freude an der Bewegung, bei Teamsportarten um den sozialen Wert, den Spaß generell gehen und nur sekundär um Erfolg.

Nach diesen Überlegungen bleibt die Frage danach, ob der oder die Sporttreibende ein genügend gutes Körpergefühl hat, um zu spüren, was ihr oder ihm gut tut. Hier ergeben sich Berührungspunkte zu den in diesem Buch vorgestellten zahlreichen Methoden, welche die Körperwahrnehmung fördern.

Eine derartige Praxis gepaart mit psychosozialer Selbstreflexion kann in eine höhere Fähigkeit münden, körperliches, vorsprachliches Wissen wie Gefühle, Stimmungen und Intuition reflexiv und intelligent zu nutzen. Die Fähigkeit wird auch im Gesundheitsdiskurs der Psychomotorik und Motologie diskutiert und von Jürgen Seewald mit dem Begriff der *reflexiven Leiblichkeit* beschrieben (Seewald, 2007, S. 95f). Sportliches Training kann demnach bei einer gut ausgeprägten Körperwahrnehmung und Selbstreflexion auch unsere persönliche Entwicklung fördern (Göhle, 2009).

19.3 Musikerfreundliche und weniger geeignete Sportarten

In der Ausbildung an deutschen Musikhochschulen finden sich in den letzten beiden Jahrzehnten vermehrte Angeboten zur Verbesserung der Körperwahrnehmung und der körperlichen Fitness (Steinmüller, 2007; Göhle & Peter-Bolaender, 2011; Spahn, 2015). Reine Sportangebote sind an den Musikhochschulen bisher noch seltener vertreten.

Regelmäßige Bewegung im Alltag ist hinsichtlich basaler Fitness und der Vermeidung von Übergewicht sogar wichtiger als Training oder Sport. Dies zeigten Forschungsarbeiten zur sogenannten „non-exercise-thermogenesis-activity“ (NEAT) (Levine, 2002; Reincke, 2006).

Die tägliche Dosis an Bewegung sollte vor allem Fußwege beinhalten, da normales Laufen den Flüssigkeitsaustausch in den weniger durchbluteten Strukturen des Bewegungsapparates anregt. Diese Information ist für Musiker von besonderem Interesse, da termingebundene und zusätzliche sportliche Aktivitäten nicht selten daran scheitern, im unregelmäßigen und angefüllten Terminplan von Musikern keinen Platz zu finden. Beim Fahrradfahren muss sehr bewusst auf eine günstige Sitzhaltung geachtet werden, um Belastungen für die Wirbelsäule zu vermeiden. Es lohnt sich zu überlegen, in welcher Form Bewegung in die alltäglichen Abläufe integriert werden kann.

Im Folgenden werden die Kriterien der Eignung von Sportarten für Musiker nochmals dargestellt.

19.3.1 Dosierbarkeit von Belastung

Wie die obigen Ausführungen zur Trainingslehre verdeutlichen, stellt die Dosierung der Belastung, unabhängig von der Sportart, ein entscheidendes Kriterium für die Verträglichkeit und positive Wirkung von sportlicher Betätigung dar. Dies bedeutet, dass jede zunächst harmlos erscheinende Sportart überdosiert werden und eine Überlastung zur Folge haben kann, während umgekehrt eine belastende Sportart bei richtiger Dosierung gut vertragen werden kann.

Trotzdem erscheinen natürlich hinsichtlich der *Dosierbarkeit* von Belastungen bestimmte Sportarten für Musiker empfehlenswerter als andere. Bei Ballsportarten, bei denen der Ball mit den Armen bewegt wird, ist die Dosierbarkeit der Belastung der oberen Extremitäten generell nicht sehr genau, denn kaum jemand bricht aufgrund persönlicher Leistungsgrenzen ein Mannschaftsspiel oder Match ab. Schon allein diese Grenzen wahrzunehmen ist schwierig, weil die meisten Effekte und Wirkungen von Belastung erst verspätet auftreten und wir oft erst am Folgetag spüren, wie intensiv die Sportsession oder das Training wirklich war.

Teamsportarten haben generell den großen Vorteil, dass sie sehr motivierend wirken können, denn eine Verabredung zum Fußball sagt man nicht so schnell ab wie den „Alleingang“ ins Fitnessstudio. Spielsportarten sind besonders für die Bewegungsfreude geeignet, da der Fokus nicht auf der Anstrengung liegt. Um sprichwörtlich „am Ball zu bleiben“ mit dem Training, sind demnach Teamsportarten zu empfehlen.

Dieser Vorteil kann aber auch zum Nachteil werden. Denn der Teamgeist kann dazu verführen, über Schmerzen hinwegzugehen. Die meisten Verletzungen im Sport entstehen durch solche wiederholten Überlastungen, weniger durch Unfälle. Die Sportmedizin spricht in diesem Zusammenhang vom sogenannten *primären Sportschaden*, bei dem rezidivierende Mikrotraumata, die sich räumlich und zeitlich summieren, zu einer Verletzung führen (Kirr, 2005). Sie stellen die Symptomatik bio-negativer Effekte dar: Das Gewebe konnte sich nicht schnell genug anpassen und ist bereits durch Mikrotraumata geschädigt, wenn durch ein Ereignis wie eine falsche Bewegung eine Verletzung entsteht.

19.3.2 Unfallgefahr

Der Unfall wird als *sekundärer Sportschaden* bezeichnet. Je nach Sportart sind das Risiko und die mögliche Schwere der Verletzung höher oder geringer. Für Musiker sind all diejenigen Sportarten besonders kritisch zu bewerten, die mit einer erhöhten Verletzungsgefahr der Hände und oberen Extremitäten einhergehen (**Tabelle 19-2**).

19.3.3 Belastung kritischer Stellen

Da dieselben Körperbereiche, die beim Instrumentalspiel bereits gefordert sind, bei der Sportausübung nicht zusätzlich belastet werden sollten, spielt die *Belastung kritischer Stellen* bei der Auswahl der Sportart eine wichtige Rolle. Auch hier sind Bewegungen zu nennen, die Sehnen und Muskelansätze im Bereich der oberen Extremitäten betreffen (Tabelle 19-2).

Die **Tabelle 19-1** und **Tabelle 19-2** bieten im Überblick eine Orientierung, wie verschiedene gängige Sportarten nach den drei Kriterien Dosierbarkeit, Belastung kritischer Stellen und Unfallgefahr generell einzuschätzen sind. In Tabelle 19-1 sind die für Musiker geeigneten, in Tabelle 19-2 die weniger geeigneten Sportarten aufgelistet.

19.4 Training im Fitnessstudio

19.4.1 Dosierbarkeit und Zielgenauigkeit

Für eine sehr gute Dosierbarkeit und Zielgenauigkeit des Trainings bietet sich der Gang ins Fitnessstudio an. Denn hier sind wir nicht an die Dauer eines bestimmten Mannschafts-Spiels gebunden, es gibt keine vorgegebenen Strecken oder Routinen, sondern wir können bei jeder Wiederholung bei jeder beliebigen Dauer die Übung abbrechen. Außerdem kann in einem Fitnessstudio gezielt und feindosiert an bestimmten Muskelgruppen gearbeitet werden und es gibt die Möglichkeit, sensible Stellen wie Finger zu schonen und trotzdem die Arme und den Schultergürtel zu trainieren, beispielsweise durch Trainingsübungen, die das Gewicht nicht an den Händen, sondern an Unterarm oder Oberarm ansetzen lassen.

Zusätzlich zum individuellen Training an Geräten werden in Fitnessstudios auch Gruppenkurse angeboten, welche von Wirbelsäulengymnastik über Yoga (vgl. Kapitel 15, S. 227) und Pilates (vgl. Kap 17, S. 249) bis zu Krafttraining (Body Pump[6]*, Hot Iron*) und Aerobic-Kursen (Step, Zumba*, Tai-Bo etc.) reichen. Die Dosierbarkeit der Belastung dieser Kurse ist zwar sehr unterschiedlich, da sie aber nicht erfolgs- und wettkampforientiert sind und individuelle Pausen zulassen, sind diese Angebote allgemein als empfehlenswert anzusehen.

Weiterhin verfügen Fitnessstudios sehr häufig über eine Palette von Maschinen für das Herz-Kreislauf-Training. Hierzu zählen Laufbänder, Fahrrad-Ergometer, Rudergeräte, und Elypsen-Trainer – diese werden auch *Cross-Trainer* genannt und erinnern vom Bewegungsablauf an Skilanglauf. Auch finden sich dort oft *Stepper*, die endloses Treppensteigen, selten kombiniert mit den Armen, ermöglichen, und

6 Die mit Sternchen markierten Begriffe sind als geschützte Bezeichnungen im Handelsregister eingetragen.

Tabelle 19–1: Geeignete Sportarten für Musiker

Für Musiker geeignete Sportarten	Dosierbarkeit	Nutzen	Belastung kritischer Stellen	Unfallgefahr
Schwimmen	sehr gut	Ganzkörperbewegung unter reduzierter Schwerkraft, Lockerung des Schultergürtels	gering (nur bei schlechter Technik können Nackenprobleme beim Burstschwimmen auftreten)	gering
Nordic Walking	sehr gut	Ganzkörperbewegung, Einbeziehung des Schultergürtels, Koordination, Kraft, Ausdauer, im Freien	keine (bei richtiger Technik)	gering
Joggen	sehr gut	Kondition, im Freien	Knie- und Fußgelenke (cave Schlagzeuger und Organisten)	gering
Wandern	sehr gut	Ausdauer, im Freien	keine	gering
Fahrradfahren	sehr gut	Ausdauer, im Freien	keine (bei Mountainbike Belastung der Hand- und Ellenbogengelenke)	erhöht
Golf	gut (wegen großer Pausen zwischen Schlägen)	Ausdauer, im Freien	mittel	gering
Reiten	sehr gut	Rücken- und Bauchmuskulatur, Aufrichtung, im Freien	gering	erhöht
Tanzsport (Gesellschafts- und Paartanz)	sehr gut	Ganzkörperbewegung, Aufrichtung, Koordination, Bewegung und Musik	keine	gering
Fußball	eher schlecht	Ganzkörperbewegung, Koordination, Kondition, im Freien	gering (cave Schlagzeuger und Organisten)	hoch

Tabelle 19–2: Weniger geeignete Sportarten für Musiker

Für Musiker weniger geeignete Sportarten	Dosierbarkeit	Nutzen	Belastung kritischer Stellen	Unfall-gefahr
Wasserski, Windsurfen, Kaiten	schlecht	Ganzkörperbewegung, Aufrichtung, Balance, im Freien	Hände	mittel
Skateboard, Longboard	gut	Ganzkörperbewegung, Aufrichtung, Balance, im Freien	gering	hoch
Ski alpin	schlecht	Ganzkörperbewegung, Aufrichtung, Balance, im Freien	gering	hoch
Athletik Training (Weitsprung, Hochsprung, Hürdenlauf, Kugelstoßen, Speerwurf etc.)	mittel bis schlecht	Ganzkörperbewegung, Koordination, Kraft	Bei Kugelstoßen und Speerwurf hohe Belastungen für Hände, sonst gering	hoch
Turnen	schlecht	Ganzkörperbewegung, Koordination, Kraft	Hände, Ellenbogen, Schulter	hoch
Eislaufen	gut	Ganzkörperbewegung, Koordination, Kraft Bei Eiskunstlauf Musik und Bewegung	gering	hoch
Tennis, Squash	schlecht	Ganzkörperbewegung, Koordination, Kraft	hoch („Tennisellenbogen“)	leicht
Tischtennis	schlecht	Koordination, Schnelligkeit	Handgelenke und obere Extremitäten	mittel
Handball, Basketball, Baseball, Volleyball	schlecht	Koordination, Schnelligkeit, Ausdauer	hoch	hoch
Kampfsport (Boxen, Karate, Judo, Kung Fu)	Training: gut Wettkampf: schlecht	Koordination, Schnelligkeit, Ausdauer	ohne Kontakt: kaum mit Kontakt: große Gefahr für alle Extremitäten sowie Kopf	hoch

gelegentlich sogar Kajak-Trainer oder Oberkörper-Fahrrad-Ergometer, wie sie Rollstuhlfahrer nutzen.

19.4.2 Für Musiker ungeeignete Trainingsmethoden

Manche Studios sind mit sogenannten *Power-Plates** – hochfrequenten Rüttelplatten – ausgestattet. Die Wirkung dieser Platten ist physiologisch darauf zurückzuführen, dass Muskeln bei Erschütterung über den auf Ebene des Rückenmarks ausgelösten Muskelspindel-Reflexbogen unwillkürlich mit einer Erhöhung des Muskeltonus reagieren (Cardinale & Bosco, 2003). So entsteht eine hohe Körperspannung, die im Alltag nicht in vergleichbarer Weise vorkommt. Während des Trainings mit Power-Plates werden in diesem hochaktivierten Zustand klassische Kraftübungen wie Kniebeuge, Liegestütz etc. ausgeführt. Dieses Training wirkt besonders intensiv, da jede Bewegung mehr Kraftaufwand erfordert, zumal sie gegen die Antagonisten, die Gegenspieler-Muskeln, durchgeführt werden muss, die durch den rüttelnden Untergrund immer stärker angespannt sind. Beim Liegestütz auf der Rüttelpatte beispielsweise muss der dreiköpfige Unterarmstrecker-Muskel (M. Trizeps) mehr Kraft aufwenden, da der Widerstand des Gegenspieler-Muskels, des zweiköpfigen Unterarmbeuger-Muskels (M. Bizeps) höher ist und überwunden werden muss. Diese Art des Trainings zeigt in der Rehabilitation und der Sturzprävention für Senioren nachweisliche Effekte auf Kraft und Balance (Spiliopoulou et al., 2010). Ebenso kann es als Zusatztraining für Leistungssportler genutzt werden. Für Musiker erscheint diese Trainingsform jedoch als ungeeignet. Gerade das für Musiker enorm wichtige Zusammenspiel der Muskeln und des Aufbaus von Muskelsynergien bzw. des Abbaus unnötiger Muskelspannungen wird hier gänzlich missachtet. Im Gegenteil wird beim Training auf den Rüttelplatten sogar unspezifische und undifferenzierte Muskelspannung ausgelöst. Eine solche Trainingsform würde zudem allen für Musiker wichtigen anderen Körper-Methoden, die als wesentlichen Inhalt eine Wahrnehmungsschulung haben (vgl. die anderen Kapitel in diesem Buch) entgegenwirken.

Dies trifft noch viel mehr auf das Elektrotraining (im Englischen *Electrical Muscle Stimulation*, EMS) zu, welches aktuell mit großem Erfolg in teilweise eigens hierauf spezialisierten Studios angeboten wird. Dabei werden die Muskeln über einen Strom, der über die Haut zugeführt wird, in unwillkürliche Spannung versetzt. Auch hier erhöht sich der Muskeltonus stark und es werden in diesem Zustand Gymnastik- und Kraftübungen ausgeführt. Bei EMS sind die selbst ausgeführten Bewegungsumfänge noch geringer als bei der Rüttelplatte, da die Bewegungen durch die Verkabelung eingeschränkt sind. Bei EMS erhöht nicht wie bei der Rüttelplatte ein körpereigener Reflexbogen die Grundspannung der Muskeln, sondern es wird ein externer Strom zugeführt.

Der Grund für den enormen Erfolg beider Methoden liegt vermutlich darin, dass kaum Eigenmotivation notwendig ist, sondern das Training zum großen Teil durch automatische physiologische Reaktionen bzw. die Muskelanspannung durch externe Zuführung von Strom verursacht wird. Diese Art des Trainings erscheint im Bereich der Life-Style-Fitness attraktiv, sie ist aber für Musiker nicht zielführend.

Es macht für Musiker keinen spezifischen Sinn, unnatürliches, krampfartiges Anspannen von Muskeln einzuüben.

19.4.3 Vorteile natürlichen Trainings gegenüber dem Training im Fitnessstudio

Da viele Kraftgeräte im Studio nur einzelne Segmente und keine Ganzkörperbewegungen trainieren – wie beispielsweise Beinpresse, Latissimus-Zug, Brustpresse etc. –, hat das Training im Fitnessstudio eine deutliche Begrenzung hinsichtlich dessen, was es für die Natürlichkeit unserer Fitness und Gesundheit bereitstellt. Was dem typischen Krafttraining an Geräten fehlt, ist die *Komplexität* von Bewegungen. Genau aus diesem Grund ist das Training ohne Geräte oder mit Kleingeräten wie Hanteln, Medizinbällen oder Bändern und dem Training mit dem eigenen Körpergewicht insgesamt empfehlenswerter als ein Training am Geräteparcours im Fitnessstudio.

Die Qualität von komplexen Bewegungen, wie sie in Sportarten und beim Musizieren vorkommen, ist gekennzeichnet durch eine optimale intermuskuläre Koordination, das Timing, den Rhythmus und die Phrasierung der Kraftdosis über die Zeit. Diese – höchst musikalisch anmutenden – Dimensionen lassen sich bei jeder Perfektion natürlicher Bewegungen wiederfinden. Klassische Kraftübungen wie Kniebeuge oder Liegestütz verbessern sich bei bewusster und *natürlicher* Ausführung zunächst deshalb, weil sie nicht sofort Muskelmasse aufbauen, sondern weil der Optimierungsprozess auf der Ebene der neuronalen Organisation von Anfang an einsetzt. Der Fitnesseffekt kommt hier also durch motorisches Lernen zustande. Auf diese Weise optimiert ein natürliches und gutes Fitnesstraining großflächig den Körper und verbessert seine Organisation.

19.4.4 Funktionelles Training

Die mangelnde Natürlichkeit des Trainings an Fitness-Geräten wird mittlerweile dadurch ausgeglichen, dass in Fitnessstudios vermehrt sogenanntes *funktionelles Training* angeboten wird. Funktionelles Training zielt prinzipiell darauf ab, Trainingsübungen zu kreieren, die den ganzen Körper einsetzen und immer eine größtmögliche Muskelkette involvieren. Sie verfolgen also genau das Gegenteil zu dem segmentierenden Muskeltraining an Geräten. Funktionelles Training verlangt immer einen hohen Anteil an dreidimensionaler Stabilisationsarbeit im Raum. Dies erhöht die Natürlichkeit der Bewegung, ist aber für Anfänger oft eine größere Herausforderung. Nach Erreichen einer basalen Fertigkeit sind die Effekte des funktionellen Trainings jedoch groß und bieten einen hohen Transfer in den Alltag.

Im Zuge der Einführung funktionellen Trainings wurde das Angebot in Fitnessstudios ergänzt durch das Training mit freien Hanteln und auf Bällen, durch Training mit dem eigenen Körpergewicht an Bändern (im Englischen *suspension training*), durch Klettern am Seil sowie durch Training mit Schwung-Gewichten (im Englischen *Kettlebells*), Sandsäcken, Gummibändern und Medizinbällen zum Werfen und vielem mehr. Selbst rabiate Erfindungen, wie mit langen Hämmern auf alte Autoreifen einzudreschen oder mit Schwungkeulen zu werfen (Indian Clubs), finden sich in teils eigens auf dieses Training spezialisierten Fitnessstudios. Beim Kettlebell-Training und beim Training mit Sandsäcken oder Schwungkeulen wird bewusst mit Fliehkräften gearbeitet, die beim Gerätetraining fehlen.

Funktionelles Fitnesstraining im traditionellen Sinn lässt sich gut dosieren (im Fachjargon *skalieren*). Viele Übungen können mit wenig oder gar keinem Gewicht und in kleinen Bewegungsumfängen erlernt werden, bevor das Training richtig intensiv wird.

Um dem Wunsch vieler Menschen nach schneller Fitness und Gewichtsabnahme zu entsprechen, hat sich das funktionelle Training, das eigentlich sehr behutsam aufgebaut werden könnte, in jüngster Zeit zu einer Art Hardcore-Training entwickelt. Trends wie *Military Fitness* und Übungen an Reck und Ringen von Turnvater Jahn wurden zu den Top-Trends der Fitnessszene. So wurde das *High-intensity interval training* (HIIT) zum Gold-Standard im Fitnessbereich ernannt, bei dem Kraft- und Ausdauertraining kombiniert werden. Ein *Intervall-Training nach Tabata* enthält beispielsweise acht mal 20 Sekunden Liegestütze und Strecksprünge im Wechsel mit zehn Sekunden Pause über vier Minuten. Diese Art des Trainings wurde von der Arbeitsgruppe um den japanischen Wissenschaftler Izumi Tabata entwickelt und nach ihm benannt (Tabata et al., 1996). Es war bereits ein großer Trend Ende der 1990er Jahre, kam aber Anfang des Jahrtausends aus der Mode und wich dem Gegentrend des niedrig-intensiven Trainings, welches prozentual anteilig mehr Fett verbraucht als das Intervalltraining. Auch Gesundheitssportarten wie das Gehen und Nordic Walking (vgl. Kapitel 20, S. 291) kamen auf. Da niedrig-intensive Trainingsformen weniger schnell Muskulatur aufbauen, wurden härtere Trainingsmethoden mit schnellen Effekten wieder populär. Eine weitere Steigerung in diese Richtung stellt die Kombination von hoch intensivem Intervalltraining mit funktionellem Training dar. Auf diese Weise drei- bis viermal pro Woche zu trainieren, ist nur für Profisportler geeignet.

Für Musiker wie für Nichtmusiker sollten diese intensivierten Trainingsformen eher nur das „Salz in der Suppe“ sein und nicht die Haupttrainingsform. *Hochintensives Training* zielt auf sehr starke Erschöpfung ab und überlastet insbesondere die Gelenke. Dies ist sowohl deswegen der Fall, weil die Muskeln bei hoher Kraft und großer Schnelligkeit keine ausreichende Schutzfunktion mehr ausüben können, als auch deswegen, weil hohe Erschöpfung mit einem zunehmenden Verlust von Koordination und Technik einhergeht und so Übungen nicht mehr präzise ausgeführt werden können.

Für ein gesundes und vor allem nachhaltiges Training – wie dies für Musiker erforderlich ist – sind Regelmäßigkeit und Häufigkeit des Trainings viel wichtiger als die Intensität. So empfiehlt es sich mehr, viermal pro Woche moderat als ein- bis zweimal hart zu trainieren.

19.5 Fazit für Musiker

Musiker sollten bei der Auswahl und Organisation von Sport und Fitness kritischer sein als Nichtmusiker, schon allein deswegen, weil sie es sich nicht leisten können, ihren für das Musizieren so elementar wichtigen Körper zu überlasten oder zu verletzen. Genau derselbe Grund verpflichtet sie aber ebenfalls, Zeit in Sport und Training zu investieren, da die gesundheitlichen Folgen von Inaktivität eine noch viel größere Gefahr darstellen. Die zeitliche Investition in Sport und Training zahlt sich nicht nur direkt in Wohlbefinden, besserer Konzentration, Stressabbau und Regeneration aus, sondern langfristig auch in einer Verbesserung der allgemeinen körperlichen und geistigen Gesundheit. Musiker müssen sich einen eigenen Trainingsplan „komponieren", der ihre spezielle Situation berücksichtigt, sie müssen ein „intelligentes" Training für sich erstellen, müssen – noch – mehr Sorgfalt walten lassen als andere Berufsgruppen. Timing, Dauer, Intensität, Frequenz und Komplexität sind wichtige Parameter des Trainings, die viele Parallelen zur Musik aufweisen und mit denen Musiker deshalb normalerweise gut umgehen können.

Ein individueller Trainingsplan sollte ein Fitnesstraining enthalten, das den Körper großflächig optimiert und seine Organisation verbessert. Natürliche Bewegungen, wie sie im funktionellen Training von Sportarten vorkommen, haben den Vorteil, dass die Komponenten Kraft und Koordination gemeinsam in Abstimmung aufeinander adressiert werden.

Die Beachtung der Überlegungen zu den für Musiker geeigneten oder weniger geeigneten Sportarten, die in diesem Kapitel formuliert sind, soll Musiker bei der optimalen Auswahl von Sportarten und im Bereich Fitness unterstützen.

Praktische Hinweise

Informationen zu Sportangeboten finden Sie bei den örtlichen Sportvereinen oder Sportinstituten. Für Studierende bieten die meisten Universitäten eine breite Palette an Sportarten an, die kostenlos belegt werden können.

Die Anzahl der Fitness-Studios hat in den letzten zehn Jahren stark zugenommen. Falls Sie sich für regelmäßiges Training in einem Fitness-Studio entscheiden, ist es ratsam, die Qualität der Angebote zu prüfen. Beim Gerätetraining sollte eine fachspezifische Beratung stattfinden, welche Ihre individuellen Bedürfnisse berücksichtigt.

Literatur

Blair, S. N. (2009). *Physical inactivity: the biggest public health problem of the 21st century.* Br J Sports Med (British Journal of Sports Medicine) 43 (1), 1–2.

Blair, S. N. & Connelly, J. C. (1996). *How much physical activity should we do? The case for moderate amounts and intensities of physical activity.* Research quarterly for exercise and sport *67* (2), 193–205.

Bompa, T. O. (1999). *Periodization – Theory and Methology of Training.* Champaign: Human Kinetics.

Brandt, C. & Pedersen, B. K. (2010). *The Role of Exercise-Induced Myokines in Muscle Homeostasis and the Defense against Chronic Diseases. In: Journal of Biomedicine and Biotechnology.* Hindawi Publishing Corporation.

Cardinale, M. & Bosco, C. (2003). *The Use of Vibration as an Exercise Intervention.* Exercise and Sport Science Review. 31 (1), 3–7.

Erickson, K. I. & Hohmann, T. (2013). *Die Effekte von Alter und Training auf die kognitive Gesundheit.* Zeitschrift für Sportpsychologie 20 (1), 25–32.

Febbraio, M. A. & Pedersen, B. K. (2005). *Contraction-Induced Myokine Production and Release: Is Skeletal Muscle an Endocrine Organ?* Exercise & Sport Sciences Reviews Medicine. 33 (3), 114–119.

Gabriel, H. (2006). *Auswirkungen von Sport auf das Immunsystem.* Notfall & Hausarztmedizin. Vol. 32, 411–415.

Gadamer, H-G. (1993). *Über die Verborgenheit der Gesundheit.* Frankfurt am Main: Suhrkamp Verlag.

Göhle, U.H. (2009). *Movement, Training and Mind. Insights from the perspective of Motologie.* Performance Research 14 (2), 46–52.

Göhle, U.H. & Peter-Bolaender, M. (2011). *Von der tragenden Bedeutung des Körpers.* Neue Musik Zeitung Nr. 12/11-1/12. Regensburg: CoBrio Verlagsgesellschaft.

Hollmann, W. & Strüder, H. (2004). *Gehirngesundheit, -leistungsfähigkeit und körperliche Aktivität.* Deutsche Zeitschrift für Sportmedizin Jahrgang 54 (9), 265–266.

Itoh, N. (2014). *FGF21 as a hepatokine, adipokine, and myokine in metabolism and diseases.* Frontiers in Endocrinology 5 (107), 1–4.

Kirr, R. (2005). *Pro- und retrospektive Studie über Verletzungen und Überlastungssyndrome beim Hockeysport.* (Dissertation, Ludwig-Maximilians-Universität zu München.) S. 63 ULR: http://edoc.ub.uni-muenchen.de/4392/1/Kirr_Ruediger.pdf (Zugriff 30.01.2015 - 19:00 CET)

Levine, J.A. (2002). *Non-exercise activity thermogenesis (NEAT).* Best Practice & Research Clinical Endorinology and Metabolism 16 (4), 679–702. Elsevier Science Ltd.

O'Keefe, J.H., Franklin, B., Lavie, C.J. (2014). *Exercising for Health and Longevity vs Peak Performance. Different Regimens for Different Goals.* Mayo Clinic Proceedings 89 (9), 1171–1175. DOI: 10.1016/j.mayocp.2014.07.007.

Paffenbarger, R.S. Jr, Hyde, R.T., Wing A.L. & Hsieh, C.C. (1986). *Physical activity, all-cause mortality, and longevity of college alumni.* New England Journal of Medicine 6; 314 (10), 605–13

Reincke, M. (2006). *Klinischer Fortschritt 2006: Endokrinologie.* Deutsche Medizinische Wochenschreiben 131, 1463–1465.

Salmon, P. (2001). *Effects of physical exercise on anxiety, depression, and sensitivity to stress.* Clinical Psychology Review Vol. 21 (1), 33–61.

Seewald, J. (2007). *Der Verstehende Ansatz in Psychomotorik und Motologie.* München: Reinhardt.

Spahn, C. (2015). *Musikergesundheit in der Praxis. Grundlagen, Prävention, Übungen.* Leipzig: Henschel.

Späker, T. (2016). *Zur Bedeutung des Erfahrungsraums Natur für eine psychomotorisch-motologische Entwicklungs- und Gesundheitsförderung.* Dissertation, Philipps-Universität Marburg.

Spiliopoulou, S.I.; Amiridis, I.G.; Tsigganos, G.; Economides, D. & Kellis, E. (2010). *Vibration Effects on Static Balance and Strength.* International Journal of Sports Medicine 31, 610–616.

Steinmüller, W. (2007). *Körperbewusstheit für Musiker. Die Feldenkrais-Methode im Freiburger Präventionsmodell.* Bochum/Freiburg: Projekt Verlag S. 18–23

Tabata, I.; Nishimura, K.; Kouzaki, M.; Hirai, Y.; Ogita F.; Miyachi, M. & Yamatoto, K. (1996). *Effects of moderate-intensity endurance and high-intensity intermittent training on anaerobic capacity and VO-2max.* Medicine & Science in Sports & Exercise. 28 (10), 1327–1330.

Weineck, J. (2007). *Optimales Training. Leistungsphysiologische Trainingslehre unter besonderer Berücksichtigung des Kinder- und Jugendalters.* Baldlingen: Spitta Verlag.

20 Nordic Walking

Nicole Lux

Nordic Walking ist eine Sportart aus dem Bereich des Gesundheitssports. Als Ausdauersportart stellt es ein schonendes und gleichzeitig effektives Ganzkörpertraining im Freien für Menschen jeden Alters dar. Gleichzeitig werden die koordinatorischen Fähigkeiten durch die Technik des Nordic Walking in besonderer Weise gefördert.

20.1 Entstehung und Konzept

20.1.1 Entstehung

Nordic Walking wurde ursprünglich von finnischen Spitzenathleten aus den Bereichen Skilanglauf, Biathlon und Nordische Kombination praktiziert. Finnische Langläufer führten bereits 1940 Nordic Walking als Sommertraining durch. Um das Training zu intensivieren, wurden Stöcke zur Simulierung der Skilanglauftechnik eingesetzt. Etwa ab Mitte der 90er Jahre wurde Nordic Walking in Finnland zum Volkssport und verbreitete sich schnell auch in den anderen skandinavischen Ländern. In der Folge kam die Sportart auch nach Deutschland und wurde hier zum Breitensport. Im Jahr 2015 betrieb fast eine Million deutsche Bundesbürger, die älter als 14 Jahre waren, mehrmals wöchentlich Nordic Walking (Das Statistik-Portal, 2016).

20.1.2 Konzept

Nordic Walking unterstützt die Funktionalität des Bewegungssystems und kann bei regelmäßiger Ausübung das körperliche und psychische Wohlbefinden positiv beeinflussen. Die gut koordinierte, gleichmäßige und damit harmonisierende Bewegung im Freien kann ein gesunder Ausgleich zu vorwiegend sitzenden Tätigkeiten sein und stellt darüber hinaus eine Entspannungsmöglichkeit bei körperlichen und seelischen Belastungen wie Stress und Nervosität dar. Bei der Ausführung als gruppensportliche Aktivität, bei der nicht der sportliche Leistungsaspekt, sondern das soziale Miteinander im Zentrum steht, wird die psychische Gesundheit in besonderem Maße gefördert.

Des Weiteren kann Nordic Walking auch zur Stärkung der Rückenmuskulatur oder zum Ausgleich bei einseitigen muskulären Belastungen gewinnbringend eingesetzt werden. Dies kann auch positiv dazu beitragen, Rückenschmerzen, welche häufig bei überwiegend sitzenden Tätigkeiten auftreten, vorzubeugen.

Nordic Walking trainiert Ausdauer, Kraft, Koordination, Beweglichkeit sowie das Gleichgewicht und die Propriozeption.

Beim Nordic Walken werden etwa 90 Prozent aller Muskeln des Körpers aktiviert. Durch den Einsatz der Stöcke ist außer den unteren Extremitäten auch der gesamte Oberkörper in die Bewegung involviert. Bei richtig angewandter Technik können Verspannungen im Nacken- und Schulterbereich durch die Beteiligung des Schultergürtels bei der Armbewegung und durch den ständigen Wechsel von Anspannung und Entspannung der Griffbewegung der Hände gelöst werden.

Die Funktion von Muskeln, Bändern, Sehnen, Gelenken und Knochen wird durch regelmäßiges Nordic Walking in ihrer Belastungsfähigkeit langsam und nachhaltig verbessert. Die Atmung synchronisiert sich beim Nordic Walken mit den Bewegungen und wird durch das Trainieren im Freien vertieft. Zusätzlich werden Durchblutung, Sauerstoffversorgung und damit das gesamte Herz-Kreislauf System angeregt.

Der komplexe Bewegungsablauf beim Nordic Walking stellt ebenfalls Anforderungen an die Koordination. Um die Bewegung optimal zu gestalten, ist eine hohe Aufmerksamkeit auf die verschiedenen Körperbereiche notwendig. Hierdurch können gleichzeitig das Körperbewusstsein und die Achtsamkeit gegenüber körperlichen Vorgängen intensiviert werden.

Nordic Walking ist eine Sportart mit geringer Verletzungsgefahr.

20.2 Anwendungspraxis und Verbreitung

20.2.1 Anwendungsformen

Nordic Walking wird in der Prävention und Gesundheitsförderung sowie in der Rehabilitation bei körperlichen Beschwerden eingesetzt. Für sportlich ambitionierte Menschen ist Nordic Walking neben anderen Ausdauersportarten wie z. B. Joggen, Langlaufen, Radfahren oder Schwimmen eine sinnvolle Ergänzung und Alternative.

Die Technik des Nordic Walking ist unter professioneller Anleitung leicht und schnell erlernbar, sodass ein Einstieg auch für weniger sportliche oder längere Zeit sportabstinente Menschen attraktiv sein kann.

Nordic Walking kann ganzjährig praktiziert werden, wobei jede Jahreszeit dabei ihren Reiz hat. Das Training ist in jedem Gelände möglich, sodass der organisatorische Aufwand gering und die zeitliche Flexibilität sehr hoch ist.

Der materielle und finanzielle Aufwand für eine gute Ausrüstung ist gering. Spezielle Nordic Walking Stöcke, deren Länge auf die Körpergröße individuell angepasst sein muss, Trekkingschuhe oder Funktionskleidung zur Bewegung im Freien sind gut erschwinglich.

Nordic Walking erfüllt, wenn es alleine durchgeführt wird, die Bedürfnisse von Individualsportlern. Aber auch Personen, die sich lieber in einer Gruppe sportlich bewegen oder Verabredungen zum Sport als Motivation empfinden, können sich nach dem Erlernen der richtigen Technik Partner für das gemeinsame Training suchen und das Gemeinschaftsgefühl und die Möglichkeit genießen, sich während des Nordic Walkens unterhalten zu können.

Das Erlernen der Nordic Walking Technik kann sowohl in Einzel- als auch in Gruppenkursen erfolgen.

Ein Kurs von ca. 10 Unterrichtseinheiten, unter professioneller Anleitung eines qualifizierten Nordic-Walking-Trainers, vermittelt die korrekte Technik, welche die Voraussetzung für die positiven Wirkungen dieser Sportart darstellt. Kurse werden häufig von freiberuflichen Trainern, meist Sportlehrern oder Physiotherapeuten, angeboten. Auch viele Fitnessstudios, Sportvereine, Sportinstitute und die Volkshochschulen bieten Kurse an. Nordic-Walking-Kurse können als Präventionskurse über die gesetzlichen Krankenkassen finanziell gefördert werden, sofern die Trainer bei den Krankenkassen zertifiziert sind.

Um einen erwünschten Trainingseffekt und damit einen persönlichen Leistungszuwachs zu erzielen, ist eine individuelle Trainingsplanung hilfreich.

20.2.2 Allgemeine Prinzipien in der Anwendungspraxis

Auswahl und Anlegen der Nordic Walking Stöcke

Nordic Walking Stöcke sind sehr leichte und extrem belastbare Sportgeräte, die aus einer Carbon-/Glasfasermischung hergestellt werden. Diese Materialien verhindern störende und belastende Schwingungen auf Hand-, Ellbogen- und Schultergelenke. Die Stockspitzen aus Hartmetall sind sehr widerstandsfähig und langlebig und für den Einsatz auf weicherem Untergrund geeignet. Auf Asphalt werden Gummipads über die Spitzen gestülpt und ermöglichen somit einen verbesserten Halt und eine Stoßdämpfung. Die ergonomisch geformten Griffe und das spezielle Handschlaufensystem der Nordic Walking Stöcke ermöglichen eine optimale Anpassung an die Hand. Die Schlaufen werden mit einem individuell anzupassenden Klettverschlusssystem an der rechten und linken Hand gut fixiert **(Abbildung 20-1)**. Die Hand ist frei beweglich und durch die Verbindung von Schlaufe und Griff auch in der Bewegung immer richtig positioniert. Dadurch kann die Kraft aus den Armen über die Hände auf den Stock optimal übertragen werden. Für die richtige Stocklänge kann zunächst als Faustregel gelten, dass bei aufrechtem Stand mit senkrechten Stöcken ein rechter Winkel zwischen Ober- und Unterarm gegeben sein soll. Als Formel für die Stocklänge kann auch die Körpergröße mit dem Faktor 0,65 multipliziert werden, z. B. Körpergröße 1,78 m x 0,65 = 1,15 cm Stocklänge (nach: Deutsches Walking Institut, Ausbildungslehrgang zum Nordic Walking Lehrer, Oktober 2014, Bad Schönborn). Im Laufe des Übens kann sich die optimale Stocklänge auch noch verändern. Im Zweifel sollte lieber zu Beginn ein kürzerer als ein zu langer Stock verwendet werden.

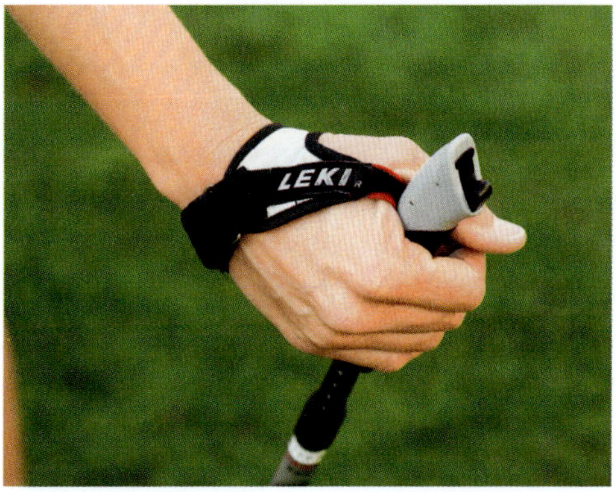

Abbildung 20–1: Positionierung des Handschlaufensystems am Nordic Walking Stock

Die Technik des Nordic Walking

Der Bewegungsablauf beim Nordic Walking entspricht grundsätzlich dem natürlichen Bewegungsablauf beim Gehen.

Arme und Beine bewegen sich auch beim Nordic Walking gegenläufig – das linke Bein bewegt sich zusammen mit dem rechten Arm und umgekehrt **(Abbildung 20-2)**.

Nordic Walking zeichnet sich dadurch aus, dass die Bewegungen raumgreifend sind und langsam und fließend ausgeführt werden. Die Arme schwingen mit den Stöcken aus dem Schultergelenk und Schulterblatt weit nach vorne und hinten, wobei Schrittlänge und Armbewegung aufeinander abgestimmt werden **(Abbildung 20-1)**. Die Schrittlänge sollte so groß sein, dass der vordere Fuß auf der Fersenmitte aufgesetzt werden kann und das dazugehörige Knie dabei leicht gebeugt ist **(Abbildung 20-3)**. Bei zu steilem Aufsetzen des Fußes auf der Fersenkante und gleichzeitig gestrecktem Kniegelenk besteht die Gefahr, dass Knie, Hüfte und Wirbelsäule gestaucht werden (Mommert-Jauch, 2010, S. 42). Die Füße zeigen beim Gehen immer geradeaus. Der Fuß rollt über die ganze Sohle ab. Der Abdruck beim Nordic Walken erfolgt aktiv über den Großzehenballen mit fast gestrecktem hinterem Bein.

Die Armarbeit mit den Stöcken spielt für die korrekte Technik des Nordic Walking eine besonders wichtige Rolle, da hier am häufigsten Fehler auftreten können.

Die Arme bleiben bei der ganzen Bewegung immer lang, sind fast gestreckt und schwingen mit den Stöcken aus dem Schultergelenk und Schulterblatt gegengleich vor und zurück. Die Stöcke werden nah am Körper und parallel zur Laufrichtung geführt. Der Stock zeigt beim Einstechen schräg nach hinten, er wird in einem spitzen Winkel zum Boden aufgesetzt. Der Einsatz der Stockspitze auf Höhe der hinteren Fußspitze ist entscheidend, um die raumgreifende Arm- und Schulterbewegung zu ermöglichen. Erfolgt der Stockeinsatz zu weit vorne, wird diese Bewegung durch das Beugen im Ellbogengelenk verkürzt und das Handgelenk erfährt beim zu steilen Einsatz des Stockes einen belastenden Impuls („Schlag"). Insgesamt kann es bei nicht korrekt ausgeführter Armarbeit zu Verspannungen und Mehrbelastungen von Schultergürtel, Nacken und Handgelenken kommen (Mommert-Jauch, 2010, S. 43). Gerade für Musiker ist es deshalb von allergrößter Wichtigkeit, die *korrekte Technik* des Nordic Walking zu erlernen und sie richtig auszuführen.

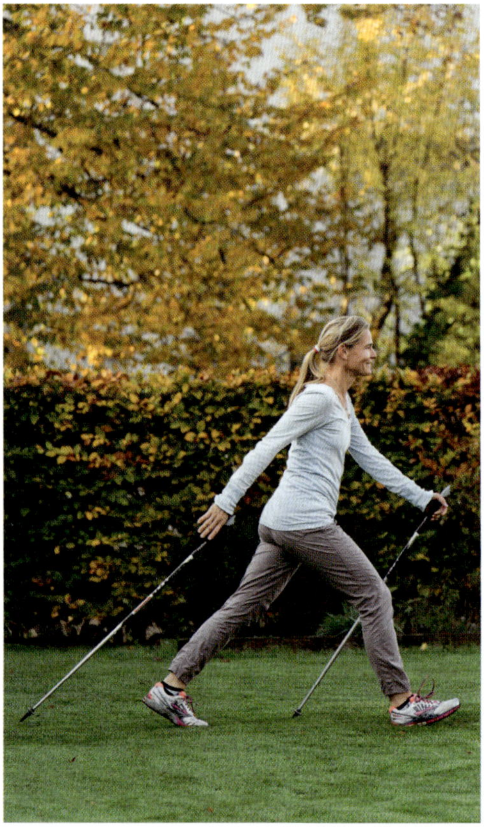

Abbildung 20–2: Ganzkörperbewegung beim Nordic Walking

Mit dem Aufsetzen des Stocks beginnt der aktive Druckaufbau, mit dem Schub nach hinten werden die Schulterblätter in Richtung Becken abwärts bewegt. Der Stock wird eng am Körper vorbei nach hinten geführt. Währenddessen öffnet sich die Hand, die Finger werden gespreizt. Dadurch kann der Arm weiter nach hinten bewegt werden. Das Handgelenk bleibt dabei stabil in Verlängerung des Unterarms. So findet eine optimale Kraftübertragung vom Arm über die Schlaufe auf den Stock statt. Ein kraftvoller Abdruck nach hinten unten sorgt zusammen mit dem Abdruck vom Großzehballen für einen großen Vorschub des Körpers. Der Körper richtet sich vom Brustbein aus auf. Er hat eine leichte Vorlage, der Kopf ist gehoben, der Blick ca. 10–15 m nach vorne ausgerichtet. Die Hüftbeugemuskulatur wird im gestreckten hinteren Bein gedehnt. Der gesamte Schulterbereich wird beim aktiven Stock- und Armeinsatz mobilisiert und die Arm-, Schulter- und Rückenmuskulatur wird intensiv trainiert. Der Arm schwingt nach dem Abdrücken mit dem Stock aus dem Schultergelenk und mit der Schulterachsen-Beckenrotation locker nach vorne. Die ganze Hand umschließt beim Vorschwingen wieder den Stockgriff. Dadurch wird der Stock kontrolliert nach vorne bewegt und die Stockspitze wird wieder auf Höhe des hinteren Fußes auf dem Boden aufgesetzt. Das gegengleiche Öffnen und Schließen der Hände ist wie eine Pumpbewegung, ein Wechsel von Anspannung und Entspannung. Hierdurch wird die Durchblutung in den Armen verstärkt und auch die Muskulatur der Hände und Unterarme wird gekräftigt.

Nordic Walking kann in der Ebene und am Berg praktiziert werden. Hierfür ist eine Anpassung der Technik notwendig.

Beim Bergaufgehen wird der Oberkörper weiter nach vorne geneigt. Wenn möglich, sollte die Schrittlänge nicht zu sehr verkürzt werden. Der Vorschub des Körpers sollte durch eine intensivere Armarbeit und einen kräftigen Abdruck vom Großzehballen geleistet werden. Bei sehr steilen Passagen verkürzt sich gezwungenermaßen die Schrittlänge.

Bergab übernehmen die Stöcke und damit Arme und Oberkörper einen Teil des Körpergewichts, die Fuß-, Knie- und Hüftgelenke und der Rücken werden dadurch entlastet. Die Schrittlänge verkürzt sich, der kräftige Abdruck entfällt, der Körperschwerpunkt wird abgesenkt und die Knie werden leicht gebeugt. Bei steilen Abgängen kann die Armbewegung mit beiden Stöcken parallel ausgeführt werden, der sogenannte Doppelstock-Einsatz führt zu einer noch größeren Entlastung der unteren Extremitäten und des Rückens.

20.2.3 Verbreitung

Die Zertifizierung zum Nordic Walking Trainer am Deutschen Walking Institut (DWI) in Bad Dürrheim setzt voraus, dass die Grundqualifikation als examinierter Sport- oder Gymnastiklehrer, als Sport- oder Physiotherapeut oder als Arzt vorliegt. Die Ausbildung vermittelt aktuelle wissenschaftliche Erkenntnisse zum Thema Gesundheitsförderung durch Nordic Walking, medizinische Grundlagen, die Technik des Nordic Walking sowie trainingsdidaktische und trainingswissenschaftliche Kriterien zum Aufbau eines Nordic Walking Kurses. Im Abstand von zwei Jahren ist eine Rezertifizierung beim DWI notwendig.

Nach § 20 des Präventionsgesetzes bezuschussen gesetzliche Krankenkassen die Kursbeiträge bei der Teilnahme an Nordic Walking-Kursen.

Dies setzt voraus, dass die Kursleiter für Nordic Walking bei den Krankenkassen zertifiziert sind (Kreuzriegler et al., 2002, S. 15; Mommert-Janck, 2010, S. 7).

20.3 Spezifische Aspekte in der Anwendung bei Musikern

Für Musiker, die sich beim Musizieren vorrangig in geschlossenen Räumen aufhalten, ist Nordic Walking eine leicht erlernbare gesunde Bewegung an der frischen Luft. Musiker müssen ihre Konzentration oft über lange Zeiträume aufrechterhalten. Die meditativen Bewegungen des bewussten Gehens können hierzu einerseits einen Ausgleich darstellen, andererseits kann das achtsame Beobachten der Körperabläufe beim Nordic Walking seinerseits die Konzentrationsfähigkeit schulen.

Musiker müssen je nach Instrument Spielhaltungen einnehmen, bei welchen sie oft einseitig einzelne Muskelpartien beanspruchen. Hierdurch kann es zu Verspannungen im Schulter- und Nackenbereich und zu Rückenschmerzen kommen. Da beim Nordic Walking die meisten Muskeln aktiv gebraucht und besonders der Schultergürtel und die Rückenmuskulatur aktiviert werden, kann aus diesen Gründen Nordic Walking für Musiker hilfreich sein.

Während des Walkens wird der ganze Körper schonend beansprucht, wobei die Sauerstoffaufnahme vermehrt wird und die Muskeln stärker durchblutet werden. Dies unterstützt auch das Instrumentalspiel und eine beweglichere Körperhaltung. Von einer vertieften Atmung, wie sie durch das Nordic Walking gefördert wird, können nicht nur Sänger und Bläser, die in ganz besonderem Maße auf eine intensive und geschulte Atmung angewiesen sind, profitieren, sondern alle Instrumentalisten.

Durch die oft sitzende Tätigkeit bei Musikern ist sehr häufig die Hüftbeugemuskulatur verkürzt. Nordic Walking dehnt durch die große Schrittlänge diesen Bereich. Beim gleichzeitigen diagonalen Abdrücken des Stockes und des Beines hinter dem Körper kommt es zudem zu einer Aufrichtung in der Brustwirbelsäule und im gesamten Körper. Die Brustmuskulatur wird durch die weite Armbewegung nach hinten angenehm gedehnt. Diese Bewegung kann sehr entlastend für den Brustbereich sein, da durch die definierten Haltungen am Instrument meist nur Bewegungen vor dem Körper stattfinden. Durch die richtig ausgeführte Armbewegung wird darüber hinaus die Beweglichkeit im Schultergürtel trainiert. Der Wechsel zwischen der aktiven Abwärtsbewegung der Schulter Richtung Becken und dem lockeren Vorschwingen des Arms kann Verspannungen im Schulterbereich lösen. Außerdem führt die Schulterachsen-Beckenrotation beim Gehen, welche die Voraussetzung für die richtige Armbewegung darstellt, zu mehr Beweglichkeit vor allem im Oberkörper.

Die bisher beschriebenen positiven Effekte des Nordic Walking im körperlichen Bereich werden ergänzt durch eine Stärkung der psychischen Befindlichkeit.

Musiker fühlen sich durch stundenlanges tägliches Üben und Vorbereitungen auf bevorstehende Konzerte und Wettbewerbe nicht selten gestresst. Die gleichmäßige, rhythmische, fast meditative Bewegungsabfolge unterstützt den Stressabbau, der Aufenthalt im Freien beruhigt den Geist und insgesamt können emotionales und körperliches Befinden in eine harmonische Balance gelangen. Das achtsame Beobachten der körperlichen Prozesse beim Gehen richtet die Aufmerksamkeit auf die Bewegung. Dies kann helfen, Anspannungen und ständig wiederkehrende belastende Gedanken aus dem Arbeitsalltag loszulassen.

Nicht zuletzt ist Nordic Walking eine zeitlich und örtlich ungebundene Sportart, d.h. ein Musiker kann zu selbstgewählten Zeiten und überall – auch auf Reisen – aktiv werden. In diesem Punkt hat Nordic Walken mit Joggen eine wesentliche Gemeinsamkeit. Allerdings findet beim Joggen, im Gegensatz zu Nordic Walking, kaum eine Aktivierung des – für Musiker so wichtigen – Schultergürtels statt.

Wissenschaftliche Untersuchungen

Die positiven Wirkungen von Nordic Walking in den Bereichen Fitness, Prävention und Rehabilitation konnten in zahlreichen wissenschaftlichen Untersuchungen, v.a. aus der Sportwissenschaft, nachgewiesen werden. Bös und Mitarbeiter (2005) haben die wichtigsten Ergebnisse aus 344 Studien zusammengefasst. So bestätigte sich in Untersuchungen zur Biomechanik, dass Nordic Walking eine Bewegungsaktivität mit sehr geringem Risiko hinsichtlich begleitender Belastungen des Bewegungssystems darstellt. Trainingswissenschaftliche Untersuchungen haben ergeben, dass bereits ein geringer Einsatz von einmaligem Training pro Woche zu positiven Effekten führt. Sportpsychologische Ergebnisse zeigen, dass bei Nordic Walking in der Gruppe die Mehrzahl der Personen der Sportart lange Zeit treu bleiben. Aus sportmedizinischer Perspektive ließen sich positive Wirkungen auf die allgemeine Leistungsfähigkeit sowie bei Stoffwechselerkrankungen und Übergewicht nachweisen (Bös et al., 2005).

Erfahrungsberichte von Musikern

Die folgende Auswahl von exemplarischen Rückmeldungen stammt von Studierenden der Hochschule für Musik Freiburg, die an einem einsemestrigen Kurs in Nordic Walking teilgenommen haben. Nordic Walking wird seit 2006 im Rahmen des Lehrangebotes im Fach Musikphysiologie und Musikermedizin am Freiburger Institut für Musikermedizin der Hochschule für Musik angeboten. Die Teilnehmerinnen und Teilnehmer beschreiben ihre Erfahrungen mit der Sportart. Sie machen auch deutlich, dass eine positive Langzeitwirkung auf den ganzen Körper möglich ist, wenn Nordic Walking in der richtigen Technik erlernt und anschließend regelmäßig in den Musikeralltag integriert wird.

Eine Gesangsstudierende: *„Für mich waren die Nordic-Walking-Stunden ein erfrischender Start in den Tag, bei dem der ganze Körper aktiviert und geweckt, der Kopf befreit und das Körperbewusstsein sowie die Rumpfmuskulatur gestärkt wurden. Da ich lange Zeit am Tag in geschlossenen Räumen probte, wollte ich mich unbedingt auch draußen an der frischen Luft bewegen. Nordic Walking kam mir dabei wie gerufen. Den Tag mit Nordic Walking an der frischen Luft zu starten, ist auf jeden Fall motivierend und tut dem Körper wie auch der Seele gleichermaßen gut. Eine sehr hilfreiche Unterstützung zur Körperaktivierung vor dem Singen* *und insgesamt zum Ausbau des Instruments Stimme".*

Eine Studierende mit Hauptfach Klarinette: *„Meine Erfahrung mit Nordic Walking war und ist sehr positiv. Ich hatte zuvor schon einiges ausprobiert, um für mich einen Ausgleich zum Musizieren zu finden. Bevor ich auf Nordic Walking aufmerksam wurde, fand ich den Gedanken, mit Stöcken durch die Gegend zu laufen ziemlich gewöhnungsbedürftig, aber ich bin sehr froh, den Kurs trotzdem ausprobiert zu haben. Im Gegensatz zu den anderen Sportarten, braucht man eben beim Nordic Walking nur die Stöcke und sonst nichts. Man kann es überall praktizieren, ob alleine oder in einer Gruppe. So ist man auch zeitlich völlig flexibel und kann es auch mal zwischen zwei Übeeinheiten einschieben, um auf andere Gedanken zu kommen und vor allem, um sich körperlich fit zu halten, was für Musiker sehr wichtig ist. Ich bin Klarinettistin und weiß, dass die Atmung nur so gut ist, wie es der Kreislauf zulässt. Während des Semesters, in dem ich den Nordic Walking Kurs belegte, habe ich deutlich festgestellt, dass ich eine viel ausgewogenere Atemtechnik praktizieren konnte. Ich fühlte mich insgesamt fitter. Das kann man bestimmt auch mit anderem Ausdauersport erreichen. Was aber für mich noch für das Nordic Walking spricht, ist, dass ich wirklich spürte, wie ich jeden einzelnen Muskel in Bewegung gebracht hatte. Nicht nur die Bein- oder Armmuskulatur, sondern von der Fußspitze über den Schultergürtel und die Nackenmuskulatur bis in die Fingerspitzen. Wenn ich nach dem Nordic Walking ans Üben ging, fühlte ich mich dementsprechend ganzheitlich aufgewärmt, sodass ich sogar mit meiner Fingertechnik zufriedener war. Besonders erstaunt hatte mich in den ersten Kursstunden, welche Herausforderungen diese Sportart doch an die Koordination stellt und ich wusste auch nicht, dass es da so eine genaue Technik gibt. Ich kann nur nochmal sagen, dass ich sehr froh bin, diese Technik richtig gelernt zu haben, denn es macht einfach total viel Spaß und ich glaube, wenn man sich darauf eine Zeit lang einlässt, weiß man, wann es sich richtig anfühlt und versteht, dass man als Anfänger oder ohne Schulung auch viel falsch machen kann. Deshalb würde ich das Nordic Walking jedem weiterempfehlen, aber auch darauf hinweisen, dass man einen Einführungskurs machen sollte. Ich werde diese Sportart auf jeden Fall weiter betreiben."*

Eine Studierende mit Hauptfach Violine: *„Der Kurs Nordic Walking an der Musikhochschule in Freiburg hat mir sehr viel gebracht. Gerade für Musiker – die ihren Körper mehrere Stunden pro Tag sehr einseitig belasten – scheint mir Nordic Walking ideal. Anders als beim Joggen wird hier auch der gesamte Oberkörper involviert und auf sanfte Art bewegt und trainiert.*

Das Besondere für mich ist, dass ich durch das Nordic Walking eine erweiterte Perspektive meines Bewegungsraums bekommen habe, zudem habe ich einen körperlich motorischen links-rechts Ausgleich erfahren, wodurch meine Körperhaltung beim Spielen ausgeglichener und mein Klang harmonischer und reicher wurde. Auch dass man beim Nordic Walking nach hinten denkt – das heißt, man konzentriert sich nicht nur auf den Einstich der Stöcke in den Boden, sondern auch auf die darauffolgende Bewegung der Arme nach hinten – ist für mich eine ausgleichende Gegenbewegung zum Instrumentalspiel, welches immer vorne stattfindet."

Ein Studierender mit Hauptfach Bratsche: *„Ich habe das Nordic Walking-Angebot der*

Hochschule zwei Semester besucht. Schon am Ende des ersten Semesters merkte ich wohltuende Wirkungen im Bereich der oberen Brustwirbelsäule. Im zweiten Semester konnte ich meine Technik verfeinern und immer längere Strecken laufen. Nordic Walking macht mir riesigen Spaß, denn man vergisst den stressigen Alltag, egal ob man ein Probespiel oder einen langen Probentag hatte.“

20.4 Übungen

Die im Folgenden beschriebenen Übungen sind bewusst ausgewählt, um einige zentrale Aspekte der Nordic-Walking-Technik und Teilaspekte eines Trainings vorzustellen. Die Übungen ersetzen jedoch keinesfalls einen Kurs unter professioneller Anleitung, da viele weitere methodisch aufeinander abgestimmte Übungen und individuelle Korrekturen zum Erlernen der richtigen Technik nötig sind.

Übungen
zur Bein- und Fußarbeit

Die folgenden Übungen richten den Fokus auf die Wahrnehmung der unteren Extremitäten v.a. der Füße. Die Arme schwingen bei beiden Übungen ohne Stöcke ganz natürlich im Gehrhythmus vor und zurück.

Vorwärtsgehen mit normaler Schrittlänge

Der vordere Fuß wird beim Gehen auf der Ferse mittig **(Abbildung 20–3)** – nicht auf der Fersenkante – aufgesetzt. Das vordere Knie ist beim Aufsetzen des Fußes leicht gebeugt. Hierdurch werden Staucheffekte in den Gelenken und der Wirbelsäule verhindert. Der Fuß wird von der Fersenmitte über die ganze Fußsohle bis zum Großzehballen intensiv abgerollt.

Vorwärtsgehen mit größerer Schrittlänge und intensivem Abdruck vom Großzehballen

Das Aufsetzen des Fußes mit leichter Kniebeugung und das Abrollen erfolgen wie oben beschrieben. Die Schrittlänge wird nun leicht vergrößert. Es erfolgt ein intensiver Abdruck vom Großzehballen des nahezu gestreckten hinteren Beins. Dadurch findet ein großer Schub in der Vorwärtsbewegung statt.

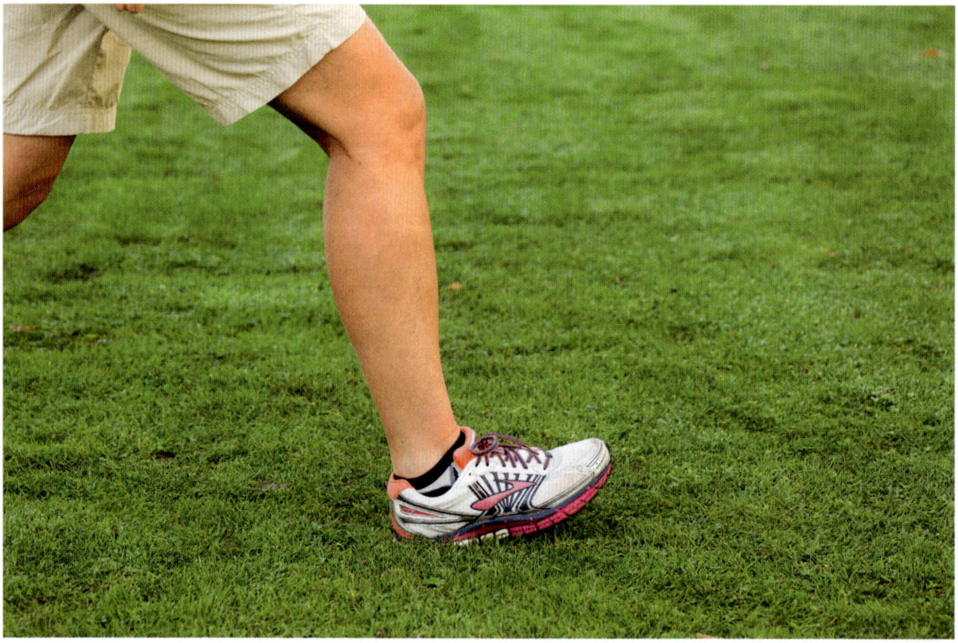

Abbildung 20–3: Ausschnitt von Fuß und Knie beim Aufsetzen

Übungen
zur Schulterachsen-Beckenrotation

Die Rotation von Schulterachse und Becken stellt die Voraussetzung für die richtige Armführung beim Nordic Walking dar. Hierbei werden der Schultergürtel und der ganze Oberkörper beim Gehen aktiviert. Das lockere Vorschwingen der Stöcke beim Gehen erfolgt durch einen kräftigen Abdruck vom Stock hinten und eine darauf folgende leichte Rotation der Schulterachse gegen die Beckenachse. Die Stöcke werden also nicht aus dem Ellbogen heraus nach vorne angehoben. Die linke Schulter und das rechte Becken schwingen diagonal zueinander, ebenso die rechte Schulter und das linke Bein.

Die folgenden Übungen werden vom Deutschen Walking Institut (DWI) zum Erlernen der Schulterachsen-Beckenrotation empfohlen und sind methodischer Bestandteil des Ausbildungslehrgangs zum Nordic Walking Lehrer DWI.

Vorübung ohne Stöcke

Diese Übung erfolgt im Vorwärtsgehen. Dabei werden die Knie jeweils hoch angehoben und beide Hände berühren gleichzeitig die Oberschenkelaußenseite des gehobenen Beins. Dadurch rotiert die linke Schulterachse gegen die rechte Beckenachse und umgekehrt.

Übung mit Stöcken

Beide Stöcke werden über den Kopf geführt und wenn möglich hinter den Schultern abgelegt **(Abbildung 20-4)**. Die Handflächen zeigen nach vorne. Beim Vorwärtsgehen setzen die Füße geradeaus voreinander auf. Wenn der rechte Fuß nach vorne gesetzt wird, dreht die linke Schulter bewusst nach vorne und umgekehrt. Der Blick bleibt nach vorne ausgerichtet. Bei der Rotation der Schulterachse gegen die Beckenachse taucht im peripheren Blickfeld die rechte bzw. die linke Hand auf.

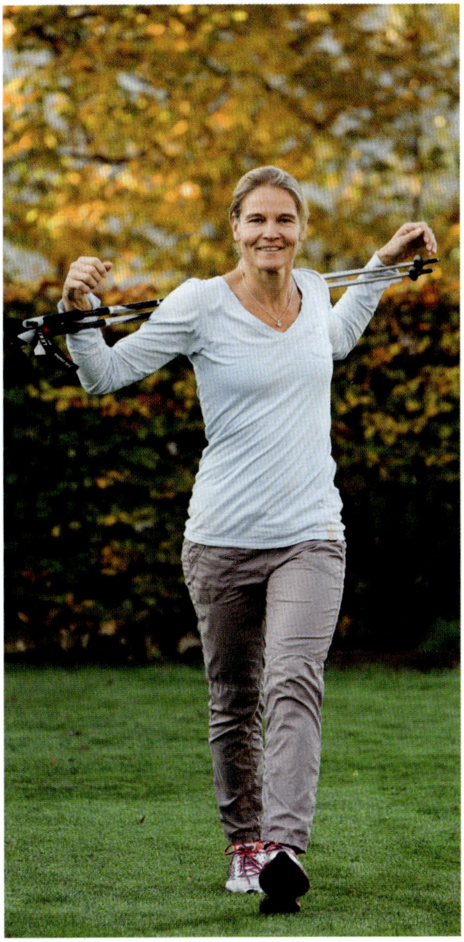

Abbildung 20-4: Übung zur Schulterachsen-Beckenrotation

Übungen

Armführung

Übungen im Stand ohne Stöcke

Ausgangsposition der folgenden drei Übungen ist der parallele Stand mit aufgerichtetem Oberkörper.

- Die langen Arme schwingen aus dem Schultergelenk gegengleich nach vorne und zurück. Die Arme schwingen locker, rhythmisch und nah am Körper, die Ellbogen werden nicht gebeugt. Die Arme werden weit nach hinten bewegt und steigen vor dem Körper mit den Händen maximal bis auf Bauchnabelhöhe. Die Hände sind bei dieser Übung locker geöffnet.
- Die Arme werden wie oben beschrieben bewegt. Zusätzlich werden die Finger beim weiten Armschwung nach hinten gespreizt und beim nach vorne Schwingen zur lockeren Faust geschlossen. Das Öffnen und Schließen der Hände erfolgt, wenn die Hand an der Hüfte vorbei schwingt.
- Falls das gegengleiche Öffnen und Schließen der Hände anfänglich noch Schwierigkeiten bereitet, schwingen beide Arme gleichzeitig nach vorne und zurück, beide Hände werden somit gleichzeitig gespreizt und zur Faust geschlossen.

Übungen im Gehen mit Stöcken

(Mommert-Jauch, 2010, S. 45)

Für diese Übungen werden die Stöcke durch die Handschlaufen an den Händen fixiert.

- Die Stöcke schleifen im Vorwärtsgehen neben dem Körper ohne Druck, mit locker geöffneten Händen und langen Armen über den Boden. Die Arme werden gegengleich aus dem Schultergelenk und Schulterblatt nach vorne und hinten bewegt. Sie werden durch die Schulterachsen-Beckenrotation locker nach vorne geschwungen und nicht aus dem Ellbogen heraus nach vorne angehoben. Die Stockspitzen bleiben immer hinter dem hinteren Fuß, hierdurch entsteht keine Stolpergefahr.
- Die langen Arme schwingen wie oben beschrieben mit schleifenden Stöcken. Beim Führen der Arme nach hinten wird nun bewusst Druck über die Handschlaufe auf den Stock aufgebaut, sobald die Stockspitze den Widerstand des Bodens spürbar werden lässt. Der Druck wird erst gelöst, wenn sich der Arm weit hinter der Hüfte befindet. Das lockere Vorschwingen des langen Armes erfolgt wieder durch die Schulterachsen-Beckenrotation.
- Die folgende Übung trainiert das aktive Greifen und Loslassen des Stockgriffs während des Armschwungs und damit den richtig koordinierten Einsatz der Stöcke. Das Öffnen und Schließen der Hände wird zunächst mit dem rechten, anschließend mit dem linken Arm alleine geübt. Der rechte Stock wird über die Handschlaufe fixiert. Er wird schräg nach hinten in den Boden eingestochen, die Stockspitze befindet sich auf Höhe des hinteren Fußes. Beim Vorwärtsgehen wird bewusst Druck über die Handschlaufe auf den Stock aufgebaut, sobald die Stockspitze den Widerstand des Bodens spürbar werden lässt. Die Hand

umschließt in dieser Phase der Bewegung den Stockgriff. Die Schulter und das Schulterblatt werden mit Druckaufbau aktiv Richtung Becken nach unten bewegt, um Verspannungen im Schulter-Nackenbereich zu vermeiden. Der Widerstand der Stockspitze im Boden und der Druck auf den Stock erzeugen einen starken Vorwärtsschub in der Bewegung. Der lange Arm schwingt aus dem Schultergelenk weit nach hinten, die Hand wird dabei bewusst geöffnet und der Stockgriff losgelassen. Der Druck und letzte Abdruck vom Boden weit hinter dem Körper wird nur noch über die Handschlaufe übertragen. Das lockere Vorschwingen des langen Armes nah am Körper erfolgt wieder durch die Schulterachsen-Beckenrotation, die Hand umschließt beim Vorschwingen aktiv den Stockgriff. Die Übung wird mit dem linken Arm in der gleichen Weise wiederholt.

20.5 Fazit für Musiker

Nordic Walking ist eine Ausdauersportart aus dem Gesundheitssport, die ein schonendes und gleichzeitig effektives Ganzkörpertraining im Freien für Menschen jeden Alters ermöglicht. Nordic Walking kann einzeln und in Gruppen praktiziert werden. Es stellt eine Trainingsform dar, welche durch die Beteiligung des ganzen Körpers sowohl auf die Muskeln der unteren als auch der oberen Körperhälfte kräftigend wirkt, bei schnellerem und langem Laufen Kondition und Ausdauer trainiert und durch den gegengleichen Bewegungsablauf von Armen und Beinen auch die koordinatorischen Fähigkeiten verbessert. Bei technisch korrekter Ausführung ist das Verletzungsrisiko zudem sehr gering.

Die positiven Wirkungen von Nordic Walking in den Bereichen Fitness, Prävention und Rehabilitation konnten in zahlreichen sportwissenschaftlichen Untersuchungen nachgewiesen werden.

Für Musiker ist Nordic Walking aus den genannten Gründen (vgl. Kap. 19, Tabelle 19-1: Geeignete Sportarten für Musiker, S. 283) als Ausgleichssport sehr gut geeignet. Bei den oft asymmetrischen und sitzenden Spielhaltungen beim Instrumentalspiel kann die Ganzkörperbewegung beim Nordic Walking als Ausgleich empfohlen werden. Hinzu kommt, dass Nordic Walking für Musiker, die sich beim Musizieren vorrangig in geschlossenen Räumen aufhalten, eine leicht erlernbare gesunde Bewegung an der frischen Luft darstellt. Auch die Konzentrationsfähigkeit kann beim bewussten Gehen geschult werden. Nicht zuletzt kann Nordic Walking für Musiker auch eine meditative Komponente beinhalten und Stress abbauen.

Nordic Walking wird seit 2006 im Rahmen des Lehrangebotes im Fach Musikphysiologie und Musikermedizin des Freiburger Instituts für Musikermedizin an der Hochschule für Musik angeboten und hat sich dort als sportliches Angebot mittlerweile etabliert.

Praktische Hinweise

Unter der Internetadresse des Deutschen Walking Instituts (DWI) finden Sie Informationen zu Fortbildungen und Seminaren im Bereich Nordic Walking.

http://www.walking.de/

Literatur

Bös, K., Mommert-Jauch, P. & Hartmann, P. (2005). Walking und Nordic Walking im Fitness- und Gesundheitsbereich: Grundlagen, Forschungsergebnisse und Perspektiven. In: Wiemeyer, J. & Singer, R. (Hrsg.) *Fitness- und Gesundheitstraining – wem nützt was?* 19. Darmstädter Sport-Forum. Darmstadt: Verein z. Förd. D. Darmst. Hochschulsports (S. 73–88).

Burger, D. (2004). *Nordic Walking*. Reinbek bei Hamburg: Rowohlt Verlag GmbH

Das Statistik-Portal (2016). https://de.statista.com/statistik/daten/studie/172188/umfrage/haeufigkeit-walken-oder-nordic-walking-in-der-freizeit/, Abfrage am 25.10.2016

Kreuzriegler, F., Gollner, E. & Fichtner, H. (2002). *Das ist Nordic Walking*. München, Jena: Urban & Fischer Verlag.

Mommert-Jauch, P.(2010). *Nordic Walking Kursmanual*. Aachen: Meyer & Meyer Verlag.

Die Herausgeberin

Prof. Dr. med. Dipl. Mus. Claudia Spahn geb. 1963, Professorin für Musikermedizin und Leiterin des Freiburger Instituts für Musikermedizin (FIM), Hochschule für Musik Freiburg und Universitätsklinikum Freiburg (www.mh-freiburg.de/fim).

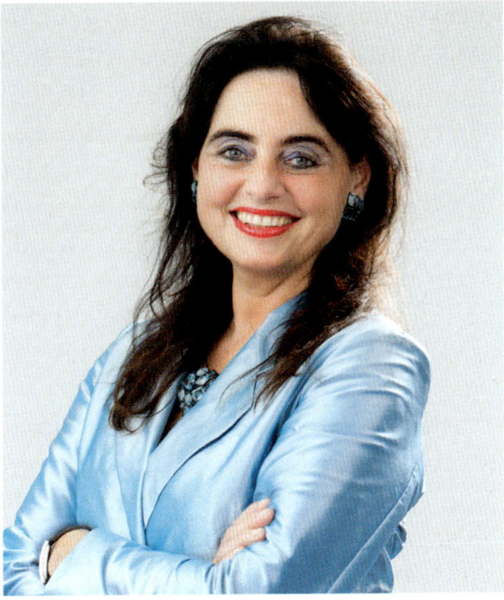

Instrumentalausbildung seit Kindheit in Blockflöte, Klavier und Violine sowie Ausbildung in Ballett, Modern Dance und Stepptanz; mehrfache Preisträgerin bei Jugend musiziert in Blockflöte und Klavier, Jungstudentin im Fach Blockflöte an der Hochschule für Musik Würzburg. Medizinstudium in Freiburg, Paris und in der Schweiz, paralleles Musikstudium an der Hochschule für Musik Freiburg mit Abschluss Dipl. Musiklehrerin. Künstlerische Tätigkeit als Pianistin und Blockflötistin, u. a. in Musiktheaterproduktionen mit „La Compagnia Trompe l'Oeil" in Frankreich und mit dem Musik-Cabaret Duo „Die schönen Baritons" (CD 1996). Eigene Kompositionen für Blockflöte im Mieroprint-Verlag.

Medizinische Promotion zum Thema Autogenes Training, Fachärztin für Psychotherapeutische Medizin, Habilitation an der Medizinischen Fakultät der Albert-Ludwigs-Universität im Fach Psychosomatische Medizin zum Thema „Berufsspezifische Prävention in der Hochschulausbildung von Musikern". Eigene Weiterbildungen in körperorientierten Ansätzen u. a. in Autogenem Training und Progressiver Muskelrelaxation, Ideokinese und in der Feldenkrais-Methode.

Seit 2005 führt sie in der Ambulanz des FIM die Sprechstunde für Instrumentalisten mit Beschwerden des Bewegungssystems sowie für Musiker mit psychologischen Fragestellungen, insbesondere mit Auftrittsangst, durch. Gemeinsam mit den Dozentinnen des FIM entwickelte sie ein breit gefächertes Lehrangebot körperorientierter Ansätze für Musikstudierende an der Hochschule für Musik Freiburg. Ihre Forschungsschwerpunkte liegen in der Gesundheitsförderung von Musikern, im Umgang mit Lampenfieber bei Sängern und Instrumentalisten, der Evaluation von Körpermethoden und der Bewegungsanalyse beim Instrumentalspiel.

Seit Jahren verbindet sie eine enge Zusammenarbeit mit der Deutschen Orchestervereinigung (DOV), dem Verband deutscher Musikschulen (VdM), dem Bundesverband Deutscher Gesangspädagogen (BDG), sowie zahlreichen Laienmusikverbänden und Einrichtungen des Musiklebens. Mehrere Jahre übte sie eine Vorstandstätigkeit bei der Deutschen Gesellschaft für Musikphysiologie und Musikermedizin (DGfMM) und der Deutschen Gesellschaft für Musikpsychologie (DGM) aus.

Claudia Spahn ist Autorin zahlreicher wissenschaftlicher Publikationen sowie mehrerer Bücher, u.a. Lampenfieber (2012) und Musikergesundheit in der Praxis (2015).

Kurzvitae der Mitautorinnen und Mitautoren

Cornelia Berberich
geb. 1986, studierte Violoncello an der Hochschule für Musik und Theater Hannover und an der Hochschule für Musik Karlsruhe sowie Musikvermittlung/Musikmanagement an der Hochschule für Musik Detmold. Seit 2012 arbeitet sie als Musikvermittlerin und Konzertpädagogin im Toccarion, der Kinder-Musik-Welt der Sigmund Kiener Stiftung im Festspielhaus Baden-Baden. Außerdem ist sie als Dozentin für Musikvermittlung und Konzertpädagogik an den Hochschulen für Musik in Freiburg und Karlsruhe tätig. 2015 schloss sie ihre Ausbildung als Pilates-Trainerin bei Polestar ab und unterrichtet seitdem freiberuflich Musikerinnen und Musiker.

Dorothea Gädeke
geb. 1957, absolvierte ihre Schauspielausbildung an der Folkwangschule Essen und an der *Ecole de Theatre Jacques Lecoq*, Paris. Danach war sie als Schauspielerin an verschiedenen deutsch- und französischsprachigen Theatern tätig, u.a. *Theatre de la Mandragore*, Paris, *Residenztheater München*, *Schauspielhaus Frankfurt*, *Hans-Otto-Theater Potsdam*, *Theater am Neumarkt Zürich*, *Konzerthaus Berlin* und *Theater Freiburg*. Außerdem ist sie als Darstellerin in TV, Film und Funk tätig. Von 2003–2006 Ausbildung zur Atem-, Sprech- u. Stimmlehrerin an der Schlaffhorst-Andersen Schule in Bad Nenndorf. 2013 erhielt sie die Lehrerbefugnis des Lichtenberger Instituts für angewandte Stimmphysiologie. Seit 2006 ist sie Atem-, Sprech- und Stimmtherapeutin am *Freiburger Institut für Musikermedizin (FIM)*. Im Rahmen des Lehrangebots des FIM unterrichtet sie Musikstudierende der Hochschule für Musik Freiburg im Zusammenhang von Atem und Bewegung sowie in der Mentorenausbildung des FIM für Musikschullehrer im Rahmen der Weiterbildung „gesunde musikschule“ Schloss Kapfenburg. Darüber hinaus ist sie Stimm- und Sprachcoach für Schauspieler, Tänzer und Sänger des Theaters Freiburg, für Studenten des Freiburger Priesterseminars, sowie für Menschen in unterschiedlichen Kommunikationsberufen. Sie erteilt Fortbildungen an Logopädieschulen und Musikakademien. Kontinuierlich arbeitet sie als Sprecherin in Hörspielen und Features für WDR, Deutschlandradio, SWR bei Hörbüchern und Lesungen sowie in Liederabenden und Live- Musikprogrammen.

Ulf Henrik Göhle
geb. 1975, studierte Jazz und Popularmusik mit Hauptfach Gitarre an der Middlesex University in London, Instrumental- und Gesangspädagogik an der Hochschule für

Musik und Darstellende Kunst in Frankfurt a.M. (Diplom-Musiklehrer), Sportwissenschaften an der J.W. Goethe Universität in Frankfurt a.M. und Motologie an der Philipps-Universität Marburg (M.A.). Derzeit Promotion im Fach Motologie zum Thema der betrieblichen Gesundheitsförderung. Seit 2008 Lehrauftrag für Anatomie und Trainingswissenschaft an der Hochschule für Musik und Darstellende Kunst Frankfurt. Als Trainer und Coach international tätig im Bereich der bewegungsorientierten Gesundheitsförderung – sowohl in namhaften Betrieben als auch im Personal Training.

Evemarie Haupt
geb. 1931, studierte Gesang an der Hochschule für Musik in Leipzig (Staatsexamen) und war mehrere Jahre als Sängerin, Gesangspädagogin und Musikkritikerin tätig. Sie ist Mutter dreier Töchter, die ebenfalls Musikberufe ergriffen haben. Seit 1978 absolvierte sie ihre Ausbildung zur Logopädin und unterhielt in der Folge viele Jahre eine eigene Praxis in München, in der sie vor allem mit Sängern arbeitete. Gleichzeitig war sie als Lehrlogopädin für Stimmbildung und Stimmtherapie an den Universitäten Ulm und München, an Logopädieschulen sowie an Fachhochschulen in Österreich tätig.

Seit 1980 beschäftigt sie sich intensiv mit Qigong. Ihre Ausbildung zur Qigong-Lehrerin machte sie u.a. bei der Deutschen Qigong Gesellschaft (DQGG) und hielt sich zu Qigong- und Zen-Studien in China und Japan auf. Heute unterrichtet sie das von ihr entwickelte Modell *Integrative Stimmtherapie und -pädagogik* und Qigong im Rahmen von Kursen in Deutschland, Österreich, in der Schweiz und in Italien und hält Vorträge und Workshops auf internationalen Kongressen, u.a. bei den Voice Symposien in Salzburg. Sie ist Autorin von mehreren Fachartikeln und Fachbüchern zum Thema Stimme sowie langjährige Mitarbeiterin im Bundesverband Deutscher Gesangspädagogen (BDG).

Dr. phil. Dirk Hausen
geb. 1977, studierte 1997-2002 Orchestermusik mit Hauptfach Horn an der Musikhochschule Saarbrücken und am Conservatorium Maastricht, währenddessen Mitglied der Jungen Deutschen Philharmonie. Er erhielt Stipendien des saarländischen Richard-Wagner-Verbandes und der Gustav Mahler Akademie Bozen. 2000-2002 Praktikantenstelle bei der Baden-Badener Philharmonie, Aushilfen u.a. beim SWR-Sinfonieorchester Baden-Baden und Freiburg.

2003-2005 Ausbildung zum Lehrer für Alexander-Technik an der Schule für Alexander-Technik Freiburg bei A. und M. Fortwängler sowie am Alexander Educational Center in Berkeley/Kalifornien bei Giora Pinkas. Seit 2004 Dozent für Alexander-Technik in Bläserklassen an mehreren deutschen Hochschulen und bei Orchestern wie den Bamberger Symphonikern oder der Jungen Deutschen Philharmonie. Seit 2008 unterrichtet er Alexander-Technik im Rahmen des Lehrangebotes des *Freiburger Instituts für Musikermedizin (FIM)* bei Musikstudierenden der Hochschule für Musik Freiburg sowie in der Mentorenausbildung des FIM für Musikschullehrer im Rahmen der Weiterbildung „gesunde musikschule" Schloss Kapfenburg.

2003-2010 Studium der Musikwissenschaft, Philosophie und Englischen Philologie an der Albert-Ludwigs-Universität Freiburg. 2016 Promotion im Fach Musikwissenschaft an der Albert-Ludwigs-Universität Freiburg.

Emma-Louise Jordan
geb. 1964, studierte Klassischen Tanz in London an der *Legat School of Russian Ballet* in London und an der *Rambert Academy* in London. Als Tänzerin war sie u.a. mit der *Midlands Dance Company* und mit dem *Vienna Festival Ballet* in Europa auf Tournee und tanzte in Deutschland u.a. beim *Ballett Schindowski* in Gelsenkirchen, beim Tanzwerk Nürnberg und am *Theater Dortmund*. 1999 kam sie mit Amanda Miller und dem Ballettensemble *Pretty Ugly* an das Theater Freiburg. Seit 2004 ist sie als freie Pädagogin sowie als Regisseurin und Choreografin, u.a. am Theater Freiburg und am Badischen Staatstheater Karlsruhe, tätig. Seit 2007 unterrichtet sie Tanz, Improvisation und Körperarbeit an der Hochschule für Musik Freiburg. Nach ihrer Ausbildung zur Lehrerin für Gyrokinesis und Gyrotonic in Münstertal, Deutschland, ist sie international als Lehrerin zur Vermittlung der Methode im Rahmen von Fortbildungsworkshops unterwegs.

Stefanie Liedtke
geb. 1966, studierte Fagott und Blockflöte an den Musikhochschulen Stuttgart und Freiburg sowie Rotterdam und Utrecht. 1992 gewann sie den 2. Preis für Fagott beim *Internationalen Wettbewerb Fernand Gillet*. Zunächst war sie Solo-Fagottistin im *Holländischen Ballettorchester Amsterdam* sowie Ensemblemitglied im *Kammerorchester Camerata Athen*, dann freiberufliche Tätigkeit in Alter und Neuer Musik sowie im Bereich des experimentellen Musiktheaters. Gründung der Ensembles *Palmós* – mit Schwerpunkt Auftragskompositionen, 2010 CD ‘Breathless’ – sowie *Trio Kassandra*. Mitglied verschiedener Ensembles wie der *Ostravaska Banda* (Tschechien), *Insomnio*, *Wervelwind Ensemble* sowie *Eik en Linde* (Holland). Dozentin im *Leerorkest* in Amsterdam.

Seit 1992 praktiziert sie Aikido. Ihre Lehrer sind u.a. Eric Louw (Aikikai Amsterdam), David Misumi (Ki-Aikido Amsterdam), Giorgos Koliopoulos (Athen), Ton de Boer (Amsterdam), Domenico Zucco (Italien/Turin) sowie David Tesselaar (Yuki Mizu Kumo-Dojo Amsterdam). 2011 erhielt sie den 1. Dan bei Eric Louw.

Zusammen mit dem bildenden Künstler Arthur Gläsner hat sie in Trstenice (Tschechien) ein kulturelles Zentrum gegründet, in dem sie seit 2015 jährlich Aikidokurse anbietet.

Nicole Lux
geb. 1967, studierte Lehramt mit Hauptfach Sport an der Pädagogischen Hochschule Freiburg sowie Kulturmanagement an der Fernuniversität Hagen. Tätig beim *ensemble recherche*, *Freiburger Barockorchester* und *Theater Freiburg* im Bereich Kulturmanagement. Seit vielen Jahren ist ihr Themenschwerpunkt Kultur und Bewegung, insbesondere auch für ältere Menschen.

Ausbildung zur Nordic-Walking-Lehrerin beim Deutschen Walking Institut (DWI) in Bad Dürrheim. Ausbildung zur Kursleiterin Taijiquan bei der Scola Bildungsakademie und Fortbildungen in Taijiquan und Qigong bei Jürgen Lütke-Wenning nach der Osflow-Methode.

Ausbildung zur Lehrerin für Sturzprophylaxe und Gedächtnistraining beim DWI. Freiberufliche Tätigkeit als Sportlehrerin mit Schwerpunkt Nordic Walking, Taijiquan und Qigong und Sturzprophylaxe. Seit 2006 unterrichtet sie Nordic Walking, seit 2013 auch Taiji und Quigong für Musikstudierende an der Hochschule für Musik Freiburg im Rahmen des Lehrangebots des *Freiburger Instituts für Musikermedizin (FIM)*.

Regine Neubert

geb. 1961, studierte Violine an der Hochschule für Musik und Darstellende Kunst Frankfurt und schloss ihr Studium mit der Staatl. Prüfung für Musikerzieher und der Künstlerischen Reifeprüfung ab. In der Arbeit mit dem *LaSalle-Quartet*, mit *Walter Levin*, *Saschko Gawriloff* und *Jenny Abel* rundete sie ihre Ausbildung ab. Sie ist Gründungsmitglied des *Ensemble Sciolto* für entlegene und Neue Musik, des *Südhessischen Kammerensembles* und des *MusikMalTheaters „Teatro Triumfiasko"*. Zudem spielte sie im *Ensemble Modern* und im *Ensemble Modern Orchestra* und trat im Rahmen internationaler Festivals in mehreren Ländern Europas sowie in Ägypten, Israel und Südamerika auf. Seit 1992 ist sie Lehrerin für Violine an der *Akademie für Tonkunst* in Darmstadt.

Ihre Ausbildung zur Dispokineterin absolvierte sie bei G.O. van de Klashorst in Mülheim/Ruhr. Des Weiteren erhielt sie eine Ausbildung in Gestalttherapie am Gestaltinstitut Frankfurt. Seit 2008 arbeitet sie neben ihren künstlerischen Aktivitäten als Dispokineterin mit Berufsmusikern, Musikstudierenden und Laien und ist Dozentin in den Ausbildungslehrgängen der Gesellschaft für Dispokinesis nach van de Klashorst (GDvDK); außerdem ist sie Mitglied der Deutschen Gesellschaft für Musikphysiologie und Musikermedizin (DGfMM).

Barbara Noé

geb. 1966, absolvierte ihre Ausbildung zur Physiotherapeutin an der Akademie des Universitätsklinikums Freiburg und ihre Ausbildung in der Feldenkrais-Methode bei Mia Segal in Nimwegen, Niederlande. Seit 1995 unterrichtet sie die Feldenkrais-Methode in Gruppen- und Einzelunterricht in Freiburg. Mit der Gründung des Freiburger Lehrinstituts für Soma-Pädagogik 1992 übernahm sie dessen Leitung und gestaltete die Zusammenarbeit mit bedeutenden Gastdozenten, u. a. mit Prof. Amos Hetz, Israel. Durch kontinuierliche Teilnahme an seinen Kursen zu *Movement Studies* erwarb sie eine zusätzliche Weiterbildung in diesem Bereich. Seit 2006 ist sie Mitarbeiterin am *Freiburger Institut für Musikermedizin (FIM)* und behandelt Musikerinnen und Musiker in der Ambulanz des Instituts. Im Rahmen der Lehre des FIM unterrichtet sie die Feldenkrais-Methode bei Musikstudierenden der Hochschule für Musik Freiburg. Darüberhinaus gibt sie Fortbildungen an Musikschulen sowie für Musikschullehrer in der Mentorenausbildung des FIM im Rahmen der Weiterbildung „gesunde musikschule" Schloss Kapfenburg.

Sabine Seidel

geb. 1960, studierte zunächst Schulmusik an der Hochschule für Musik und Theater Hannover und Germanistik an der Universität Hannover, anschließend Gesang an den Musikhochschulen in Hamburg und

Trossingen. Es folgten Jahre der Konzert- und Lehrtätigkeit als Sängerin und Gesangspädagogin.

2003 absolvierte sie die Ausbildung zur diplomierten Atempädagogin im *Erfahrbaren Atem* bei Barbara Karst, Müllheim, und 2006 die Ausbildung in *Atem-Tonus-Ton* bei Maria Höller-Zangenfeind, Mannheim. 2008 gründete sie den *STiMM. PUNKT Freiburg*, in dessen Räumen sie als Gesangs- und Atempädagogin tätig ist und Weiterbildungen anbietet. Von 2003 bis 2015 unterrichtete sie an der Hochschule für Musik Freiburg das Fach Atem- und Körperarbeit für Gesangsstudierende. Darüberhinaus erteilt sie Workshops an Musikhochschulen in Deutschland, der Schweiz und Polen sowie bei Festivals, z. B. *Stimmen* in Lörrach. Sie leitet die Ergänzungsausbildung *Atem-Tonus-Ton* für künstlerische, pädagogische und therapeutische Berufe in Deutschland (Freiburg und Berlin) und ist Ausbildungsdozentin für diese Methode in Europa und Japan. Zudem ist sie in Fort- und Weiterbildungen für den *Bundesverband Deutscher Gesangspädagogen (BDG)*, die *European Voice Teachers Association (EVTA)*, beim *CAS Singstimme Bern* sowie an anderen Bildungsinstitutionen, z. B. an der Musikakademie Schloss Kapfenburg, tätig. Seminare und Vorträge bei Kongressen im In- und Ausland. Veröffentlichungen in Fachzeitschriften und Fachbüchern.

Irene Spirgi-Gantert

geb. 1960, absolvierte ihre Ausbildung zur Physiotherapeutin in Basel und durchlief anschließend die Instruktorenausbildung zur Vermittlung der *Funktionellen Bewegungslehre (FBL)* bei Susanne Klein-Vogelbach. Sie erhielt eine musikalische Ausbildung in Klavier, Gesang und Orgel. Mehrere Jahre arbeitete sie mit Susanne Klein-Vogelbach in einer Gemeinschaftspraxis zusammen und gründete 1993 mit ihr das Forschungsprojekt für Musikerkrankheiten FBL Klein-Vogelbach, das sie seit 1996 leitet. Seit 2001 ist sie Dozentin für Musik- und Bewegungsphysiologie an den *Hochschulen der Künste Bern* und Zürich und ist Gastdozentin an weiteren Hochschulen im In- und Ausland. Neben dieser Tätigkeit erteilt sie Workshops für Musikschulen und Orchester und arbeitet als Bewegungscoach für Musiker. Seit 2012 ist sie Vorsitzende der *Internationalen Arbeitsgemeinschaft Functional Kinetics FBL Klein-Vogelbach.*

Franziska Stadler

geb. 1961, studierte Klavier an der Hochschule für Musik und Theater München bei Prof. Karl-Hermann Mrongovius und schloss ihr Studium 1989 mit dem Konzertexamen ab. Bei zahlreichen Konzertauftritten im In- und Ausland setzt sie ihren Schwerpunkt auf Kammermusik in unterschiedlichen Besetzungen und befasst sich intensiv mit zeitgenössischen Kompositionen. Daneben konzertiert sie auch mit Orchestern, u. a. mit dem *Philharmonischen Orchester Freiburg.*

Seit 1989 praktiziert sie Yoga und entdeckte vielfältige Übereinstimmungen zwischen dem Konzept des Yoga und ihrem Leben als Musikerin. Bis 2012 absolvierte sie beim *Institut für Yoga und praxisorientierte Philosophie* eine vierjährige berufsbegleitende Ausbildung zur Yogalehrerin, anerkannt vom *Berufsverband der Yogalehrenden in Deutschland (BDY)* und der *Europäischen Yoga Union (EYU).*

Seither gibt sie ihre Erfahrungen v. a. an Musikerinnen und Musiker in Einzelunterricht und in Gruppenseminaren weiter.

Dr. med. Wolfgang Steinmüller
geboren 1959, studierte Medizin an der Albert-Ludwigs-Universität Freiburg. 1986–1989 erhielt er seine Ausbildung in der Feldenkrais-Methode bei Mia Segal, Zürich, sowie 1991-1995 seine Ausbildung in angewandter Ideokinese bei André Bernard, New York. Er ist in eigener Praxis als praktischer Arzt mit den Schwerpunkten Manuelle Schmerztherapie und *Performing Arts Medicine* in Freiburg tätig. Darüberhinaus unterrichtet er die Feldenkrais-Methode und die Ideokinese in Gruppen- und Einzelstunden in Freiburg und im Rahmen von internationalen Seminaren. Er ist ärztlicher Leiter des 1992 gegründeten *Freiburger Lehrinstituts für Soma-Pädagogik*. Seit 2000 war er an der Konzeption des Lehrangebotes im Fach *Musikphysiologie und Musikermedizin* an der Hochschule für Musik Freiburg beteiligt und führte seine Dissertation am *Freiburger Institut für Musikermedizin (FIM)* zum Thema *Körperbewusstheit durch die Feldenkrais-Methode bei Musikstudierenden* (erschienen im Projektverlag, Bochum) durch. Wolfgang Steinmüller ist Autor und Herausgeber mehrerer Bücher, u. a. Gesundheit-Lernen-Kreativität (2001) und Ideokinese (2003).

Sachwortverzeichnis

E

F

G

L

M

T

U